U0050063

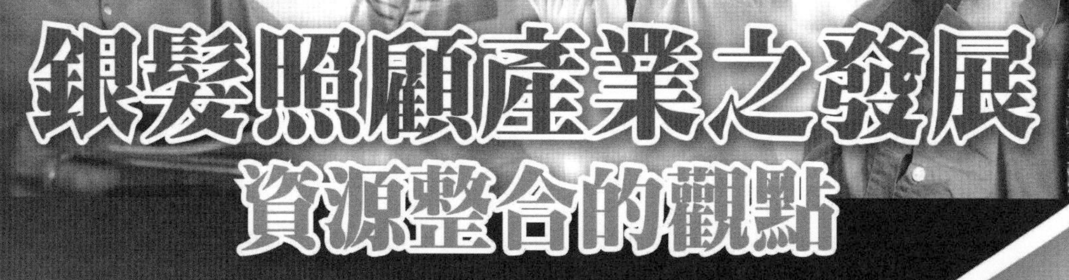

銀髮照顧產業之發展：資源整合的觀點

Development Trends of Elderly Care Industry : From the Perspective of Integration of Resources

陳燕禎◎著

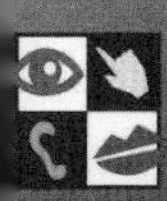

老人服務叢書

序

戰後「嬰兒潮」將有480萬人要進入「老人潮」，其所引發的相關服務產業勢必蓬勃發展，尤其他們這一代的生活背景、教育程度、生活水準和思想觀念都和傳統社會的老人大不相同，他們對老化問題有所接觸和認識，開始對自己的晚年生活進行規劃。高齡者或銀髮族群是高齡化國家發展的重要資源，也是一項社會資本，他們學習日常生活的福祉科技系統、購買使用居家服務、嘗試遠距醫療照護、參與老人教育、志願服務，並有著休閒運動養生、養寵物作伴，甚至購買生前契約等觀念和身後事的安排，在在都希望讓自己能夠健康老化、活躍老化，過著自主充實又有尊嚴的老年生活。

從人口結構高齡化的發展趨勢與轉變來看，照顧產業將成為二十一世紀市場發展的新主流，也是現代市場的黎明產業。是故作者出版本書的動機，除了長期關心老人福祉工作，也出版多本關於老人福利與老人照顧的書籍和文章外，更期待透過本書的議題討論，將自己所觀察的問題拋磚引玉，讓關心照顧產業的先進朋友、學者專家、社會工作者和師長、學生等，對老人照顧產業有更積極的投入和研發，重視銀髮族的生活需求，更希望藉此引發年輕世代掌握社會產業的發展趨勢，能因此參與設計照顧產業服務市場的供給內涵，贏得市場發展的先機和商機。

老人照顧產業的議題相當多，但礙於篇幅，本書安排為十章。首先全書以聯合國的「在地老化」為主軸，從在地生活智慧系統出發、導入目前國內推展老人福利最被青睞和最貼近老人生活的居家服務市場，再到老人服務、長期照護、遠距醫療、老人教育、人力資源和志願服務、消費型態，以及後面三章提出目前市場發展的老人休閒運動、老人寵物的市場和生前契約的市場等進行個案實務的研究分析，希望藉這些議題，激發更多關心高齡社會的工作者，能研發設計更多貼心長者的服務，並將照顧服務形成產業化、市場化，並且優質化，讓銀髮族群未來有更好照顧市場和服務選擇。

本書從構思和出版歷經三年，在這過程中要感謝很多貴人的相助。首先要感謝近年因為研究的緣分，擔任中華福祉科技和管理學會的理事，理事長王校長國明教授和前後二位執行長段伴虬教授和徐業良教授，以及學會理監事在相關議題討論中，都引發作者對老人福祉科技和照顧產業有更多元的思考方向。更要感謝長期以來支持我的恩師台大社工系古允文教授，當我人生過程中遇到困難疑惑時，總給我鼓勵，讓我保持不斷向前行的動力。此外，感謝此書的工作團隊：林義學社工師、林紫綾社工師、陳虹謹、趙任民、吳雅芬、黃美誼、賴瑋玲、梁映君等多位研究助理的諸多協助，因為有您們的耐操、耐磨才能將出書的瑣碎工作一一克服，以及李承憲、江玉玲、陳素敏碩士提供個案研究的訪談資料，還有許多福利產業界好友一直給我的許多支持。最後本書得以完成，要感謝育達商業科技大學同事的鼓勵與支持，以及揚智文化出版公司宋宏錢經理的積極催促和他對老人服務的關心。

陳燕禎　謹上

於苗栗育達商業科技大學
健康照顧社會工作系

目　錄

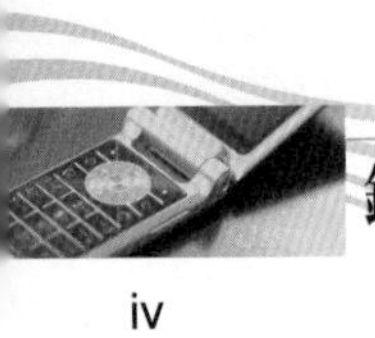

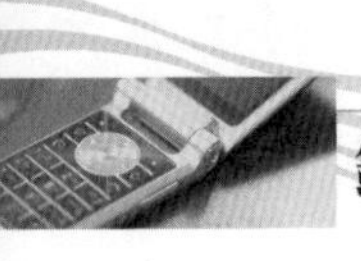

Chapter 1

建構「在地健康老化」的智慧生活系統

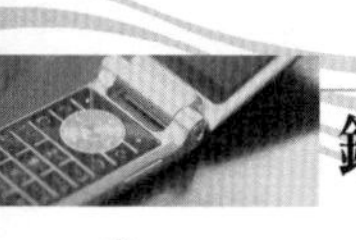

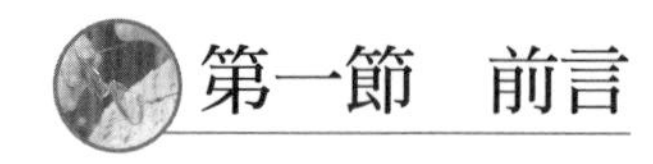

第一節　前言

根據聯合國的定義，65歲以上的人口占整個社會人口的7%以上，就稱為「高齡化社會」，而當老年人口超過14%，就進入了「高齡化社會」。台灣在1993年9月底，65歲以上的老年人口就突破7%，跨入了高齡化社會，而依照內政部公布2012年6月底，老年人口為2,554,988人，比率已達10.98%，是一個老化相當快速的國家（內政部社會司，2012）。

一般而言，歐洲老化的情況十分嚴重，但是，法國人口老化的速度從7%到14%，花了一百二十五年的時間，而瑞典花了八十年，至於美國，也花了六十五年，而台灣卻只花了二十四年，比法國快5倍的速度，就邁入了老人國的行列。依據經建會的預估，2017年台灣老化速度將居全球之冠（行政院經濟建設委員會，2008）。

未來台灣將會邁入「超級老人國」，每個人都要學會利用在地的生活資源系統，所以學習「自己獨立照顧自己」是當前老人追求更高品質且便利的生活重要模式。台灣建築中心執行長許銘文表示：「一般老人其實不喜歡住在老人村、老人住宅，他們終究希望可以跟年輕的兒孫住得很近，也希望居住在醫療和生活便捷的地區。」所以，除非是有錢的老人，能夠請得起二十四小時的專業看護隨時服侍，或者是很幸運地會有空閒的兒孫陪伴在身旁照顧，否則年老時要獨立自主的生活，是有困難的。

因此，老化社會的在地生活若不是住在智慧住宅，或具有完善「在地老化」（aging in place）的服務輸送系統，就會顯得生活「居不易」。當前的老年智慧住宅系統，大部分的設計都以適用銀髮族照顧需求為主，例如發展人性化的照護環境、提醒用藥的智慧藥罐、建立跌倒感知監測系統、生理監測系統、隨身氣喘監測、無線體溫監測系統、弱視視覺輔助系統等等，將生活科技和服務管理力量導入老人生活的實質領域，建構老人多層級的老人生活系統照護服務網，讓照顧者、被照顧者和照顧產業界等同時多方受益。

所以，在高齡化社會之下，長壽的老年人如何透過智慧生活系統資源和生活機能結合「人」、「環境」與「科技」，達成健康老化（health aging）及活躍老化（active aging）的長壽歲月。

第二節 「百齡」世紀的社會新型態

二十一世紀是一個「百齡」世紀，是一個「與老共處」的時代，也是我們社會生活的新型態。但在伴隨而來的世界性人口老化現象中，女性較男性長壽的現象甚為明顯和普遍，尤其台灣在對於養兒防老觀念這些傳統孝道文化的影響下，一直處於對撫養子女的一種互惠式的期待，因此對家族的支持、援助和保護的期待很高。但事實上，老年女性因為長壽的結果，因此更需要被保護，並需學習規劃獨立尊嚴的老年生活。因此，在長壽社會之下，更需要學習融入智慧型的生活系統，讓自己晚年在子女照顧的人力資源不足之下，仍能擁有長壽的尊嚴與樂趣。

長期以來國內對老人長壽的生活需求照護規劃與風險的評估，並未給予太多的重視，但人口結構的改變，社會環境和家庭人力資源的變遷，確實已使得傳統的家族功能逐步外部化、縮小化和弱體化，老人生活照顧的實質場域已呈現互惠式照顧的矛盾焦慮。高齡化社會稱老人為「依賴人口」，依賴人口的意義就是經濟上、社會上的弱勢者，所以無形中老人也成為家中成年子女的負擔，尤其傳統孝道觀念在「代間」（intergenerational）已產生很大的認知差異，而新時代的老人安養與長期照顧已成為各國政府擬定社會政策時的重要考慮，也被視為二十一世紀家庭政策研究的重要議題（Bengtson, 2001）。故面對高齡人口快速成長的台灣，建構高齡者在地生活照護系統與在地資源整合，是實現老人福利政策推動「在地老化」、「健康老化」、「活躍老化」之重要養老目標。

我國在老人福祉或長期照護的推動目標上，對於「多層級」、「多元化」照護的概念已形成共識，認同在一個老人生活環境內，提供多層次的照顧服務，希望不因身體機能的退化、失能而被迫必須離開熟悉的社區環境。而目前多層次的服務設計以長期照護者為主，相對於健康老人、初老者或年輕的老人（young old）較缺乏多元的服務設計，導致多數的初老者形成孤單寂寞的生活模式，此乃因預防性的健康服務方案太少和友善環境的改造欠缺，導致照顧的壓力變多、變重。因此，積極推展「疾病壓縮理論」的自我健康照顧概念，延長老人退休前期的活動模式和提供安全系統環境，就必須掌握構成「健康老化」智慧系統的重要元素，即「環境、人、科技」的三合一的融合（陳燕禎，2011），才能建構「活躍老化」、「健康老化」的智慧生活模式。環境、人、科技三者對健康老化的互動關係，見圖1-1。

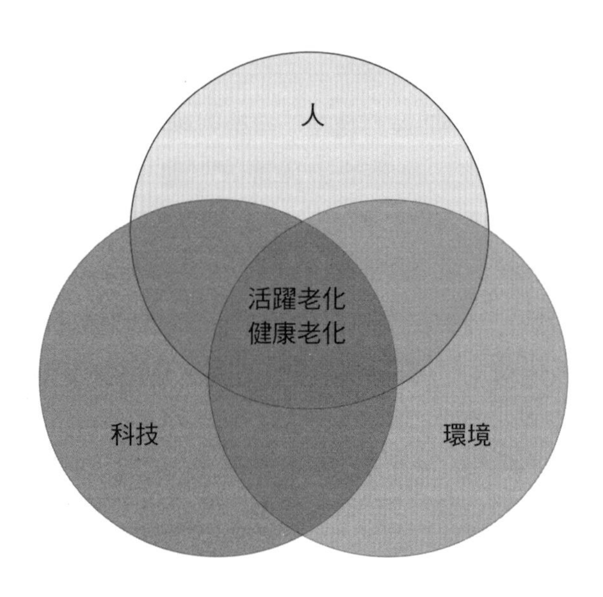

圖1-1　「健康老化」智慧系統的重要元素

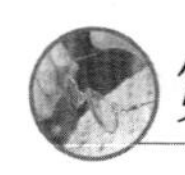

第三節　老人生活進入科技網路時代

老人福祉科技應涵蓋個體老化與年老現象的需求，並需提供完善的供應和藹服務系統。面對急速老化的社會現狀，國家對老人生活需有新時代的生活設計和策略規劃，透過社會生活系統幫助老人擁有想要的便利生活。高齡化社會老人人口的大量增加，老人照護服務除了醫療與基本生活的維持外，也要維持良好社會互動，增進生活品質的滿意度，並同時減輕家庭與社會的照護負擔。台灣已進入「.com」和「e-mail」的科技網路時代，銀髮產業市場如何依據老人需求開發新的市場產業，並且「以需求為導向」（need-led）、「以顧客為中心」的專業供給，已成為銀髮產業市場與服務發展的重要主軸（陳燕禎，2007），而高齡者更期待能繼續維持獨立自主的生活模式，擁有便利的生活系統，形成easy life的生活模式。老人福祉科技產品和服務管理系統的介入是科技新時代智慧生活之重要目的，然而，他們對科技產品的操作使用一直是一個問題，因為產品的不易操作而造成不購買，使生活逐漸和社會脫節，甚至造成隱蔽孤單的生活狀況，失去融入社會互動的機會。

國際老人福祉科技學會（International Society for Gerontechnology）成立於1997年，成立宗旨開宗明義指出：「老人科技是設計輔助老人獨立生活和參與社交活動的科技與環境」。Bronswijk（2009）也指出，老人福祉科技的範疇應涵蓋輔助科技（assistive technology）。尤其失能行動不便的長者通常以日常生活活動（Activities of Daily Living, ADL）、工具性日常生活活動（Instrumental Activities of Daily Living, IADL）及認知功能程度為評估依據，以決定是否需要長期照顧服務的介入、干預，以改支持其基本身心照顧需求。此外，作為一個獨立活躍的長者，也需要有意願接受新的挑戰，例如參加社團、安排娛樂活動或旅遊、進行終身學習活動、社區服務活動等，這個部分可以稱為「強化日常生活活

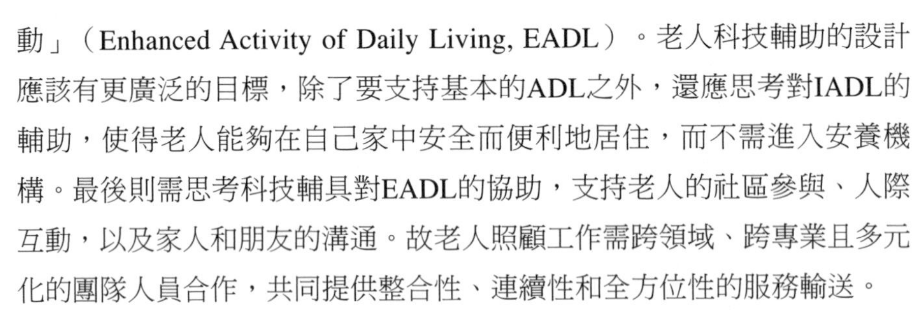

動」（Enhanced Activity of Daily Living, EADL）。老人科技輔助的設計應該有更廣泛的目標，除了要支持基本的ADL之外，還應思考對IADL的輔助，使得老人能夠在自己家中安全而便利地居住，而不需進入安養機構。最後則需思考科技輔具對EADL的協助，支持老人的社區參與、人際互動，以及家人和朋友的溝通。故老人照顧工作需跨領域、跨專業且多元化的團隊人員合作，共同提供整合性、連續性和全方位性的服務輸送。

隨著科學技術的日新月異，人類的生活模式、文化發展、生態環境、產業型態與經濟結構均不斷地面臨解構與重建。開發國家人口結構逐漸形成倒三角型的人口金字塔模型，在勞動人力資源逐漸減少狀況下，老年的生活是必須依賴科技產業的服務系統協助，以提供便利的生活。近年來，全球科技產業之發展主流多認同科技發展應以提升人類生活素質為依歸，並發展「以人為本」的工程科技和「全人」（holistic）社會工程，建構生活照顧的服務管理平台。工研院於2003年3月25日發表「遠距居家照護服務計畫」的推動方案，目的為整合資訊、寬頻與無線通訊科技、醫療科技與醫療資源，建構居家照護體系，進而刺激國內醫療科技產業的新商機。此一新興服務產業已促使各型產業的投入，也符合政府振興經濟所提倡的計畫，並且將「遠距居家照護服務」列為2008年新興服務產業的發展計畫之一（張峰源，2006）。又經濟部於2006年推出「U-Care旗艦計畫」，將行動醫療列為「挑戰2008M台灣計畫下的行動生活計畫」（M-Life）。隨之行政院衛生署也推動「數位健康產業發展計畫」遠距照護，工研院所也不斷研發出多項的遠距居家照護（Tele-Home Care, THC）產品，如「居家訊息中心」、「遠距居家照護平台」、「無線生理貼片與監控系統」等等（許哲瀚、唐憶淨，2008）。這些部門致力發展老人照護科技產業之共同目的，就是希望提供老人健康老化的生活環境。

「智慧生活科技產業」是我國當前極力扶植的高經濟價值，也是低環境負荷的新興產業。

推動該產業的發展目的乃在運用我國具有全球競爭優勢的資訊科

技產業、傳統製造業及文化創意產業，以解決當前人類所面臨的各項課題。高齡化社會必須讓老人能擁有便利的在地生活照顧系統，便利的在地生活照顧系統涵蓋面向多元且廣泛，從食、衣、住、行、育、樂、日常生活層面均包含在內，故積極推動「同業整合，異業結合」的服務平台，讓高齡者也有機會融入社會主流的生活模式，達成老人促進社會參與之目標。

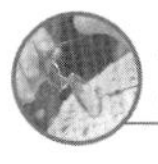

第四節　推行在地養老生活的新概念

「在地老化」或「原居養老」是許多高齡化國家共同追求的老人福祉目標。例如在挪威、丹麥、芬蘭的住宅政策就強調以「原居」住宅的概念來發展「在地老化」的養老模式；又如瑞典、澳洲的老人住宅也強調「在宅臨終」的模式；在英國則以「終生住宅」（lifetime home）概念來發展「在地老化」模式；日本則有「世代住宅」概念，它採用三代同堂的居住模式，運用世代輪替來達到「在地老化」的養老目的；芬蘭的終生住宅理念則允許居住者歷經年輕、年老、使用各類輔具行動等各種不同生活能力的階段等（黃耀榮，2006）。總之，老人居住生活除必須有適合老人的無障礙設施外，還必須採用「可及性」及「安全性」最高標準的環境設計與規劃，以便利居住者仍具有部分自理能力時，並針對老人提供藉由行動輔具，以盡量維持其獨立自主的生活能力。另外，老人居住社區服務系統在住宅內需具備餐飲準備、家事服務（含如廁盥洗、衣物清洗、汙物處理等事項）、儲藏服務、生活自理訓練、簡易護理等功能，居家照護、技術性護理、緊急救援等，而當長者無法自己藉由科技輔具達到自我照護的階段時，則必須有子女或居家服務員的共居協助。因此，老人如何善用日常生活的科技系統，維持獨立生活照護的能力，是維持長者晚年尊嚴生活的首要目標，若自我照護能力不足，就必須向外尋求支持系統，藉由社區

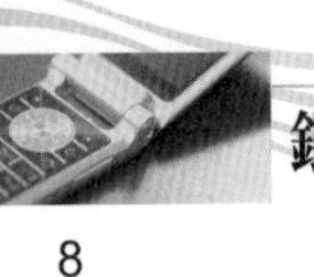

照顧支持系統，達成資源的連結運用。

依據老人社會學的連續理論和活動理論，長者要想有獨立的生活連續和活動，在居家除需要友善的無障礙空間設施外，讓老人出門「行無礙」更是重點，亦即使是坐著輪椅的長者，都必須擁有在社區獨立行動與活動的空間，以持續其生活模式，尤其當老年晚期需要輔助式或完全式的照護，甚至臨終照護都要有不同生活能力階段的照護設計與安排，讓人類發展過程的每一個階段的身心發展需求，都能獲得妥善且無縫隙的生活設計。因此，建構促進長者生活機能的完善性和智慧性，是對應長者所具有的生活能力自然退化後之所需，特別是在地社區的生活環境和後援支持系統，需要具備更多的輔助系統元素和功能的完整，才能提供長者日常生活上滿意的要求。

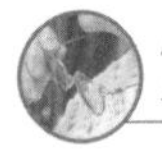

第五節　發展在地健康老化系統的元素

使用老人福祉科技之後，能降低依賴青壯年人口的照顧負荷，也讓自己的老年生活更具尊嚴（陳芬苓，2005；李傳房，2006；Chen, 2010）。所以當高齡者善用日常生活科技產品，除減緩身心功能的衰退速度外，也能讓自己生活更具獨立性，老人持續參與社會活動在家庭型態的改變是家庭照顧功能逐漸減弱，只是老人因行動能力降低常造成就醫的限制，加上醫療的高花費，各長壽國家紛紛將科技資訊系統導入老人照護領域，希望提供高齡者在宅醫療和照顧服務，以減少醫療支出（Kevin, et al., 1996）。目前因疾病型態改變所造成的醫療需求及高醫療支出的問題，導致各先進國家努力發展老人福祉科技和智慧服務系統管理，希望透過老人福祉科技建構獨立長者智慧生活。基此，欲達成在地健康老化的生活系統的元素為：

1.確保個人的隱私權和安全性（ensuring privacy and security）。

2.確保科技產品和行動輔具（智慧型輪椅）的易操作性（ensuring ease of use）。

3.創造一個積極有用和規則性的使用環境（creating a more positive legal and regulatory environment）。

4.移動功能需能超越PC的限制（moving beyond the PC）。

若再進一步結合銀髮族科技產品與生活優勢的使用，就能獲得以下之目的：

1.擴展老年期的學習機會和生活廣度。

2.增加獨立自主的社會支持網絡和活動參與。

3.豐富世代間及朋友之間的溝通機會。

4.創造自己休閒娛樂與獲取資訊的管道。

5.提升自我健康照顧和選擇服務輸送內容。

高齡者因年紀、身體功能的正常退化或因疾病因素（如中風、膝關節退化等）的需求，日常生活往往需要長時間依靠在地服務和生活輔具的協助（Chen, 2010）。智慧型的生活系統網絡不僅影響長者日常生活和社會活動，更影響其生活福祉，故倡導老人學習並接觸科技資訊，是追求老年期生活品質的重要任務。

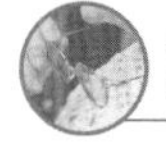

第六節　建構老年智慧生活資源系統

老化是人類無法抗拒的自然現象，因此在老化過程中需要更多的社會資源和社會互動的建構，如與家人、朋友、同事、鄰居與社區等保持互動關係，才能形成安全性的社會網絡（social networks）。而建構安全、互惠的社會網絡與世代關係的連結、傳遞，都是聯合國所強調「積極老化」的要義，也是維護老人生活品質的保證，更是社會資本建構的根基

（WHO, 2002）。因此，要發展「積極老化」的生活，必須結合福祉科技和社區志願服務團體，提供支持性的老人服務，可減輕家庭照顧者的壓力，同時也增進長者的生活自尊。是故老人在地生活系統需積極設法與社會各層面的生活關係者，建立支持連結系統，除了提供必要的醫療服務，更需重視全方位的生活系統，形成一個健康友善的長者生活環境和照顧網絡，落實在地老化的政策。今將建構老年智慧生活資源系統之方式說明如下：

一、在地老化所需的資源支持系統

1.社區照顧：老人要在地、在自己居住的社區養老，因此需要社區資源和支持系統的協助，這樣讓老人有居家安全感。
2.家庭支持：老人最需要的就是家庭系統的支持與鼓勵，這樣才不會認為自己是家庭的包袱或累贅品。
3.醫療服務：老人要在家中生活而不去養護機構，所以醫療的支持相當重要，醫療支持提供定期的居家訪視，可以減少老人在家中生病而致死的意外，確保老人的生命安全。
4.輔具使用：有許多行動不便的老人不願意去住安養機構，但若要住在家中就必須要有更多科技輔具的協助，這樣行動才能更方便和自由。
5.科技產品：現在科技也愈來愈發達，市場也趨向研發老人日常生活需求的輔助產品，所以老人本身也要學習對科技的認識，才可以獲得有尊嚴的生活。
6.老人教育：壽命的延長，知識的巨變，老人需要活到老、學到老，所以社區的老人教育的支持系統更顯得重要。
7.智慧住宅：面對高齡化，房屋市場已開始提供智慧型住宅，其住宅設施功能、設備齊全，尤其有緊急安全保護的設計，這些對老人的生活是有非常實質的幫助。

8.社會參與：老人加入志願服務團體，擔任志工已成為退休後的糧食。老人志工除減少照顧人力的負擔，也是老人人力資源的再運用，而且擔任志工能讓晚年生命更年輕化，和更有活力。老人在這樣的社會參與團體之下，也會出現有不一樣的學習、認知和分享，促使生活更加精彩。

9.政府政策：老人身體功能在自然衰退之下，政府必須提供適時的生活補助、社會關懷和建立公共無障礙設施的友善生活環境，這是全面性提升老年生活品質與福祉的重要關鍵，也是老人應有的生活權益。

二、成功老化需進入「一次到位」的服務規劃

建構一個健康的老人生活環境，除了需要提供老人及其家屬適當的長期照顧，以適切減輕其經濟負擔外（江清馥、侯穎蕙、林慧芬，2003），更需設計提供在地老化的配套服務措施（高淑貴、陳秀卿，2007）。在地老化的配套服務措施，如醫療系統、居住系統、居家服務系統等，分述如下：

(一)醫療系統

需要醫療系統並普及到每個地方，且讓不同疾病有轉診的服務系統，並在社區設有復健設施，讓老人復健和健康照顧更便利。

(二)居住系統

在地老化需和長者居住系統連結，如老舊房子的改善，包含屋內廚房、衛浴設備、無障礙空間等居住空間的改造。目前日本電視節目流行「全能住宅改造王」，許多建築設計專家專為長者改造適合行動不便的居住系統，從通風、採光、無障礙空間的浴廁、走廊、活動空間、暖氣系統

等都有貼心的居住設計，並採取家人與老人保有安全又便利的互動照應規劃模式。

(三)居家服務系統

老人需要居家服務的輸送系統，包括正式與非正式的服務系統。正式服務，如提供老人居家服務、居家護理、健康促進活動、心理支持網絡、老人送餐服務、老人日間照顧、家庭托顧等支持性和喘息性的服務輸送，以及必須改善老人經常活動出入的無障礙設施；非正式服務系統，如鼓勵親友鄰居的相互照顧和就近陪伴，從全方位到一次到位的養老的服務與管理。此外，需藉助專業社工人員設計老人活動方案，並規劃以老人之力服務社區，逐步建構出堅韌的社會照顧安全網。基此，要建構完善社會支持系統之原則如下：

1.鼓勵老人參與志願服務活動，讓老人有機會參與社區活動，並回饋社會，傳承其助人的社會資本。
2.專業社工員和資深志工應設計老人服務活動方案，並協助帶領活動的進行，讓老人從團體活動中學習相互關懷。
3.為增進老人出外安全和外出運動之機會，在公共環境方面必須達到無障礙環境的設計，如老人運動場所、公園綠地、廟宇、教會等老人常到之場所，改造成適合長者使用的環境空間和社區活動據點。
4.必須建立友善的老人生活環境，由硬體建設出發，進而整合當地社區軟體資源，發展具有關心長者的人文風情文化，以形成一個溫馨的互助系統。

三、實踐健康老化的生活路徑

成功老化的養老模式除需強化老人在生理、心理上應付社會各項衝擊和障礙的能力，還必須進一步整合老人生活目標，豐富自我生命，才能協助老人達到成功老化之目的（陳燕禎，2009a，2009b，2009c）。高齡國家對人口老化政策向來應有多面向發展規劃和多層次的服務安排，其服務內容包含生活照顧、健康促進、居家環境、交通運輸、工作環境與休閒活動等領域。特別是社會政策發展的前提，必須去除老年歧視（ageism）和社會排除（social exclusion），對老人抱持正向態度，肯定其生命經驗的價值，並賦予高度的自主權，用其能力與智慧在生命晚年轉換品質的生活模式。國際積極倡導老人福祉科技，將老人福祉科技區分為五大系統（Coughlin, 1999；徐業良、盧俊銘，2012）。若這五大系統能以全方位的生活福祉概念出發，就能過著科技照顧一輩子，不怕老，安全健康一把罩的老年歲月（許立佳，2008）。其所提出老人福祉科技的五大系統，環環相扣，缺一不可，分別為終身運輸系統（lifelong transportation）、健康的家（healthy home）、個人溝通系統（personal communication）、高生產力的工作環境（productive workplace）、對照護者的支持（supporting to the care giver）（見圖1-2）。

老人生活福祉科技系統強調跨科技的團隊合作，以掌握長者生活習

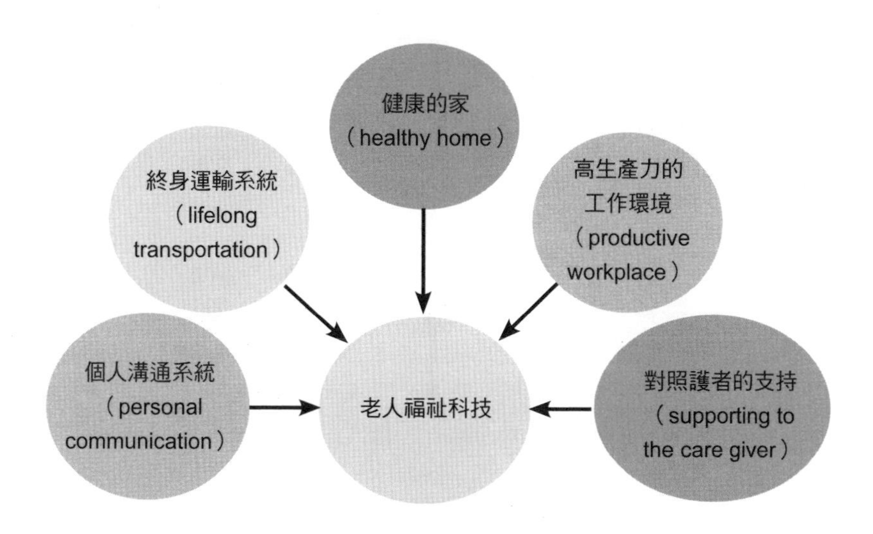

圖1-2　老人福祉科技系統

性與需求資訊，以發展所需的服務市場和提升生活的福祉。而推動在地健康老化智慧生活系統的具體策略和全方位的規劃設計，其主軸構面應有：(1)老人養生飲食；(2)智慧住宅；(3)交通運輸；(4)教育文化；(5)休閒旅遊；(6)醫療護理；(7)福祉科技；(8)社區照顧；(9)社會服務；(10)家庭支持等（見**圖**1-3）。希望透過這些健康服務的市場提供全方位的服務輸送系統，以實踐健康老化之目的。建構積極老化的智慧生活系統是必須有多層面的資源納入，讓智慧生活系統來照顧老人需求，這樣才人人不怕老，才能擁有一個安全又便利的老年希望。

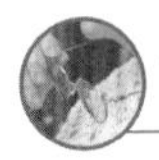 第七節　新時代智慧養老市場

Rowe和Kahn於1997年提出「成功老化理論」（Rowe & Kahn,

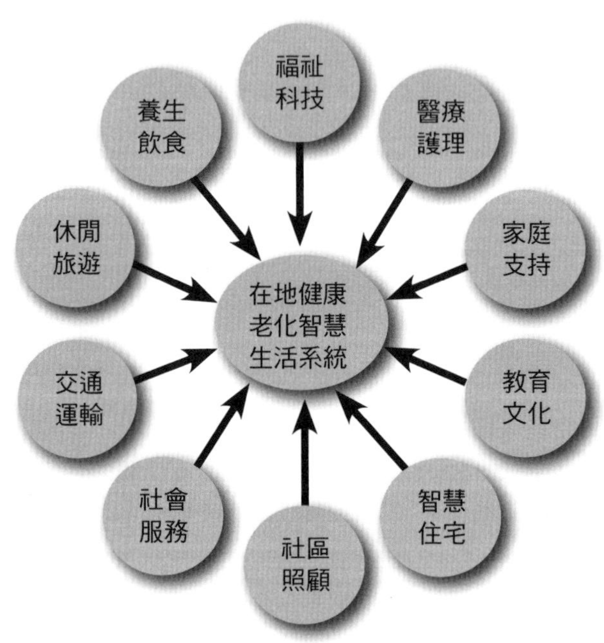

圖1-3　在地健康老化生活智慧系統之十大構面

1997），高齡國家對人口老化政策應視不同身心狀況的老人提供多層次的服務選擇，尤其需發展科技與老人的互動，提升照顧產業和長者的服務品質。這是老人獲得自尊獨立生活的重要發展方向，也是未來全球市場的新商機。目前科技產業市場漸漸轉向以老人照顧產業發展，尤其未來銀髮產業的科技市場，商機無限。

就台灣近年來機器人產業蓬勃發展來看，產值從2005年的200億台幣倍增至2008年的400億台幣，相關從業人員累積達7,000人，投入此產業的廠商超過300家（陳富瑩，2009）。而我國從2005年就開始布局機器人產業，集結「專業」、「政府政策」和「樂趣」讓國人提早體驗機器人產業未來與國人生活結合之可能性發展。我國機器人的轉型，從產業用機器人（邁向自動化、擬人化生產模式）應用到服務型機器人（巡邏型機器人），如協助保全人員的工作，減少巡邏的死角，遇突發狀況可將歹徒或危險影像傳回至管控中心，比一般人力更能拉長執勤時間。整體而言，科技產業是以關注照顧服務產業的需求為主，而未來機器人產業的發展致勝關鍵也在於「服務」與「管理」的輸送系統。因此，若能藉由國內產業機器人長期發展的能量，結合高齡社會的人口需求，研發銀髮產業的照顧機器人和科技輔具產品，在技術、生產與服務管理多方面的配合下，我國高齡照顧產業科技，將開創出一片藍海市場；也唯有將這些產業和專業的領域集結起來，我國照顧產業和科技輔具的市場發展才能更為完整。

老人的社會心理和文化因素之重要性勝於產品設計，科技產品的設計與生產，需考慮使用者的需要，因此，老人福祉科技的市場要發展「創新擴散系統」，就必須深入探究老人對科技產品的認識、使用後的感受以及其消費能力，才能掌握目前老人福祉科技在研發相關產品的切合性和接受度（Chen, 2010）。今針對發展高齡社會的老人照顧產業和福祉市場提出下列的建議：

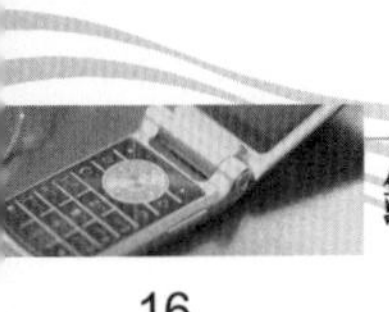

一、倡導老人接觸學習科技的機會，追求高生活品質

內政部於2005年、2009年調查台閩地區老人生活狀況資料結果發現，目前老人的居住狀況，以獨居、僅與配偶同住、兩代居住型態較多，已占各項家庭組成情形過半數以上（2005年為58.35%，2009年為57.75%）（見**表**1-1、**圖**1-4）。這已顯示老人在身體功能逐漸衰弱的情況下，其日常生活機能和照顧的協助，「家人」能提供和支持能力已經愈來愈薄弱，家庭照顧的人力資源可能因一個老人日常生活發生的突發事件而影響整個家庭的正常運作，例如老人發生跌倒或生病住院。因此在家庭結構和照顧資源變遷下，子女認為藉助科技輔具產品照顧老人的需求性已日益升高，科技產品介入老人照顧資源的使用也漸成為高齡國家探討的新議題。今日科技輔具如何提升老人獨立自主的能力與空間，讓老人有更多的社會互動機會，同時為家庭照顧者分憂解勞，這也是高齡社會的新希望。

二、創造高齡者使用科技產品的生活優勢

資訊科技社會的時代，大部分的社會活動都使用科技產品進行生活協助，科技產物也因此形成新的社會互動關係。高齡社會帶來人類壽命的

表1-1　**65歲以上老人家庭組成情形**

項目別	總計	獨居	僅與配偶（同居人）同住	兩代家庭	三代家庭	四代家庭	僅與其他親戚或朋友同住	其他	住在共同事業戶
2005年	100.00	13.66	22.20	22.49	37.87	0.70	0.76	0.05	2.26
2009年	100.00	9.16	18.76	29.83	37.86	0.78	0.82	-	2.79

資料來源：作者整理自內政部統計處（2005、2009）。《老人狀況調查摘要分析》。網址：http://sowf.moi.gov.tw。

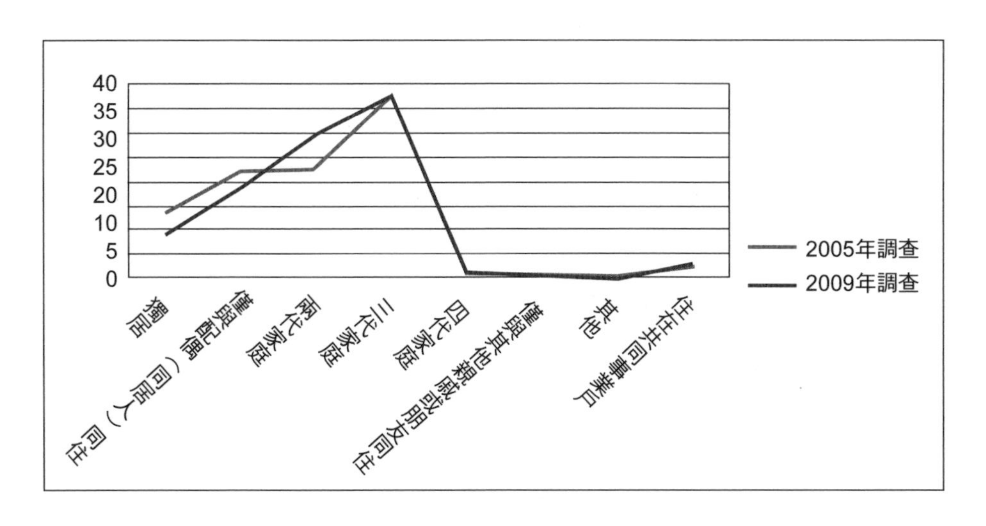

圖1-4　65歲以上老人家庭組成比較

資料來源：作者整理繪製自內政部統計處（2005、2009）。《老人狀況調查摘要分析》。網址：http://sowf.moi.gov.tw。

延長，因此老人必須學習使用科技產品或使用行動輔具，老人的行動和互動機會都會因此而增加。目前科技產品已滲透到每個人的日常生活，而接觸科技產品、使用科技產品將使自己老年期的生命呈現更多元而豐富的色彩。因此若老人改變心態，學習使用科技產品，會讓自己的生活有更多的選擇空間，這對老人本身或照顧者而言，無形中也都減輕其壓力和負荷。

高齡化社會的老人愈來愈懂得過生活，目前許多老人商品、產品紛紛推出，並轉向以銀髮族群為主要消費人口群，如醫療保健食品、復健產品、養生食品、商業的長期照護保險、全齡住宅、老人休閒旅遊、長宿居住（long-stay）、服務機器人、照顧陪伴、居家服務等，都將成為市場的新商機。台灣的照顧產業發展方案也於2002年納入國家經濟建設之一，並鼓勵研發老人福祉科技的相關產品，就是希望能因應高齡化的社會需求，讓每個老人都能獲得人性化和有尊嚴的生活。

第八節　結語

高齡化社會可預期的結果是老人健康和照顧的問題，要實踐健康老化的智慧生活資源系統，必須開發健康老化的照顧產業供給，尤其是老人的身體機能退化快，更需要依賴友善環境給予保護，這也是高齡化國家保障老人福祉、老人權益、老人健康和保護服務為社會政策發展的重要課題。老化（ageing）是一個動態的過程，老年期是人生的最後一個階段，是一個自然的人生過程，它是否會成為問題取決於社會對「老人（化）」的看法與態度。老人的權益基本上必須做到保有五項權益：(1)選擇權利；(2)隱私權利；(3)獨立自主權利；(4)生活品質權利；(5)保護與安全權利，這些基本權益也是任何一個成年人都應受到「國家親權」（Parents Patriae）政策保護的，而社會也要倡導老人的新生活認知，老人更必須學習科技產品的使用，才不會造成自我排除於科技潮流之中。高齡化社會因人口結構而產生市場發展的改變，而老人福祉必須特別重視多元部門的資源，統合老人服務資源和使用效益，才能建構「以老人為中心」的智慧生活系統，將老人生命不斷延長過程中給予意義化、活絡化和健康化。

問題與討論

一、我國老人福利政策推動之重要目標為何？
二、請說明老人科技的定義？
三、在地健康老化的智慧生活系統的元素有哪些？
四、在地老化所需的資源支持系統有哪些？
五、老人福祉科技系統應包含哪些？

參考文獻

一、中文部分

陳富瑩（2009）。〈機器人產發會理事長卓永財：善用機器人發展新利基〉，《工商時報》，A14／機器人產業專輯，2009年8月5日。

內政部社會司（2010）。《老人福利與政策》。網址：http://sowf.moi.gov.tw。檢索日期：2010/6/8。

內政部統計處（2005）。《老人狀況調查摘要分析》。網址：http://sowf.moi.gov.tw。檢索日期：2010/12/20。

內政部統計處（2009）。《老人狀況調查摘要分析》。網址：http://sowf.moi.gov.tw。檢索日期：2010/12/20。

內政部統計處（2012）。《2012戶籍登記現住人口數按三段、六歲年齡組分》。網址： http://sowf.moi.gov.tw。檢索日期：2012/7/15。

行政院經濟建設委員會（2008）。〈家有一老如有一寶：健康4U計畫〉。台北：行政院經濟建設委員會。

江清馥、侯穎蕙、林慧芬（2003）。〈台灣老人福利需求與政策方向〉。《國政研究報告》，社會（研）092-009號。2003年8月28日。

李傳房（2006）。〈高齡使用者產品設計之探討〉。《設計學報》，第11卷，第3期，頁65-80。

徐業良、盧俊銘（2012）。《老人福祉科技與遠距居家照護技術》（二刷）。台中：滄海書局。

高淑貴、陳秀卿（2007）。〈由國家十年長期照顧計畫談農委會在地老化措施〉。《農業推廣文彙》，第53輯，頁225-236。

張峰源（2006）。〈資通訊科技應用於健康照護發展現況〉。《長期照護雜誌》，第10卷，第2期，頁101-110。

許立佳（2008）。〈科技養子照顧我：不怕老　安全、健康一把罩〉。《創新發現誌》，第7期。網址：http://newideas.cc。檢索日期：2010/11/16。

許哲瀚、唐憶淨（2008）。〈遠距居家照護的現況與未來〉。《台灣老年醫學暨老年學雜誌》，第3卷，第4期，頁34-47。

陳芬苓（2005）。〈科技在老人健康照護之應用與發展〉。《社區發展季刊》，第110期，頁176-178。
陳燕禎（2007）。《老人福利理論與實務：本土的觀點》（五刷）。台北：雙葉。
陳燕禎（2009a）。《社區照顧與老人服務：多元的觀點》。台北：威仕曼文化。
陳燕禎（2009b）。《老人生活福祉與社區休閒教育》。台北：威仕曼文化。
陳燕禎（2009c）。〈從孝道文化談我國社區老人照顧之思潮〉。《台北市終身學習網通訊》，第45期，頁2-7。
陳燕禎（2011）。〈活躍老化的挑戰與機會：老人休閒參與和智慧生活系統之探討〉。《活躍老化研討會論文集》，財團法人孫運璿基金會，頁9-1～9-24。
黃耀榮（2006）。〈實現「在地老化」之終生住宅發展形式探討〉。《台灣老年醫學雜誌》，第1卷，第3期，頁138-150。

二、英文部分

Bengtson, V. L. (2001). Beyond the nuclear family: The increasing importance of multigenerational relationships in American society. 1998 Burgess Award Lecture. *Journal of Marriage and the Family, 63*(1), 1-16.

Bronswijk, J. E. M. H. V. (2009). Defining gerontechnology for R & D purposes. Paper presented at the meeting of the 2009 International Conference and Master Class on Gerontechnology and Service Management, Nan Kai University of Technology, Taiwan.

Chen, Yen-Jen (2010). A study of the acceptance of technology products among the elderly people in urban Taiwan. Paper presented at the Age-friendly Cities with Cooperation & Participation, The Asian Pacific Perspective Regional Conference. 2010/11/19-2010/11/20.

Coughlin, J. F. (1999). Technology needs of aging boomers. Issues in *Science and Technology*, Fall.

Kevin, D, Keith C., & Paul, G. (1996). Three generations of telecare of the elderly. *Journal of Telemedicine and Telecare, 2*, 71-80.

Rowe, J., & Kahn, R. (1997). Successful ageing. *The Gerontologist, 37*(4), 433-440.

WHO (World Health Organization) (2002). Active ageing: A policy framework. Geneva, Switzerland: WHO.

Chapter 2

新興照顧產業：老人居家服務

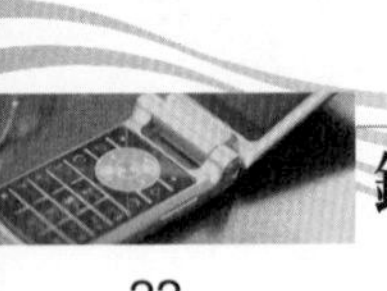

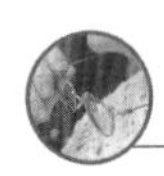

第一節　新興的照顧產業

居家服務（home care service）是高齡化國家共同關注的老人服務議題，因此居家服務的推展成功與否，成為檢視高老人生活品質的重要指標。我國因社會結構變遷，女性加入職場，使得居家的老人照顧問題浮上檯面，1996年我國即訂頒福利社區化的實施計畫，2002年又提出發展照顧產業政策作為經濟建設之一，並以居家服務、社區照顧和機構照顧等為重要計畫方案，鼓勵各鄰里社區成立「社區照顧關懷據點」，結合社區資源相互照顧，希望藉由可近性服務輸送，能讓在地老化的養老政策得以實現。但由於國人對於老人照顧的看法，一向受到照顧工作是家庭責任的意識型態之影響，使得政府介入照顧的資源十分有限（吳淑瓊、呂寶靜、盧瑞芬等，1998）；且居家服務使用阻礙之因素，因受到我國文化「自我照顧」觀念之影響（吳淑瓊、紀玫如、莊坤祥、吳振龍，2006），因此至今居家服務的發展仍有諸多阻礙。高齡化社會的壽命延長，使得有大量的需求人口，需要長期性的照顧專業協助，在日本，最新福祉業界的動向也以照顧產業作為市場推進的主流（田中元，2006）。我國照顧產業政策和2007年再度修正的「老人福利法」也以社區照顧、居家服務為重要發展方向，而檢視近年來老人福利服務方案，以居家服務成效最顯著，因此在先進國家將「在地老化」視為長期照顧政策的發展目標，因此居家服務和社區照顧就成為優先規劃推動的項目。基此，本章以國內最早推展居家服務之彰化縣為研究地區，並以縣內具有長期推展居家服務的歷史、豐富經驗和龐大的個案量之〇〇老年機構為研究個案，以收集深度性、核心性的第一手資料，探討分析在照顧產業政策推展下，居家服務之發展歷程、內涵、阻礙因素和市場化發展之可能，並試圖建構在地居家服務的輸送模式。

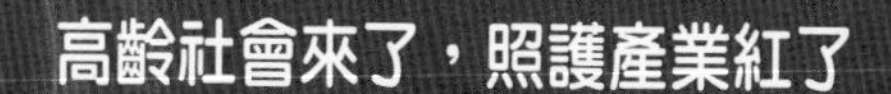

專欄　高齡社會來了，照護產業紅了

醫療科技進步，使得國民平均壽命逐年延長，65歲以上高齡者的健康狀況也較以往來得好，由於生理狀況的好壞不同，將影響到高齡者的行為模式與生活型態，因此更應針對不同健康型態的高齡者，探討其在健康醫療照護等各面向的需求。依健康型態的不同，可將高齡者約略分成健康高齡者、患有慢性疾病之亞健康高齡者，以及罹病需照護之高齡者三大類，以往思考高齡者的需求時，多是以罹病需照護之高齡者為考量點，但是健康高齡者與亞健康高齡者是人數更多、需求更龐大的族群，因此更需要產業投注更多的努力。

為促進產業參與公共建設，以滿足高齡者的照護需求，內政部營建署於2003年9月16日頒布「老人安養機構標準規範草案」，針對老人住宅給予額外容積獎勵，增加老人住宅的居室服務空間、共用服務空間與公共服務空間。因而帶動許多異業廠商積極投入老人住宅的興建，包含台塑集團投資籌建長庚養生村，乃至2006年7月中華電信與施振榮的中華智融旗下創投公司，發布將共同籌辦養生村的訊息。顯露出台灣廠商對於投資養生村皆抱持著相當濃厚的興致。

1999年前高齡介護中心僅有300家，但在介護保險開展後，現在約有6,700家。日本有許多企業也介入養生村的經營，如不動產、醫療法人、公寓租借公司、電影公司等，都有意加入，不過鎖定的族群與服務項目也不盡相同。日本Hitachi與松下電工兩大廠商，也積極尋求切入機構照護領域的機會，日本Hitachi與松下電工兩公司的思考策略並不相同，但都有值得台灣廠商借鏡之處。日本Hitachi照護中心的整體思考方向著重於：將高齡者生活環境由郊區移至都會中心，增加活動自由，並降低疏離感。因此未來無論是在高齡者疾病預防或健康管理，以及生活支援、休閒育樂等各項需求皆需被滿足，運用產業力量將是促進高齡社會發展的重要策略。松下電工則是以確定目標族群，鎖定金字塔頂端的5%族群作為服務訴求對象，因此不論是在軟硬體設施與服務的規劃上，皆思考如何完備相關需求，如提供較為廣泛且完善的服務，提供一年三百六十五天和一天二十四小時的陪伴服務，並提高服務人力的素質。

資料來源：張慈映（2007）。〈高齡社會來了照護產業紅了〉。《經濟日報》，2007/4/15。

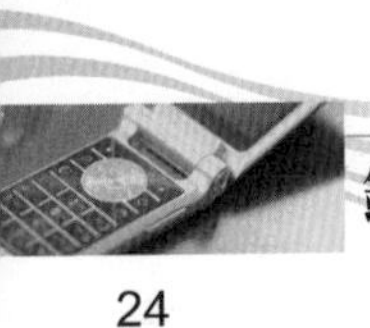

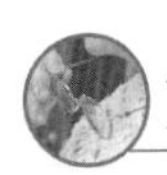

第二節　居家服務邁向市場化

高齡化國家已轉向發展在地老化的居家服務作為社區照顧之基礎，其推動居家服務除了因應老化社會的照顧需求，也是政府節省長期照顧支出的重要原因（Eustis & Fischer, 1991）。而且患有慢性生理疾病的老年人更需要仔細評估，一些老年人返回家後接受醫療人員密集追蹤是必要的（Hayashy & Leff, 2012）。Boaz與Muller（1991）文獻指出，將老人留在家裡照顧費用比安置在機構照顧的花費來得少，所以人們將老人留在家裡照顧；而對於老人而言，能夠留在自己熟悉的居住地方接受照顧，除了對其生命價值觀有正面的影響，也使老人保有原來的正常化的家庭生活（劉曉雲，2012）。在美國，大多數的老人還是留在家中照顧，不去昂貴的機構（Garner, 1995），而且愈來愈多的人認為「家」是老年居住的理想安排，但需要藉助居家服務的專業化照顧。在台灣，受到中國傳統孝道文化的影響，大多數民眾認為「家庭」是最理想的養老地方，因此居家服務是一項相當符合我國國情需求的老人安養政策。

國外文獻指出，英國自1990年代居家服務便蓬勃發展，其居家服務更在私人部門快速成長，其成長有部分是來自地方政府提供的經費補助（Wistow & Hardy, 1999），提供居家服務、喘息服務、日間照顧與交通接送服務已成為支持家庭政策的重要方案（Naylor, Campbell & Foust, 1993）。Godfrey等人（1995）研究文獻也指出，老人照顧必須依不同需求提供個人照顧和家事服務，而居家服務的快速擴展，是為了因應大量增加的失能、失智、獨居老人的照顧需求，以及減輕照顧成本和照顧者的壓力。因此，居家服務依文化、語言、食物、宗教等提供個別化的照顧管理和個人實質性的幫助，且服務時間必須具有彈性。而居家服務政策推展成功與否的關鍵，在於居家服務員（以下簡稱居服員）和督導員的專業素質。就此，Barnes（1995）研究指出，居家服務變遷過程中，服務人員需

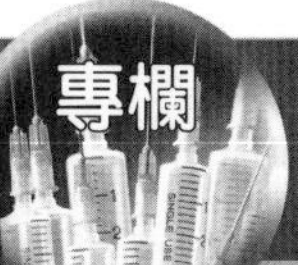

高齡化社會來了！經建會：2015年銀髮族商機超過1,000億美元

依據經建會估計，2015年台灣地區65歲以上人口比率將達13%，2025年更將超過20%，依據工研院服務業科技應用中心估計，2015年我國銀髮族產業商機市場規模將超過1,000億美元。經建會表示，人口高齡化是未來不可避免的趨勢，應趁現在開創相關產業發展機會，把握隨之而來的銀髮族商機。據瞭解，相關銀髮族產業發展包括「日常生活協助」，整合生活照護體系、照顧服務、無障礙設施交通運輸工具、健康養生等；「醫療」，包括老人醫療、出院病人短期療養、預防保健醫療設備及器材、藥品等。

另外，休閒旅遊及文康活動、金融理財及保險信託也有機會跳躍發展。經建會也表示，台灣的競爭對手南韓早在1998年展開「Medical Telemetric Project」的U-Health計畫，該計畫選定產業環境優越的大邱市作為示範點，現今已成功的結合當地的醫療院所、消防單位、養護機構、系統整合及醫療電子開發商，開發出一套結合政府及區域醫療的U-Health平台及設備。而該專案不僅使區域醫療院所的服務提升，也帶動南韓手機產業、遠距醫療電子設備、軟體開發廠商成功的整合在一起，變成完整的解決方案。

據工研院資料顯示，先進國家早已積極發展銀髮族的產業，以歐洲地區來看，德國也在1999年於北萊茵西伐利亞省推動銀髮族經濟計畫（Landesinitiative Seniorenwirtschaft NRW），為老年人建構照護及服務的健全環境，並善用老年人過去累積的財富、知識技能及勞動力。

該計畫首先建構一個結合政府醫護資源的無障礙住宅，然後透過多媒體視聽科技以及資通訊的技術，培養老年人的休閒活動，並進一步透過勞工與科技發展局，提供老年人多元的管道從事義工或是顧問的知識服務活動。

資料來源：王以慧（2011）。〈高齡化社會來了！經建會：2015年銀髮族商機超過1,000億美元〉，2011/11/26。網址：http://news.cnyes.com。

要擁有更多的資訊，發展新技巧、同理心和支持系統的能力，才能解決社會新問題的出現。Laamanen等人（1999）研究芬蘭居家服務的變遷，指出因機構照顧的減少，付費使用居家服務者急速增加，因此居服員的專業訓練和責任更不可忽視。另外，我國老人居家服務輸送過程，常存在服務不連續性、不可及性、斷裂、不負責性的問題（王秀燕，2011）。Venables等人（2006）研究也指出，居家服務輸送過程需要更多專業和品質，所以必須投入對員工的訓練、資源的整合和照顧者的支持相當重要。而有許多研究指出，目前我國居家照顧服務員職業證照與培訓制度的問題，並從英國和日本的做法來反思台灣的現況和做法，來凸顯居家服務人力的素質問題（Harris-Kojetin et al., 2004；呂寶靜，陳正芬，2009）。居家服務是協助家屬照顧老人的工作，除了紓解家庭照顧的壓力，也延緩老人進住機構和醫院的需求，它具有「介入協助」和「看護老人」之雙重功能，除具有補充性的老人服務功能外，是一項多功能的老人服務方案。

台灣居家服務最早是由民間部門推展，於1970年首先由彰化縣基督教醫院所成立社區健康部提供居家服務（蔡啟源，2000）。之後，前台灣省政府社會處於1987年訂頒「台灣省推行居家老人服務實施要點」，各縣市政府據此展開居家服務的計畫方案，這是由民間部門引導政府部門發展服務方案的模式，也寫下我國社會福利的新頁。謝美娥（2002）的研究結果指出，成年子女也覺得照顧失能老人的地方應該是在自己家裡，且大部分老人失能後仍以住在自己家裡為第一優先。此外，整理國內居家服務研究的文獻，研究內容大概分為：(1)針對工作人力管理、服務品質之研究（萬育維、羅詠那，1993；潘玲莉，2000；劉素芬，2001；陳翠芳，2001；吳玉琴，2004；周月清、鄒平儀，2004；呂寶靜，2009）；(2)針對管理機制問題之研究（王增勇，1997；施教裕、賴建仲，1998；吳淑瓊、莊坤洋、陳亮汝，2004，陳燕禎，2007）。從上述整理的文獻發現，當前居家服務之執行狀況與問題為：「服務品質參差不齊」、「服務內容未能整合」、「缺乏相關配套資源」及「服務網絡未建立」等。從國外研究文獻，將居服員和家庭照顧者的服務關係，可歸納出聯盟型、衝突型、分立型等三個類型。

其中以「分立型」為最常出現的類型，它是指居服員與家庭照顧者兩者之間並沒有太多互動，互動關係只停留在打招呼或簡短的交談或交代老人的身體狀況而已，所提供的照顧工作內容是分立的（Fischer & Eustis, 1994）。國內呂寶靜（1998）曾就從家屬自認與居服員的關係作為研究的切入點，並歸納出三個互動關係類型：(1)像家人、子女的關係；(2)像朋友、同事的關係；(3)像姊妹的關係。

當家屬視居服員為「家人」或「朋友」的關係時，不僅能夠淡化科層制度的僵化安排，形成良善循環，也是給家屬「繼續使用服務」的重要理由之一。故居家服務介入家庭照顧的模式若受到老人和家屬接受，除了解決家庭照顧的需求，更具有強化家庭互動的效果。

根據內政部人口統計資料，老人人口還在急遽增加當中，截至2012年6月止，65歲以上的老年人口為2,554,988人，占全國總人口數的10.98%（內政部統計處，2012），行政院經建會預估，至2025年時老年人口將占總人口的20.1%（行政院經建會，2008）。又依據內政部2011年公布的「老人狀況調查報告」，65歲以上老人目前有11.76%與子女共同居住，並以三代同堂家庭最多，其次為兩代家庭及配偶同住，與親友同住比例上升，總計老人住在「一般家宅」的比率高達97.21%（內政部社會司，2009）。而女性大部分加入職場，相對能投入親自照顧老人的時間自然減少，因此子女不得不選擇如居家服務、日間照顧、外籍看護或機構照顧等替代照顧方案來照顧父母（陳燕禎、謝儒賢、施教裕，2005）。又依據內政部2011年公布使用「十年長期照顧計畫」的成果顯示，2002年的服務人數為1,759人，至2010年已達28,398人；服務人次從2002年54,983人次，至2010年已達407萬6千餘人次；服務時數2002年為101,363小時，至2010年已達7,371,917小時，其「自費」購買的時數已達22%，其中「完全自費」

表2-1　長照計畫2008、2009、2010年6月底服務人數　　單位：人

項目	2008年	2009年	2010年6月
居家服務	22,305	22,017	25,028
日間照顧（含失智日照）	339	618	662
家庭托顧服務	1	11	23
老人營養餐飲	5,356	4,695	4,828
交通接送	7,232	18,685	12,397
輔具購買（租借）及居家無障礙環境改善	2,579	4,184	2,731
長期照顧機構	1,875	2,370	2,417
社政主責（小計）	39,687	52,580	48,086
居家護理	1,690	5,249	-
居家（社區）復健	1,765	5,523	-
喘息服務	2,250	6,351	-
衛政主責（小計）	5,705	17,123	-
合計	45,392	69,703	

資料來源：轉引自行政院研究發展考核委員會（2010）。《我的E政府》。網址：http://elders.www.gov.tw，檢索日期：2012/7/11。

的時數達4%，且仍逐年增加中。**表2-1**為2008～2010年長照計畫服務人數之彙整，提供讀者參考。

雖然居家服務總時數因受到中央補助經費影響而縮減，但一般民眾「自費」（部分自費和全額自費）購買使用的時數卻呈現成長，這個數字也顯示一般社會大眾已逐漸具有「使用者付費」的觀念。目前居家服務主要提供內容為：「環境打掃」和「老人洗澡」，這兩項也是老人和家屬需求最多的服務，而這也顯示民眾認為居家服務就是專門「清潔打掃」，對於提供老人心理、社會或精神層面的需求認知還相當有限。這些服務項目的發展，長期下來影響一般民眾對居家服務的定位，當居家服務被視為「幫傭」或「清潔」工作時，專業市場發展的阻礙就會愈來愈大。

推展在地養老的政策是我國老人福利的目標，許多官方文件也顯示，居家安養較符合中國文化的老人安養模式，而且「家庭」也始終脫離

不了照顧的責任（內政部社會司，2000，2006；立法院公報，2007），許雅惠（2000）研究也指出，我國的老人福利政策常是固守「家庭主義」的福利意識，因此如何將居家服務轉化成符合傳統孝道文化的照顧需求，又能協助家庭照顧的需要，是老化社會的一項新需求和服務挑戰。

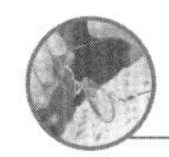

第三節　居家服務邁向市場化的問題

因居家服務的發展歷史，最早是由彰化基督教醫院發展出來，故本節以該縣的○○老人機構為研究個案，而選擇此機構為個案研究之理由為：該機構推展居家服務具有相當歷史，且提供服務地區廣闊，服務量高，累積許多服務經驗，並以質化的個案研究為主，量化研究為輔。首先以文件分析法，瞭解目前居家服務的現況，並以量化問卷結果作為質化研究之基礎，即以第一線居服員的自陳量表作為訪談內容之大綱基礎，再至服務場域進行情境式的深度訪談和焦點座談，以收集服務輸送過程中所遭遇的各種問題。問卷共訪問居服員有98位，有效問卷95份，回收率為96.93%；質化之深度訪談共完成專職人員22位，焦點團體三次。深度訪談和焦點座談對象分別為：(1)居家服務督導員（J1至J20），其中社工背景者有11位，護理背景者計4位，資深居服員者計5位；(2)居家服務之行政人員：主管1位（J21）、負責人（主任）1位（J22）。本研究呈現研究結果分析可分為三部分：(1)居服員自陳量表之結果分析；(2)呈現深度訪談結果分析；(3)呈現焦點座談結果分析。

一、居服員自陳量表之結果分析

首先欲先瞭解家庭結構變遷下，第一線居服員對失能老人的居家環境品質、社會對居家失能者的評價、使用者經濟狀況、服務契約之認知和

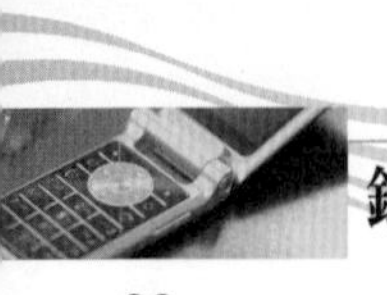

居服員本身對自我專業的認知等進行初步探討。問卷結果分析如下：

(一)社會對長期失能者的觀感接納者多

居服員認為社會對失能者的形象和觀感能接納者占46.6%，排斥者占10.6%，而接納和排斥皆有者占36.5%。但這可能是以居家服務員的觀點進行評估，所以認為社會對失能老人之態度是接納居多，必須注意。

(二)居家失能老人自主性程度低

居服員認為居家失能老人具有足夠的自主性者，占27.26%，不足者高達78.17%，可見失能老人的自主性是很低的，失能老人是需依賴他人才能完成日常生活。另外，在居服員對當前自己所提供服務的感受方面，自覺是「正向有益」占95.45%，表示負向占1.51%。整體上，居服員對自己的服務工作趨向自我肯定。謝美娥（2002）研究也指出，老人愈有居住掌控力者，愈覺得有自我價值感，整體的生活品質也較高。因此，當老人一旦失能之後，失去生活的掌控力，自我價值感喪失，生活品質就堪慮。

(三)居家老人的環境具隱私性，但社會性居住條件卻不夠充足

此項問題是針對居服老人的居住環境評估。居服員認為老人具有隱私權的環境，占81.8%，不足者占15.2%；個人空間環境部分，足夠者使用者占81.8%，不足者占13.6%。老人在家或社會的地位足夠者，僅占28.8%，不足者占68.2%。由此觀之，今日老人不管在家或在社會的地位已大不如前。社會對年齡仍有老年歧視的現象存在，只要是呈現「老人」的身分，就容易被社會邊緣化、無用化。此外，老人居住的社會性條件方面（指照顧人數、網絡），居住社會性條件充足者占10.6%，不足者高達84.8%，可見住在鄉下的失能老人，子女外出工作，社會網絡薄弱。不過研究發現，居住鄉下地區的空間條件（如住家的房間數）認為充足者

占69.7%，不足占18.1%；居住環境的通風、採光狀況「良好」者，占一半以上。

(四)使用者以家庭經濟弱勢者居多

從問卷資料發現，居服員表示自己服務之家庭大多是經濟匱乏者及經濟收入不足者，占87.9%，表示足夠者，是「0%」。服務家庭的經濟來源，以依賴政府補助占最多，占75.8%，由子女提供者次之，占19.7%。整體而言，使用者「家庭經濟匱乏者」比例高，並且依賴政府生活補助。這個結果可能和政府訂定居家服務的使用條件有關，及當初方案的規範性條件設定有關：以低收入戶、中低收入戶之老人、身心障礙者為免費使用對象，因此老人多為經濟匱乏者才符合資格，該項方案當初的設計是以殘補式福利為取向，雖然後來慢慢也有一般民眾購買服務，但還是少數。究其原因，家庭經濟較佳者，傾向申請外勞看護，且法令規定：申請使用外籍看護者不能再重複使用居家服務。因此，即使有申請使用外籍看護者，當他們也希望能使用居家服務作為外勞休假之替代服務，但卻因法令限制，導致服務因政策而受到發展之限制。

(五)使用者對服務契約之認知不足

申請免費使用居家服務者需依據巴氏量表的評量結果而定，評量分數在80分以下的嚴重失能者，才能獲得免費使用。一般流程是當評估審核通過後，督導員和居服員會和案家進行服務契約之訂定，並說明服務內容。本研究發現，案主本人能清楚服務契約之內容和規定者，占40.9%，不清楚者占66.7%，這可能有些案主本身是失能者或失智者，並無清楚意識足以瞭解契約。至於家屬對服務契約之瞭解程度，清楚者占74.7%，不清楚者占19.7%。家屬雖對服務契約較清楚，但在實務工作上發現，不管清不清楚都會要求居服員超出服務契約之工作內容。

(六)居服員自認專業知能需加強

為進一步瞭解居服員是否具有足夠的專業服務知能，是否脫離傳統的「幫傭」形象，乃以居服員有無訂定居家服務計畫作為專業認定之基礎。結果發現，居服員自認有訂定評估計畫者，占83.33%，還未擬定專業服務計畫，占13.63%。當進一步詢問居服員是否滿意自己所提供的服務時，發現回答滿意者，占53.03%；回答滿意但認為可以再改善者，占22.71%；回答不太滿意者，占21.2%；總計不太滿意和可以再改善服務者，共占43.91%。故居家服務的專業知能有待加強與提升，尤其「自覺性」的專業認知與自我成長將是居家服務市場化的重要方向和發展空間。

二、深度訪談結果分析

此部分乃就上述問卷結果設計深度訪談大綱，並針對居家督導員和行政主管進行訪談，訪談結果分析如下：

(一)民眾對居家服務之認知

◆一般民眾認為居服員是政府派來的家庭幫傭

研究結果發現，使用者大都認為居服員是政府派來的「免費家庭幫傭」，因此，家屬經常要求居服員必須提供超出所訂契約的服務，如要求居服員要為案主不能休息的不斷按摩；要求居服員做「全家人」的家務事，如洗全家衣服等，甚至家屬把全家的家事都丟給居服員來做。J17、J8、J7就說居服員的工作是不被尊重的：「我覺得我們好像是『家庭幫傭』……。」（J8）；「常被民眾認為我們是政府派來的『免費清潔工』，不被尊重……，案主或家屬都會隨便就使喚我們，把居服員當成是『菲傭』、『按摩師』，像要我們居服員一直為老人『按摩』，而且足足兩個小時都不讓她們喘口氣。」（J17）；「我覺得『鄉下地區』的案主觀念較保守，對居家服務內容不瞭解，家屬不願配合照顧案主，有時案主或案家會要求過度，例如連案家居住的整個樓層都要整理或是要求服務員爬到很高的地方去擦窗戶，居服員會覺得很沒有受到尊重。」（J7）

鄉下地區除觀念保守、資訊有限、家屬對居家服務內容無法深入瞭解外，家屬因有居服員的協助反而不願配合照顧工作，經常要求超出服務契約之工作內容，研究者認為這是使用者認為居服員是政府派來為他們服務的，所以把他們當成免費的清潔工、打掃工。因此，如何轉變社會大眾對居家服務之定位和居服員的形象，是居家服務發展的重點。J3表示若他們堅持依服務契約內容服務時，使用者就表示要去檢舉之類的話，讓居服員有「被恐嚇」的感覺：「服務員一去案家，案家就把家裡的事都放著不做，全部都留給居服員一個人來做，工作量大增，居服員就受不了，會想離開，我們如果堅持契約內容，案家就說要去檢舉我們……。」（J3）；受訪者也表示目前居家服務工作以「清潔打掃」為主，使用者排斥老人心理層面的服務，服務的內容若要由環境打掃清潔層面提升至心理精神服務，還有一段路要走：「……案主表示只需要我們做『清潔打掃』，排斥我們提供關懷的服務項目。」（J6）

作者認為，這和居家服務一開始的定位有關，因政府在方案推展之初，急於看到績效，因此以中低收入戶免費使用的個案居多，並以環境打掃、個人清潔的具體服務項目為主，至於老人心理、精神層次的關懷則希望志工服務即可，因此自然引導居服員的服務趨向，形成居服員「幫傭」的定位。加上政府方案的宣導不夠，導致個案、家屬不瞭解或誤解，因而經常對居服員提出不合理的要求，認為居服員應概括承受案家的所有家事責任，造成居服人力的流失。

◆鄉下人不習慣讓「外人」到家內服務

老人照顧是有層次性、任務性的工作分類，如照顧老人較私密性的身體接觸工作，如洗澡、更衣，多數的老人僅願意由配偶、家人擔任此種親密性的任務，對不認識的「外人」（居服員）來家裡幫忙沐浴等隱私性的照顧工作有所排斥。此外，本研究也發現居家服務具有城鄉需求的差異性，鄉下地區的大多務農，一般老人的身體狀況較佳，較無重度失能的照顧需求，但鄉下地區也因資訊不足，即使有需求也不知如何去申請。J8就表示，鄉下地區因觀念較保守，不習慣由「外人」來照顧：「……，因為鄉下地方老人家勞動慣了，認為不必使用，有些鄉鎮因地廣人稀、資訊未能傳達，申請個案也較少，而傳統觀念的影響，也導致老人的身體工作者僅願讓家人來做。」（J8）；J22也表示，因為擔心鄰居的閒言閒語，所以偏遠地區的接受度反而不高：「 偏遠地區認知、文化較為保守，接受度不高，不願由他人提供協助，擔心閒言閒語的」。（J22）

◆居服員有被性騷擾的工作風險

居家服務因一個人到宅服務，且多數為女性，曾有家屬和老人對前來服務的女性居服員性騷擾，這也成為工作風險之一。受訪者表示居服員會遇到性騷擾的困擾，但為了生活有時也只能忍下：「……，會遇到會性騷擾的案家，騷擾不僅是老人，也有家屬，……，在這種情況下，我們就會換『男性』居服員去，或換經驗較夠的人去。」（J5）；受訪者J21也表示除對女性居服員「毛手毛腳」外，還曾經發生老人要求居服員提供「性服務」之事件，她說：「有些案主的特殊需求就是對居服員『毛手毛腳』，甚至要求『賣淫』，……，我們就會把這個個案結束，並反映給縣府，但這個個案更厲害囉，還會透過議員向我們施壓，要我繼續提供服務。」（J21）故社會對居家服務沒有清楚的認知，導致工作風險的產生。

總之，一般人都將居服員以「外籍看護」或「清潔工」看待，因而影響雙方進一步的互動關係，尤其家屬認為居服員就是政府派來的「免費服務工」，有不用白不用的心態，這種心態也導致居服員將這份工作視為中高齡失業的過度工作。而更必須省思的是，當居家服務的內涵被扭曲後，若服務未能以專業特色加以導正，在未來照顧市場將難以和一般的居家清潔公司區隔開來。

◆宣導不夠，導致基層警員誤會居服員是詐騙集團

中國人「家」的觀念，向來是一個私領域的範圍，不容許陌生人「侵門入戶」。而居服工作是需要進入別人家門的工作，因此有些民眾會擔心、害怕是否會被騙或喪失隱私權等問題而拒絕使用，民眾的戒心導致和居服員的互動維持距離，受訪者就說：「有的個案對居家服務不瞭解，又怕被騙，就拒絕使用，通常我們要去拜訪好幾次，一再的說明，他們才會慢慢接受的。」（J6）而在鄉下連員警也誤認居服員是「詐騙集團」，村里長、村里幹事對居家服務的認知也不足，種種因素都造成推動過程的困難：「大約有七成民眾不知道這個服務，……有的管區警察還認為我們居服員是『詐騙集團』，就發生居服員被警察攔截盤問的事。因為政府沒有透過媒體去做宣導，加上鄰里長、議員、政府人員，總認為多一事不如少一事，政府人員自己對政策認知都不清楚。」（J1）

許多政策執行的障礙因素是來自規劃不夠周延，或實施匆促，或宣導不足，連基層公務人員對居家服務都不瞭解，何況一般民眾，所以制定政策「有心」、「用心」最為重要。政策的推展必須有充分的規劃溝通期程和宣導時間，否則會形成立意良善的政策卻導致無效的成果，而且還必須花更多的成本和時間去收拾善後。

◆傳統孝道觀念導致有需要者也不敢使用服務

傳統孝道文化至今仍影響老人照顧方式，吳淑瓊等人（2006）研究結果指出，影響居家服務使用障礙的因素是受到傳統照顧觀念所致。有些家庭雖然極需居家服務的介入協助，但卻怕鄰居指責「不孝」罪名而不敢輕易使用，影響居家服務推展，J5和J8就說：「有些需要服務的民眾，因礙於傳統『奉養』的觀念不敢使用。」（J5）；「……受到傳統社會風氣之影響，民眾害怕會被歸類為『不孝』，造成有需要的民眾對這個福利也不敢嘗試。」（J8）

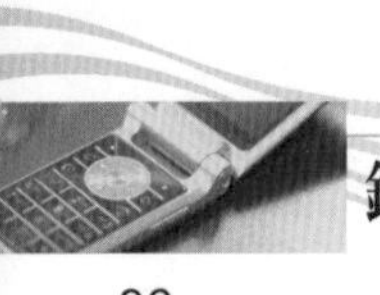

◆鄉下地方尚難接受「使用者付費」的觀念

因為政府推展初期是以免費方式來鼓勵民眾使用，所以長期下來家屬認為照顧老人是政府應該給的免費服務，當政府將審核時數門檻提高，希望民眾習慣使用者付費的做法時，大多數民眾都不願掏錢購買服務鐘點。特別在鄉下地區「使用者付費」的服務觀念還是難以被接受，受訪者說：「案家主觀認為政府的補助時數應該給更多，自己本身是不願意購買時數的，每月的免費服務時數用完後，就要求居服員要再給免費的服務，就是不願掏錢買服務⋯⋯。」（J8）；「民眾對既有提供的免費服務會接受，但對『使用者付費』觀念是拒絕的，很難接受。」（J5）

◆民眾擔心服務會有隨時被中斷的危機

政策不穩定常是服務過程的阻礙。政府常因預算經費問題而將福利門檻提高，或將福利資源稀釋，造成民眾擔心萬一使用慣了，政府政策又要改變了，會讓原本單純的照顧工作會變得更複雜，故當民眾對政策信心不足時，就會產生服務使用之排斥。本研究發現，就有受訪者表示，居家服務是屬於「短暫性」服務，無法像「外勞」提供全天候的照顧，在鄉下地區反而因有足夠空間提供外來居住，所以寧可選擇全天候的外勞照顧模式，以減少麻煩，受訪者說：「政府補助經費一年比一年少，導致原服務個案被迫重新調整服務時數，政策不穩定更是造成推展上之困難，讓個案對服務政策感到不信任，執行單位又無法給予個案安定感、承諾，使居家服務推展不易。」（J11）；「年輕人外出，留年老者在家，若經濟許可，大多會申請『外勞』，說實在居家服務是短暫性，不是每日的，案家認為無法幫上多少的忙，畢竟短暫照顧無法取代外勞全天候的照顧。」（J21）。

一般而言，案家申請需要服務的時數和核准補助的時數都有一段差距，因此，家屬認為政府審查方式太嚴格、申請的手續也太複雜，所以服務提供還需要因應民眾有更體貼的方式。至於政府的審核愈來愈嚴格，是為未來即將開辦的長期照顧保險接軌，透過目前提供的社區服務方案，引導民眾使用者付費的概念，讓民眾接受政府只是提供補充性或支持性的服務，民眾核定補助時數使用後，如有不足或更多需求需要自費購買服務，但政府的期待和民眾需求的缺口（gap），恐怕還需要一段磨合期溝通。而審核嚴格化和原有補助時數短缺，第一線居服員受到最大的衝擊，因為他們必須面對家屬的不滿和指責。

◆專業服務素質不足，影響使用意願及市場發展

居家服務的整體運作機制仍處於「邊做、邊學，邊修正」的階段。當初政府推動照顧產業方案其目的之一，就是為解決中高齡「失業」的問題，所以希望執行單位必須優先僱用「中高齡者」，因此對其專業背景和知能無法有太多的要求，服務素質自然參差不齊，影響民眾使用的意願。當家屬對服務的專業不信任，專業教育訓練不足影響服務市場的推廣，尤其鄉下地區「傳統菜市場」口耳相傳的力量很大，擴散力強，所以服務口碑非常重要。受訪者就提到，有些家屬會擔心在地居服員把案家的私事曝光，所以這也是家屬申請外籍看護，以防在地居服員傳播家務事：「有些案家對居服員的專業還不夠信任，執行單位對服務品質若沒有控制，就會影響居家服務的推廣。」（J11）；「……家屬會怕居服員把案家的私事向外面說，影響他們隱私權或名譽。」（J7）

政策決定市場的發展，居家服務的定位、服務時數的審核門檻、居服員的在職教育、政府的經費投入，都影響居服的開發程度和方向。研究者發現，當前加強居服員的專業訓練和督導機制為首要重點，因為居服員是本方案成敗與否的關鍵主角，他們需要專業支持系統和權益。從本研究的三次焦點座談的過程中，發現此項服務雖已具有某些市場發展的優勢，但仍有許多障礙需要突破，分述如下。

(二)需要突破的障礙

◆專業知能不足，服務發展阻礙多

從研究資料發現，受訪的督導員表示自己的專業知識仍然不足（J17、

J3），無法立即對個案問題和需求做出判斷，如：「評估個案時，僅能針對身體功能去做評估，對於個案的疾病狀況沒辦法很清楚判斷，例如後遺症、併發症或是用藥副作用。」（J17）；受訪者J20，表示社工經驗不足：「我的社工經驗還不夠，尤其是在帶領團體活動及方案規劃方面。」（J20）；J16表示她只能就其護理知識背景提供案家的衛教知識：「我是護理背景的，對衛教指導如餵食、翻身等照顧技巧會較瞭解，社工專業方面就不懂。」（J16）。就此，行政院社會福利推動委員會長期照顧制度規劃小組亦指出，居家服務員的人力發展確實面臨問題，該調查研究資料顯示，各單位所聘僱之照顧服務員以「兼職」服務員為服務提供的主力，且國內居家服務機構面臨居服員招募與留任不易、專業知識有待提升等問題（行政院社會福利推動委員會長期照顧制度規劃小組，2006）。可見居家服務在推展多年之後，已發生瓶頸，必須加強服務人力資源的訓練，充實其專業服務之知能和技巧，否則將會陷入清潔、幫傭的市場服務。

◆因案主失智問題嚴重導致常傳錯話，造成家屬的誤會

有些老人會出現失智問題，導致傳錯話，造成雙方的誤會。如受訪者J10表示，與家屬的溝通誤會大多來自案主傳錯話，而且遇到罹患失智症的老人會更為困擾，他提到：「……失智的老人常有傳錯話的困擾，造成我們和案家的誤會，譬如有時候我告訴案主服務費用是90元，老人卻跟他的家人說我要收900元……，後來是我拿收據給家屬看，才搞清楚是一場誤會。」（J10）還有服務的問題，有些來自服務人員的表達和溝通問題，如受訪督導員說：「有時去訪視時，案主會聽錯我的問話，造成服務員跟我們督導員之間的誤會……。我覺得自我表達能力真的很重要，所以團體性的互動課程對我們是很需要的。」（J12）故如何加強員工在職訓練和團體溝通課程是社會服務工作的重要課題。

◆鄉下地區觀念較保守，家屬配合專業照顧的意願低

依規定居家督導員初次訪視案家時，需依消費者服務契約之規定，

向案家說明服務契約的內容，但受訪督導表示，有些案家自己會忘記當初所訂之契約內容，或根本沒有仔細閱讀契約說明，造成雙方的認知差距，且鄉下地區的觀念較保守或不正確，造成家屬對居服員要求很多，受訪者說：「……，我覺得『鄉下地區』的觀念保守、不正確，案主或案家都會過度要求服務時間和內容……。」（J7）；J17 和J10表示提供給案家配合的專業建議，但家屬的配合度低，受訪督導就說：「……像訪視時，我們都會提供適合案主的建議給家屬，可是案家非常的保守、很被動，當他們沒辦法配合時，我也會有無力感」。（J17）；J10也指出家屬曾經讓案主誤喝明星花露水的事件來說明，所以這些意外事件讓居服員感到憂心：「……案主曾把明星花露水當食鹽水來喝，但他們（家屬）都認為案主年紀很大了，喝了只要人好好的就好，不要緊的……。提供專業照顧的意見給案家，他們都不太在乎。」（J10）

◆個案大多不喜歡「電話問安」，因急著接電話而發生跌倒意外

居家服務是採取配套方案進行服務，希望老人有更完善的照顧。從研究資料發現，許多老人表示他們並不喜歡電話問安的配套服務項目，因為當他們聽到電話鈴聲響就會很緊張，甚至有時急著要去接電話而跌倒，而有些是重聽者，他們喜歡我們親自到家訪問關懷，不喜歡電話問安，受訪者說：「我們會定期做家訪、電訪的問安和瞭解其狀況，但會碰到有些個案不喜歡電話關心。……像還有些獨居個案有嚴重的『重聽』，他們很喜歡我們常去家裡訪問，但不要我們打電話去，或有些老人聽到電話聲會很緊張……。就曾有個案表示為了要接電話而發生『跌倒』。」（J1）

◆居家督導員其他行政工作多，影響個案輔導的績效

此外，從訪談資料也發現，督導員的時間管理需再加強，因為受訪督導J4表示，除需負責自己責任區的督導工作外，還需負責許多行政工作，影響個案輔導的成效，他說：「其實我在記錄上的撰寫能力都是可

以，但因行政業務太多，會影響到個案記錄的時間，所以有時沒有辦法去訪視回來後，就馬上將個案訪視記錄寫下來……。」（J4）

◆居家督導員自認社會資源連結能力需要再加強

居家服務常需要轉介的資源連結服務，但受訪督導員J1、J6就表示自己社會資源的結合能力仍不足，因而感到工作的壓力，受訪者說：「我醫療資源方面接觸得少，在做相關的資源連結或是申請福利的資訊能力較不足，有關個案記錄上有牽涉到醫療資源的處遇或評估過程，我沒辦法寫得很詳細，很有壓力的。」（J1）；「對個案社會資源的連結及資訊較缺乏，自己的臨場應對方式也較弱，尤其有些居服員的輩份都比我資深，當他們希望我能針對問題做出回應時，我有時會突然不知怎麼回答……。」（J6）但受訪督導也表示，社會資源的連結也需要案主的配合，J8就表示，當她為案主找到社會資源時，卻遭到案主拒絕：「有時候我們會拚命地替案主尋求社會資源，但案主卻拒絕我們的好意。」（J8）

總歸推動服務過程中所遭遇的問題，整理如下：

1.居服員除被視為「幫傭」外，還會遭遇被案家、案友（案家之朋友）性騷擾。

2.服務契約內容之訂定不夠清楚，出現雙方認知的缺口，導致信任問題。

3.居服員首次到家服務時，經常被視為是詐騙集團。

4.家屬與案主的需求不一，要求提供的服務內容不同，造成居服員之兩難。

5.老人失智個案漸漸增多，因個案失智溝通困難，傳話過程導致家屬誤解居服員。

6.政府對居服員的工作權益漠視，且對執行單位限制太多也導致服務的發展。

7.一般用戶申請服務補助的個案逐漸增加，但因政府補助費逐年縮減，導致原先使用之家庭也擔心服務會被中斷。

8.在鄉下地區使用者付費觀念，仍難以被接受。

(三)服務過程的優勢分析

◆案主的回饋是居服督導員的重要支持系統

從研究資料發現，整體居家服務的社會支持系統不足，但案主給予居服員的鼓勵或稱讚，卻成了工作人員重要的支持系統。受訪督導J4表示，自己不善於給第一線的居服員回饋和支持，她說：「我覺得我不善於給居服員回饋……，覺得自己給居服員的支持真的很有限。」受訪者J6表示其最大社會支持系統是來自「案主」的回饋，她說：「我會注意到個案細微之處，像有的老人藥物沒有做好分類，新藥、舊藥都混在一起時，我就會幫老人用藥盒做好分類……，後來從居服員口中聽到案主很稱讚我時，我心裡就覺得很窩心、很值得。」（J6）

◆來自不同背景的居服督導專業組合，發揮工作上的互補效果

居家服務是一個來自不同領域背景組合而成的團隊，必須透過不斷相互討論和在職訓練、學習，才能發揮團隊士氣。受訪者J7就表示和同事多討論可以獲得很好的效果，她就說：「我覺得我們中心有各種不同背景出身的督導員（來自社工、護理、資深居服員背景），其實這也是一個很好的團隊組合。大家在訪視時若遇到一些護理上、社工上的問題，可以把它先記起來，回來中心後再和其他同事互相討論，這樣的效果很好。」（J7）

三、焦點座談結果分析

(一)居家服務推展過程的阻礙因素

本研究從焦點團體座談發現居家服務推展過程的阻礙因素，經整理歸納如下：

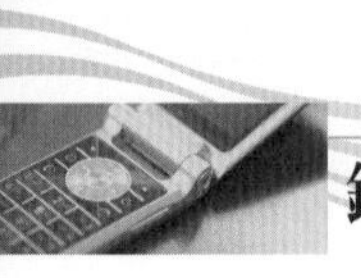

1.其實許多社會服務方案民眾都無法瞭解，才會認為居家服務是「幫傭」工作。

2.使用服務的家屬愈來愈會要求居服員提供超時或超約的工作範圍和內容。

3.民眾無法接受使用社會服務方案之原因，是受到社會治安差的影響，怕被詐騙。

4.家屬認為申請外籍看護比購買居家服務鐘點划算。

5.居服員的專業內涵和特色建立，無法獲得使用者之信任。

6.因鄉鎮公所或村里鄰長對居家服務工作的認知不足，所以未配合推廣。

7.政府經費補助的穩定性不足，導致民眾不敢嘗試使用。

8.傳統孝道文化的「奉養」觀念影響服務的使用。

(二)居家服務的理念或定位之特點

焦點團體座談是針對該機構居家服務團隊進行團體討論，將個人深度訪談之問題再次於焦點座談進行確認，並希望激盪團隊提出具體改善的行動。該機構居家服務過程中常出現的阻礙因素和個人深度訪談問題大致相同，其改善行動包括提供密集的員工在職訓練與教育，邀請專家學者每個月定期提供在職訓練；加強社會資源連結，定期至醫療、社政、警政、消防，以及鄉鎮公所拜訪，辦理社區相關單位的聯繫會報，並利用溫馨故事進行媒體行銷，以及網路行銷與服務，以符合年輕子孫的需求。經過行動團隊的實施結果發現，各單位都有嚴重的本位主義，團隊成員在焦點座談時表示，其實整體社會資源整合並未出現，如個案的資訊、評估制度或行政事務的往來，都缺乏一套順暢的、完善的運作機制。而歸結研究結果，居服員對居家服務的理念或定位，呈現出下列特點：

1.主要是在減輕照顧者的壓力。

2.是補充家庭照顧失能者的需求。

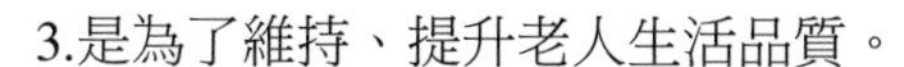

3.是為了維持、提升老人生活品質。

4.是實現在地（家）老化的夢想。

5.是增加和解決中高齡者的就業機會。

6.是社會資源的連結和福利諮詢工作。

7.它提供家屬照顧的技巧。

(三)居家服務對老人和家庭社會的四大功能

從研究結果發現，居家服務發揮了對老人和家庭社會的四大功能：

1.補充性功能：補充性功能則是著重在家庭照顧技巧不足上之協助，提供並教導家庭較專業性的照顧，使失能者獲得有品質的生活照顧。

2.支持性功能：支持性功能主要是以失能者及照顧者之情感面向為主，藉由協助減輕照顧者之照顧壓力來給予照顧者情感上之支持，或是作為照顧者與失能者間之橋樑，增進雙方情感之維繫，並協助強化失能者及其家庭的社會網絡之建立。

3.替代性功能：替代性功能則是家人缺乏專業照顧能力和情感依附時，一種介入性高的功能，而這三種功能具有保護案主的無形功能。但必須注意的是，不管個案對於居服員的情感依賴程度有多高，老人對自己子女的親情或血緣關係是無法被取代的。再者，照顧工作方面，居服員並不是全天候的看護工，即使扮演替代子女的照顧角色也只是「暫時性」的，所以需要子女的參與投入。

4.保護性功能：當居家服務的補充性、支持性及替代性功能發揮出來後，就能為失能老人的照顧建構一個完整性的保護網絡，使「保護性」功能展現出來。

專欄

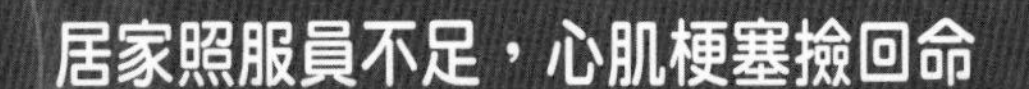

居家照服員不足，心肌梗塞撿回命

獨居老人不一定都是一個人生活，但現實環境和經濟絕對有苦處。77歲的阿嬤和80多歲的老伴生活，育有一子，是個40歲的漸凍人，除了一家三口，還有位外勞相伴。「大家都在慶祝雙十節，我卻差點在那天離開人世。」阿嬤中風五次，先後長達七年之久，但她卻苟延殘喘地撐下來了。每天，她都向上天祈禱，不要這麼快把自己帶走，因為先生需要人照顧，更捨不得家中獨子。七年中風五次平安機沒作用。桃園縣政府的確和厚生基金會生命連線中心合作，為老人佩戴平安機與發射器按鈕，隨時救援，但當老伴在五樓獨處，四樓的阿嬤突然心肌梗塞、喘不過氣，卻沒人可以協助按「按鈕」，通知救護人員，不過，她奇蹟式地從心肌梗塞中撿回一條命。在赴重陽敬老幸福餐會前，阿嬤感嘆，常常都要和老天耍賴，例如前一晚突然重心不穩倒在水溝裡；為了參加義工說的「很熱鬧、很熱鬧」的幸福餐會，她拜託老天不要現在帶她走，眼睛突然睜開，爬起來，順利回到家。……在餐會上，能看到每個月到她家訪視一次的生命連線中心健康管理師，年輕的小伙子，能和義工攀談、和鄰居話家常。為了參加聚會，阿嬤和命運搏鬥好幾回。說到這兒，有些問題：居家照服員到底夠不夠？為何阿嬤家只有一名外勞，且出事時都不在場？阿嬤向醫院申請居服員，醫院回應人手不夠；社福團體表示需要程序，正在等待空出人力，會盡快服務；外勞每服務三年，就有一個月空檔要處理身分問題，阿嬤著急地說：「我等不了一個月，每天都過得好害怕。」調護士來照顧，一天一人要二千元，而阿嬤一家都需要照顧，這樣的日子怎麼算幸福？雖然在餐會上，阿嬤因縣長關懷而感動，也和一位70歲的佛光義工老朋友相認，很開心，但她赴會背後的主要原因卻是想問問大家：「我面臨到的難題，究竟能向誰求救？」另外，由於NGO各司其職，夫婦倆由不同單位負責，所以老伴不在受邀名單中，無法出席餐會，是阿嬤唯一的遺憾，也讓她飯局吃得提心吊膽，希望政府和NGO未來能「全面性」地看待長者、給更多方便……。

資料來源：摘錄自李祖翔（2010）。〈居家照服員不足 心肌梗塞撿回命〉。《人間福報》，2010/10/16。網址：http://www.merit-times.com.tw。

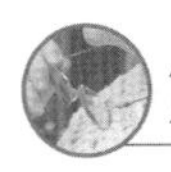 第四節　機構發展居家服務的過程與模式

從研究資料結果發現，機構推展居家服務的發展模式，是隨著時間脈絡有不同的轉變，其發展脈絡和模式可分為四個階段及五個面向。

一、第一階段：初創期

此階段運作管理機制未建構完善的制度面屬於草創期，使用服務之家屬亦處於試探、試用的階段，運作模式是以供給者為中心，家屬要求之服務內容以「環境打掃」的比例占最高。另雙方的互動關係也維持在彼此探索和相互磨合的階段，故此階段需要召募訓練專業人力及建立管理制度，才能呈現服務的績效。

二、第二階段：成長期

此階段有意參與競標居家服務方案的非營利機構愈來愈多，已進入「完全契約外包」的競爭模式，每個受託單位便都需經過政府評鑑展現其服務績效，服務內容之重點已由環境打掃轉向老人「身體清潔和照顧」。此階段進入為家庭主照顧者減輕壓力的層次，服務是「以照顧者為中心」的運作模式。因居服員和家屬、老人之互動關係，漸入佳境「情同朋友」，呈現出體貼的服務方式。在此階段，居家服務團隊因每月舉辦定期在職訓練及教育的結果，累積許多工作經驗與技巧。

三、第三階段：轉型期

發展進入此階段因政府照顧產業政策之積極推展使用者付費之趨勢，居家服務計畫之補助對象，也由低收入戶、中低收入戶擴展至非中低

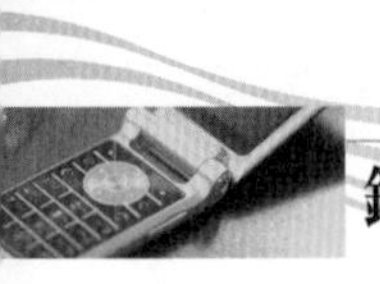

收入戶（一般戶）的補助。政策改變的背後目的，就是希望居家服務邁向市場化的發展，讓使用服務對象不再是貧困的老人，而這也對居家服務提供的品質要求更多，標準更高，所提供的服務必須有足夠專業才能應付和滿足市場化發展的需求。就案主而言，居家服務內容已更進一層次，希望提供「社會、心理需求之滿足」，如陪同老人聊天、散步等，雙方的互動關係也因服務內容的提升，彼此互動關係更親密，運作模式主要是「以使用者為中心」模式。此階段亦進入專業證照期，居服員及督導員的專業度必須依靠客觀證照才能被社會認同，也才具有市場的競爭力，故此階段的居家服務已朝向照顧市場化方向邁進。

四、第四階段：市場化發展期

從研究資料發現，目前居家服務的內涵已逐漸邁向市場發展，未來居家服務將面臨更多的專業要求與挑戰，許多自費購買者對服務的要求及期待都比前面幾個階段來得更高，因此以跨領域的多元專業團隊，提供量身訂作的個案管理和研究發展，才能建立市場發展的穩固地位（陳燕禎、謝儒賢、施教裕，2005），此階段提供「全人全程」的照顧方式，雙方的互動關係，呈現更緊密而專業的互動，具有「強連結」的個別化支持網絡。故此時期的居家服務除了個案的專業管理外，還要有更體貼的「加值服務」來回饋社會，建立市場的競爭力（見**表**2-2、**圖**2-1）。

從研究結果發現，機構推展居家服務是以「機構照顧」為基石再擴展社區外展服務，並以「居家服務」作為社區外展服務之主軸，同時還有日間照顧、送餐服務、居家關懷等服務輸送，但服務要進入完全市場化的發展，必須有更「專業」的表現，和建立管理機制及服務特色，才具有市場競爭的基本立足點。在照顧產業發展上，必須堅持以「在地情感」為支持網絡，並建構服務社群聚落的專業知能交流和資源整合。

從供需市場的觀點來看，台灣社會逐漸的高齡化、女性就業比例增

表2-2　本土居家服務模式之發展與運作

	本土模式建構之發展過程			
	第一階段	第二階段	第三階段	第四階段
居家服務之管理	初創期	成長期	轉型期	市場化發展期
居家服務輸送之重點	環境清潔	個人身體清潔照顧	社會、心理需求滿足	全人化照顧發展
居服員與家屬老人之關係	陌生階段（彼此適應期）	情同朋友	情同家屬	緊密連結關係（信任情感）
居家服務發展之有利因素	召募人力階段（居服員人力、督導人力、志工人力，建立內部管理制度）	訓練階段（個案研討與個案管理、員工在職訓練及專業教育）	專業階段（專業知能、專業證照、服務品質、效能等研究發展	優質服務與市場挑戰（建立專業特色，建立示範中心，爭取品質認證）
居家服務專業發展	第一階段：以供給者（評估者）為中心	第二階段：以照顧者（家屬）為中心	第三階段：以使用者（老人、身障者）為中心	第四階段：以專業個案資源管理為中心

第一階段	第二階段	第三階段	第四階段
初創期	成長期	轉型期	市場化發展期
以供給者（評估者）為中心	以照顧者（家屬）為中心	以使用者為中心	以專業個案資源管理為中心

圖2-1　在地居家服務之運作

加，居家服務確實是一個值得開拓的市場（江幸子，2003）。目前該服務尚處於較少強勢競爭的市場環境，因此要發展「自費型」的服務產業，不但需強化自我競爭優勢，更需不斷創新貼心的服務內容，唯有邁向市場化發展，建立組織經營的自主能力，才能脫離長期依賴政府補助的「福利奶嘴」。研究結果也發現，「自費購買」居家服務的個案呈現逐年成長的現象，內政部2006年7月底曾公布「完全自費」使用的個案已成長4倍，完全自費的時數成長約6倍的資料，這透露著市場發展的可能性和需求性。

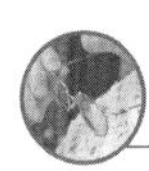

第五節　居家服務市場化發展之遠景

居家服務是以「在家養老」模式提供老人照顧，它是由「在地人服務在地人」，到宅服務的方式是符合我國家庭照顧的需求，雖然仍受到孝道文化壓力和老人不習慣由外人照顧的感覺所影響，但卻已逐漸受到市場接受，因為提供家庭照顧的需求，也紓解長期照顧的壓力，它具有多功能的服務效果。從「自費」購買者逐漸增加的結果，表示已有消費市場，社會需求性愈來愈高，加上配合未來長期照顧保險的需要，長期照顧中心評估趨向鼓勵自費市場的發展，不過雖有市場化發展趨勢，但供給者在推展過程仍感到十分吃力，還有諸多障礙需要克服，例如政府補助論時計酬的鐘點補助費已十三年未調整，服務時數的計算方式更是緊縮。老人照顧已成為新興的服務產業，供給者需要更深入認識老人身心發展和掌握特殊個案的需求，對居服員的專業訓練和待遇必須有完善規劃和投入，如居服員的職業證照、在職訓練與薪資待遇制度三者需一併規劃，才能吸引更多人力投入該行業，讓居家服務品質提升（Aronson & Denton, 2004；呂寶靜、陳正芬，2009）。而居家服務財務來源主要是仰賴政府政策的挹注，多年來並未調整服務費的補助標準，使居服工作被視為是過渡性質的工作，導致人力資源的嚴重流失的問題，這也是政府必須正視的問題。

從研究結果發現，服務發展隨著時間經驗的累積出現不同的發展型態，從初期「以供給者為中心」的服務轉為「以照顧者（家屬）為中心」，到「以使用者（老人、身障者）為中心」，再發展到「專業個案資源管理為中心」模式，以「一點突破，逐步擴張」的方式開拓自費市場。本研究結果發現，該機構所僱用的居服員均為當地的「中高齡者」，這除提供中高齡失業的需求，也同時促進在地的服務情感，不過政府政策轉變和補助時數的縮減，造成個案因必須自費而拒絕使用的問題，及出現服務必須中斷的現象也必須省思。

另從居家服務的市場來看，「價格」決定了市場的需求，價格是市場發展的重要關鍵。一般民眾常因經濟因素無力自費購買，市場價格需符合民眾「可負擔」的原則，收費價格必須掌握一般消費者的購買能力和城鄉差距因素等，故不購買並不表示沒有需求，而孝道文化因素、政策延續性問題也會造成不敢使用的原因，尤其鄉下地區對養老院的養護模式仍有排斥感。早有文獻指出，財力、文化、態度、資訊等問題，都是影響使用意願的重要因素（Allen, 1983），故居家服務的運作系統必須進行市場評估和資源盤整，主管單位也必須關心契約合作夥伴的執行障礙，發展全面性、系統性的服務資源平台規劃，才能滿足市場發展需求。居家服務是屬於補充性的福利服務，目前尚無法取代外籍看護所提供的全天候照顧模式。

居家服務若要取代外籍看護的市場，需要相關法令的鬆綁，以及加強宣導。政策必須隨時代發展和社會需求調整，非依學理或想像來訂定實施計畫，調整必須面對執行困境和傾聽執行者的聲音，符合民意所趨和掌握地方的需求生態和文化環境的差異，能夠彈性調整，為使用者量身訂作，才有市場化發展的可能，政策若未能考慮城鄉發展的差異，因地制宜修正服務供給模式，只主張統一性的「使用者付費」的發展，除失去政策引導市場發展的機會，也失去國家照顧的美意。因此如何運用循序漸進的鼓勵使用模式，並提升專業服務特色和服務行銷，是未來市場化發展的重要關鍵。作者從實務經驗發現，建立良好的客服關係和網絡，是市場化發展的重要關鍵，在社會服務市場中，「口碑行銷」是省錢又有效的行銷模式，尤其以感人溫馨故事作為行銷的內容，還能滲透都市社會的冷漠和不信任，至於在鄉下地區，則運用「菜市場力量」，透過菜市場口耳相傳的行銷模式，其效果也極佳。

問題與討論

一、請概述居家服務發展趨勢？

二、居服員和家庭照顧者的服務關係，可歸納哪幾個類型？

三、居家服務邁向市場化需要克服哪些問題？

四、請試圖分析居家服務過程中，所帶給案主、居服員以及機構之優勢觀點為何？

五、機構發展居家服務的過程有哪幾個階段？並敘述其內容？

參考文獻

一、中文部分

內政部社會司（2000）。《我國老人政策之省思》。台北：內政部社會司。

內政部社會司（2006）。《老人福利政策與現況》。台北：內政部社會司。

內政部社會司（2009）。《老人狀況調查摘要分析》。網址：http://sowf.moi.gov.tw。檢索日期：2012/7/15。

內政部統計處（2012）。《現住人口按五歲年齡組分》。網址：http://sowf.moi.gov.tw。檢索日期：2012/7/14。

王以慧（2011）。〈高齡化社會來了！經建會：2015年銀髮族商機超過1000億美元〉。《鉅亨網》，網址：http://news.cnyes.com。檢索日期：2011/11/26。

王秀燕（2011）。《與制度對話：居家式照顧服務供給者與使用者的服務輸送體驗》。東海大學社會工作學系碩士論文。

王增勇（1997）。〈殘補式或普及式福利：台北市居家照顧政策的抉擇〉。《社區發展季刊》，第80期，頁213-232。

田中元（2006）。《最新福祉產業的動向》。日本：株式會社秀和。

立法院公報（2007）。《老人福利法？完成三讀？》。台北：立法院。

江幸子（2003）。《照顧服務產業之本土性案例：非營利組織觀點的分析》。中正大學社會福利研究所碩士論文。

行政院社會福利推動委員會長期照顧制度規劃小組（2006）。〈改善長期照顧居家式服務各項措施規劃報告〉。台北：行政院社會福利推動委員會長期照顧制度規劃小組。

行政院研究發展考核委員會（2010）。《我的E政府》。網址：http://elders.www.gov.tw。檢索日期：2012/7/11。

行政院經濟建設委員會（2008）。《中華民國台灣97年至145年人口推計》。台北：行政院經濟建設委員會。

李祖翔（2010）。〈居家照服員不足 心肌梗塞撿回命〉。《人間福報》。網址：http://www.merit-times.com.tw。檢索日期：2012/7/15。

吳玉琴（2004）。〈台灣居家服務的現況與檢討〉。《社區發展季刊》，第106期，頁132-140。

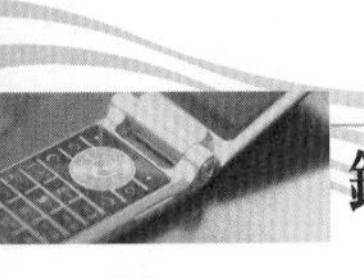

吳淑瓊、呂寶靜、盧瑞芬等（1998）。《配合我國社會福利制度之長期照護政策研究》。台北：行政院研考會。

吳淑瓊、紀玫如、莊坤祥、吳振龍（2006）。〈居家服務使用之相關因素研究〉。《台灣衛誌》，第25卷，第1期，頁37-48。

吳淑瓊、莊坤洋、陳亮汝（2004）。〈建構長期照護體系先導計畫：實驗社區介入前的照護需求與自負費用〉。《台灣衛誌》，第23卷，第3期，頁209-220。

呂寶靜（1998）。〈老人非正式和正式照顧體系關係之初探：從家人和日託中心工作員協助項目的比較分析出發〉。《社會政策與社會工作學刊》，第2卷，第1期，頁3-38。

呂寶靜（2009）。〈台灣老人照顧之現況及未來挑戰〉。《台灣人口老化問題》。中研院經濟所，孫運璿基金會。

呂寶靜、陳正芬（2009）。〈我國居家照顧服務員職業證照與培訓制度之探究：從英國和日本的作法反思台灣〉。《社會政策與社會工作學刊》，第13卷，第1期，頁185-233。

周月清、鄒平儀（2004）。〈成年心智障礙者及其主要照顧者使用臨托服務影響之研究〉。《社會政策與社會工作學刊》，第8期，頁39-82。

施教裕、賴建仲（1998）。〈老人居家服務現況及整合之探討〉。《社區發展季刊》，第83期，頁74-92。

許雅惠（2000）。〈家庭政策之兩難：從傳統意識型態出發〉。《社會政策與社會工作學刊》，第4卷，第1期，頁237-289。

陳翠芳（2001）。《居家式暫托服務老人其主要照顧者正面效益及相關因素之探討》。國立台灣大學醫學院護理學研究所碩士論文。

陳燕禎、謝儒賢、施教裕（2005）。〈社區照顧：老人餐食服務模式之探討與建構〉。《社會政策與社會工作學刊》，第9卷，第1期，頁121-161。

陳燕禎（2007）。《社區照顧資源整合性之研究》。彰化：財團法人彰化縣珍瑩老人福利機構委託研究計畫。

張慈映（2007）。〈高齡社會來了照護產業紅了〉。《經濟日報》。網址：http://lll.tpml.edu.tw。檢索日期：2007/4/15。

萬育維、羅詠那（1993）。〈台北市居家照顧服務人力資源之探究〉。《社區發展季刊》，第62期，頁34-42。

劉素芬（2001）。《老人居家照顧服務方案評估：以紅心字會為例》。國立暨南國際大學社會政策與社會工作學系碩士論文。

劉曉雲（2012）。〈社區老人長期照護之文獻探討〉。《中華職業醫學雜誌》，第19卷，第2期，頁24-33。

潘玲莉（2000）。《基隆市老人居家服務之評估研究》。東海大學社會工作學研究所碩士論文。

蔡啟源（2000）。〈老人居家服務之探討〉。《社區發展季刊》，第91期，頁252-268。

謝美娥（2002）。〈失能老人與成年子女照顧者對失能老人遷居的歷程與解釋：從家庭到機構〉。《社會政策與社會工作學刊》，第6卷，第2期，頁7-64。

二、英文部分

Allen, V. F. (1983). *Techniques in Teaching Vocabulary*. Oxford: Oxford University Press.

Aronson, J., Zeytinoglu, I., & Denton, M. (2004). Market-modeled home care in Ontario: Deteriorating working conditions and dwindling community capacity, *Canadian Public Policy, 30*(1), 111-125.

Barnes, P. C. (1995). Managing change. *British Medical Journal, 310*(4), 590-592.

Boaz, R. F., & Muller, C. F. (1991). Why do some caregivers of disabled and frail elderly quit? *Health Care Financing Review, 13*(2), 41-47.

Eustis, N. N., & Fischer, L. R.(1991). Relationships between home care clients and their workers: Implications for quality of care. *The Gerontologist, 31*(4), 447-456.

Fischer, L. R., & Eustis, N. N. (1994). Care at home: Family caregivers and home care workers', in E. Kahana, E. David & Wynkle, I. M. (eds.), *Family Caregiving Across the Lifespan*. CA: Sage.

Garner, J. D. (1995). Long-term care, in R. L. Edwards (19th ed.), *Envyclopedia of Social Work*, 1625-1634. Washington, DC: National Association of Social Workers.

Godfrey, M., Randall, T., Long, A., & Grant, M. (1995). *Review of Effectiveness and Outcomes: Home Care*. Centre for Evidence-Based Social Service: University of Exeter.

Harris-Kojetin, L., Lipson, D., Fielding, J., Kiefer, K., & Stone, R. I. (2004). Recent findings on frontline long-term care workers: A research synthesis 1999-2003. Washington, D. C.: Office of disability, Aging and long-term care policy (DALTCP) and the institute for the future of aging services.

Hayashy, J., & Leff, B. (2012). Medically oriented HCBS: House calls make a comeback. *Generations, 36*(1), 96-102.

Laamanen, R., Broms U., Happola, A., & Brommels, M. (1999). Changes in the work and motivation of staff delivering home care services in Finland. *Public Health Nursing, 16*(1), 60-71.

Naylor, M. D., Campbell, R. L., & Foust J. B. (1993). Meeting the discharge needs of hospitalized elderly and their caregivers. *Key Aspects of Caring for the Chronically Ill*. NY: Springer.

Venables, D., Reilly, S., Challis, D., Hughes, J., & Abendstern, M. (2006). Standards of care in home care services: A comparison of generic and specialist for older people with dementia. *Aging & Mental Health, March, 10*(2), 187-194.

Wistow, G., & Hardy, B. (1999). The development of domiciliary care: Mission accomplished? *Policy and Politics, 27*(2), 173-186.

Chapter 3

老人福祉科技與醫療照護產業

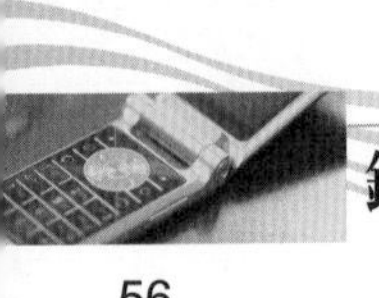

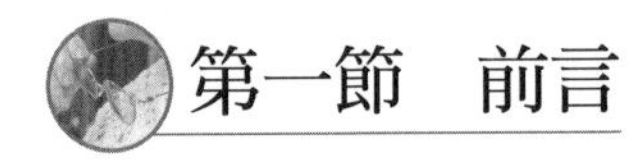

第一節　前言

老人福祉科技特別重視跨科技、跨領域的合作，非常注意老人的生活習慣和身心發展狀況，其目的就是希望使所研發的科技產品能與老人身心發展相互補足，促進老人的獨立性和自主性，提升健康照顧的生活品質。國際開始發展的老人福祉科技，是在1991年歐洲首次召開的「First International Congress on Gerontechnology」開始討論老人福祉科技的議題，並建立老人福祉科技之研究架構。1999年Coughlin將老人福祉科技劃分為五大類：(1)終身運輸系統；(2)健康的家；(3)個人溝通系統；(4)高生產力的工作環境；(5)對照護者的支持。老人福祉科技應用範圍愈來愈廣，如何讓產品依人類生命發展的階段需求進行開發是重要的課題（Fozard, Rietsema, Bouma & Graafmans, 2000），因此老人福祉科技產品必須強調「通用設計」，並以「個體需求」為導向，且在產品的研發過程必須讓使用者參與，以達到產品的設計符合使用者需求的目的。

台灣於2006年9月由行政院通過，將「建構長期照顧體系十年計畫」訂為旗艦計畫，2006年10月行政院將健康照護列為新興產業發展。經濟部技術處為加速產業發展，於2006年推動銀髮族U-Care旗艦計畫，2007年推動健康照護創新服務計畫，新加入生活及育樂創新服務與營運規劃，慢性病管理服務與營運體系建置或規劃等。2008年時推動健康照護創新服務計畫，新增安全防護系統、遠距照護服務、交通、住宅、休閒與理財教育等項目，使整體規劃架構趨於圓滿（經濟部投資業務處，2008：7-8）。尤其對醫療照護產業的需求殷切，政府與國外潛力廠商公司策略聯盟及視為合作開發夥伴，對國內之醫療器材廠商而言，也無疑是與國際舞台接軌的最佳機會。

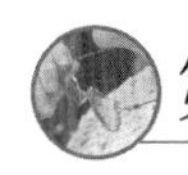

第二節　老化與人工智慧的照護程式

在高齡化社會，每個人都會經歷正常的老化（aging）過程。老化是一種正常且不可逆，是持續性和動態性的生命發展過程，如眼睛老花、聽覺退化、關節退化、齒牙動搖、白髮蒼蒼、肌膚鬆弛、感官退化、行動緩慢、新陳代謝變差等，而且老化可分為年齡老化、生理老化、心理老化和社會老化，它是不知不覺到來，在國家進入高齡社會的人口發展，每個人都會活到很老、很老，甚至會低估自己的壽命，而未能做好萬全的準備（陳燕禎，2007）。老化既然是一種正常且不可逆的生命過程，在資訊科技和機器人時代，不管是知覺及訊息傳遞障礙、行動障礙或是精細動作的障礙，都可以透過科技力量和技術，提供適切的生活環境和智慧型的輔具，克服老人照顧的問題。由於高齡者身體體能、生活機能是整體性、全盤性、且常是不可逆的退化，而正常衰老的身體功能常需藉助科技輔具，如拐杖、輪椅，若無輔具工具協助所帶來的無助感，並非他人可以想像的。王哲煜（2008）研究就指出，久坐輪椅的壓力對使用者的身體與精神影響甚鉅，甚而波及醫療資源的有效利用。故人因工程的坐墊設計，需預防壓瘡的透氣功能和坐姿角度壓力之計算，才能克服久坐輪椅者的障礙，讓臀部具有減壓效果和舒適感增加，進而預防因久坐輪椅導致體位不正、脊椎側彎或突然起身、頭昏所造成的危險。

科技的發展對於人類生活的益處，就是可代替人類的思考和處理許多日常生活事務，是美好生活中不可或缺的必需品（Mitchell, 1998）。在網路空間與科技發達的今天與未來，有了具備人工智慧的代理程式，不需要奴隸，也不需要總管，每個人的生活將更加便利與豐富。但另一方面，人類為取得這樣的便利性，也必須犧牲個體差異的需求，使個體間訊息能夠「相容」和流通（蘇健華，2002）。因此，銀髮族生活科技輔具的研發成功與否，一個重要的元素是使用者（老人）必須參與設計過程，並學習產品的操作。因此，使用者（老人）更是開發科技產品過程中的重要支持者（Skymne et al., 2012），甚至是老人福祉科技產品研發的重要關係人。許多科技研發人員年紀輕，較難以「感同身受」或「想像」高齡者的生理障礙和使用需求，因此在輔具或相關產品的研發過程中，若能保持與使用者持續互動和試驗就相當重要，讓參與的老人可以在試驗產品的過程中，提出親身的感受性及關鍵技術之對話，有助於縮減期待與現實之落差，設計者藉由「銀髮族模擬體驗活動」，教導使用者實際體會後之需求感受和評估改善，才能推廣銀髮產品的普遍性和易用性。

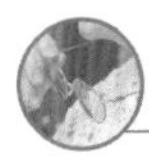

第三節　高齡化的醫療照護產業需求與商機

一、高齡化與少子化產生的醫療照護需求

「高齡化與少子化」是先進國家家庭演變的明顯特色。根據聯合國衛生組織（WHO）的定義，一個國家65歲以上人口超過7%，代表該國家進入「高齡化社會」；而比例超過14%，則進入「高齡社會」，而65歲以上人口高達21%以上時，則可直接稱為「超高齡社會」。台灣高齡少子化現象顯著，預計2019年時台灣總人口數將開始下降，年輕人口扶養老人壓力相形沉重。整體而言，幼年、青壯年及老年三階段年齡分配百分比，將由2010年分別占一成五、七成五及一成，至2060年大致將成為占一成、五成及四成之情形（行政院經建會，2010：13）。而由台灣人口年齡分布概況，亦可瞭解高齡少子化產生的醫療照護之需求（見圖3-1）。

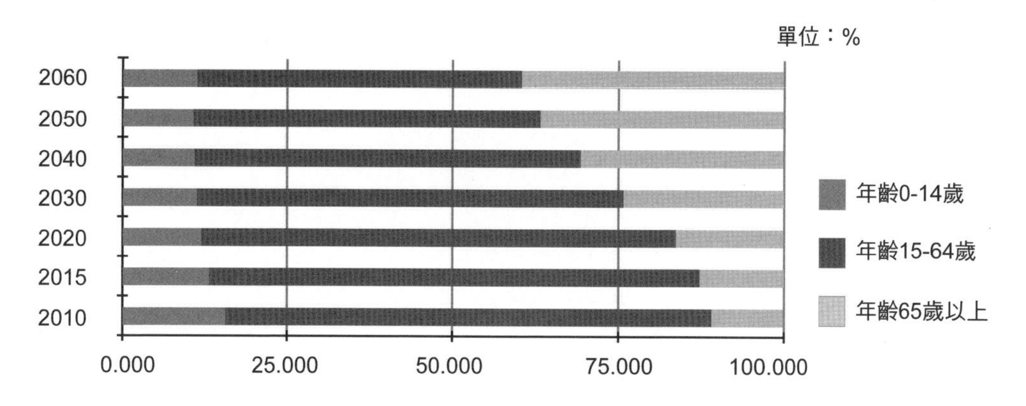

圖3-1　2010～2060年台灣人口年齡分布概況

資料來源：作者整理自行政院經建會（2010：13）。「2010年至2060年台灣人口推計」報告。

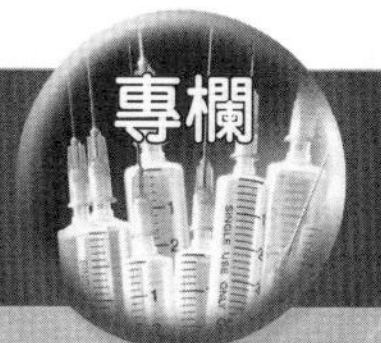

2012年「台灣國際醫療展覽會」與「台灣國際銀髮族暨健康照護產業展」

由經濟部國際貿易局主辦，中華民國對外貿易發展協會執行的第三屆「台灣國際醫療展覽會」（MEDICARE TAIWAN）將於本（2012）年6月14日至17日在台北世界貿易中心展覽一館與「台灣國際銀髮族暨健康照護產業展」（SenCARE）共同盛大展出，範圍含括醫療、保健與照護各相關領域，展品豐富多元，是關心「健康」的您我不可錯過的盛會。

「參展廠商家數及攤位數」國際醫療展與健康銀髮展　創新高！

今年兩展共計440家廠商使用770個攤位，與去年相較參展廠商數及攤位數規模都創新高，醫療展更有來自德國與新加坡的公司首次參展。本屆醫療展主要展出項目包括醫院設備、診斷消毒滅菌儀器、骨科與牙科器材設備、醫療電子通訊設備、生物醫學產品，銀髮展主要展出項目有遠距照護產品、保健美容、居家輔具、健康食品等，本次展覽並將展出「高擬真齒科機器人」，外型如同真人一般，全身上下包含眼部、下顎、舌頭、頸部、手腕等共10個可自由

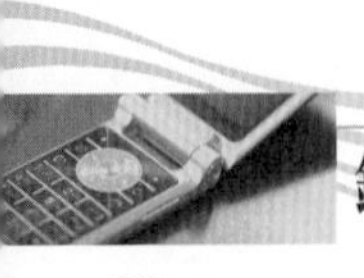

活動的關節，內建程式可真實呈現治療時所產生的生理反應，如眨眼、咳嗽、打噴涕、嘔吐等反應，更可以對話表達自己的症狀與不適，提供牙醫系學生與醫療院所模擬患者治療，以提高牙齒治療品質與安全性。

「醫療照護」及「生物科技」屬政府積極發展之六大新興產業，在本次展覽中亦有眾多業界大廠參與，如佳世達、長庚大學、鑫澧、喬福、達特富、昂可、崇仁、綠能、龍欣、普達康、銳能、強生等大廠將介紹各種居家以及遠距照護器材，另外，生物科技有台灣信越矽利光、亞太、柏氏、絡活、藏生國際生技、星海生物科技、艮衍植物素生化科技、晶綻生物科技等大廠，同時，隨著資訊科技在醫療領域之應用日漸增加，「醫療電子儀器」在本次展覽亦占相當分量，展出廠商包括：雃博、眾里、麒正、科林、亞勁、茂太、永泰、源星、鉑眾、新齊、泉興及德盟等大廠。

此外，也有與「一般消費者相關的產品」，如易眠枕、眼部按摩機、天然健康食品、美容保養品、健身器材及各種運動護具、電子紙尿布、失智老人用GPS定位鞋、愛媽咪智慧藥盒、光動能按摩梳、染髮劑、植髮機、電子拐杖、氣墊床以及各種家用品等等。

「台灣國際醫療展覽會」　掌握下一個明星產業

根據經濟部發布「2012年第一季台灣醫療器材產業情況報告」，台灣今年首季醫療器材產值約新台幣180億元，在優勢品項出口動能持續攀高帶動下，全年產值可望高達新台幣730億元，比去年成長7%，高於台灣GPA成長，出口方面，我國醫療器材產品出口成長力道強勁，最大的兩個出口國為美國與日本，占整體出口值的42%，近年來美國推動醫療改革商機議題，也牽動市場對醫療相關需求的成長，台灣廠商憑藉優良品質且具價格競爭優勢，出口量每年逐年增加，並在全球醫療器材市場占有一席之地。目前台灣廠商在電動代步車、數位血壓計、電子體溫計等三項產業，執全球牛耳地位，同時也是本屆醫療展參展廠商，其他後勢看漲的產品，還有血糖計、血糖試紙與隱形眼鏡，兩大類產品出口，在2011年大幅成長，分別達到14%及28%。

「行動輔具體驗區」展出最新風雲車款　豐富行動不便者的生活！

本次展覽特別規劃「行動輔具體驗區」，可免費試乘行動代步車與最新

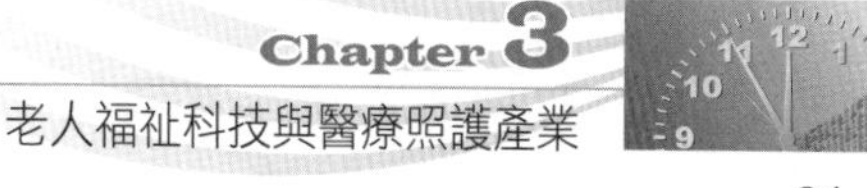

行動輔具，提供使用者或家屬親身體驗與接觸產品的空間，現場有專業的服務人員解說產品的內容，評估是否適合使用者的需求，在展覽會場，參展廠商——康揚公司推出生活配適瑜伽輪椅及活力輪椅舞，並搭配主題健康講座，創造前所未有的產品體驗機會，成為展場最新特色亮點。

研討會精彩豐富　掌握下一個明星產業

展覽期間並將舉辦各類主題之座談與研討會，力邀專家及業者討論國際醫材市場與醫療照護市場，國際行銷及產業機會，分享未來前瞻性研發成果與投資心得，分析健康照護產業進入門檻與發展契機，強化醫療器材產業供應鏈至通路與醫療院所的交流，包括：「醫療器材優質平價計畫與策略定位和目標」、「銀髮族老人福祉科技與遠距居家照護技術」、「大陸醫療輔具市場需求發展趨勢」、「輔具產業行銷策略與產品發展趨勢」、「打造黃金年代擘劃養生照護產業」、「亞太智慧醫療論壇」、「海峽兩岸醫療與醫藥產業投融資高峰論壇」等各項主題式精彩豐富的研討會，透過專家剖析新興國家與競爭國家醫材產業之優缺點，利用台灣優勢創造國際商機。

重量級買主來台、採購洽談　創造可觀商機

配合醫療展的展出，在外貿協會駐外單位積極洽邀下，截至6月8日預登買主已達到735位，已超過去年全部預登的660位，另外亦已成功邀請到許多重量級買主，包括年營業額超過3億美元的日本Seahonence公司，來台採購醫療設備及電動床；年營業額超過1億美元的美國Linx Global Health，將採購醫療器材；來自哈薩克的Medtechnika公司年營業額近1億美元，將採購醫療設備及診斷儀器；還有來自澳門，擁有45家自營連鎖醫藥店的榮豐集團，來台採購家用醫療器材及個人保健品。此外，為增進參展廠商與國外買主合作的商機，外貿協會特別為美國、日本、荷蘭、波蘭、土耳其、哈薩克、埃及等國總計31家重要買主舉辦近200場次的一對一採購洽談會，外商採購項目包括醫療設備、檢測儀器、復健用品、電動代步車、輪椅等多項醫療相關產品，預估採購金額將達3,400萬美元，總參觀人數預計可望突破57,000人，可望創下歷年來未有過的佳績。

「健康」　是給家人最好的禮物！

近年來銀髮族相關的產業儼然成為最具吸引力的市場，因應社會大眾的廣大需求，銀髮展現場提供零售所有您與親愛的家人需要的產品，保證讓您一次滿足！另外，健康「獎」不完，「天天抽機票！」等大獎，只要到現場參觀就有機會獲得由華航、長榮提供的來回機票！

資料來源：外貿協會（2012）。2012年「台灣國際醫療展覽會」與「台灣國際銀髮族暨健康照護產業展」。外貿協會台北訊。2012/6/14。網址：http://www.sencare.com.tw/zh_TW。

二、醫療照護的潛力市場與商機

(一)醫療照護產業的發展範疇

全球先進國家都發生高齡化與少子化的人口結構的改變，尤其疾病型態的慢性化病例快速增加，更凸顯老人醫療照護產業的需求。隨著資訊技術升級、生理量測技術、輔具技術、照護用設備等商業化的快速發展，使得全球醫療照護產業及市場快速成長。醫療照護產業包含兩大類：(1)健康照護服務；(2)照護用醫療器材等（也有將保健食品算入其中）。我國行政院衛生署於2007年開始推動「遠距照護試辦計畫」及2008年推動「遠距照護服務改善與品質提升計畫」，開啟居家式／社區式和機構式兩大類型的遠距健康照護模式，並於2010年全面啟動「遠距健康照護服務發展計畫」的服務階段（行政院衛生署，2012）。依經濟部投資業務處（2008）提出的醫療健康照護產業範疇為：醫療照護產業和醫療體系相互支援之下，醫療照護產業包含健康照護服務和照護用醫療器材。健康照護服務包含生活照顧（送餐、家事、關懷、緊急救援、交通）、健康休閒（健檢、健身、育樂）；照護用醫療器材包括：各類輔具、監測用醫療器材和居家用醫療耗材（見**圖**3-2）。

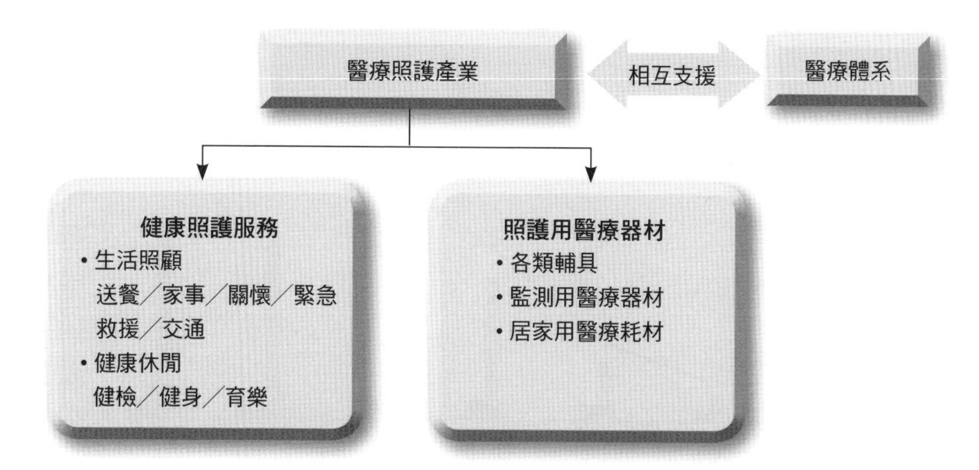

圖3-2　醫療健康照護產業範疇

資料來源：引自經濟部投資業務處（2008：1）。

(二)醫療照護的潛力市場商機

二十一世紀數位化科技時代，家庭生活型態與過去相較，已產生實質的變化。如遠距醫療服務市場目前雖無完整市場統計資料，但數項數據皆顯示相關市場快速成長，以全球遠距醫療服務市場發展為例，2006年時市場規模為8.5億美元，預計2010年時可成長至32.5億美元，2006～2010年間預計複合年成長率可達39.8%，其中最重要的部分為透過資訊系統提供病人管理服務。又根據日本厚生勞動省的報告指出，日本於2005年時照護事業市場規模已達5.66兆日圓（約538億美元），主要項目包含福祉用具之租借、購入、看護、復健、修理等項目，預計隨著日本高齡者逐漸增加，2007年市場規模突破6兆日圓。其實美國、西歐等地照顧服務類市場業已發展多年，凡高齡化且社會福利較佳之國家，照顧服務市場規模已經十分龐大（經濟部投資業務處，2008：3-4）。從2005～2010年全球遠距醫療服務市場規模，就可瞭解照護服務市場規模龐大（請見**圖**3-3、**圖**3-4）。

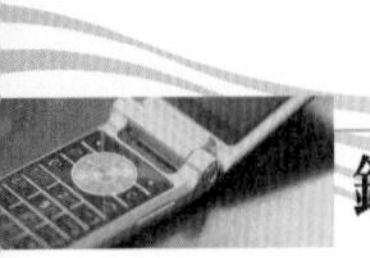

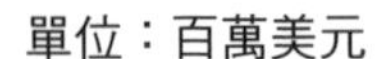

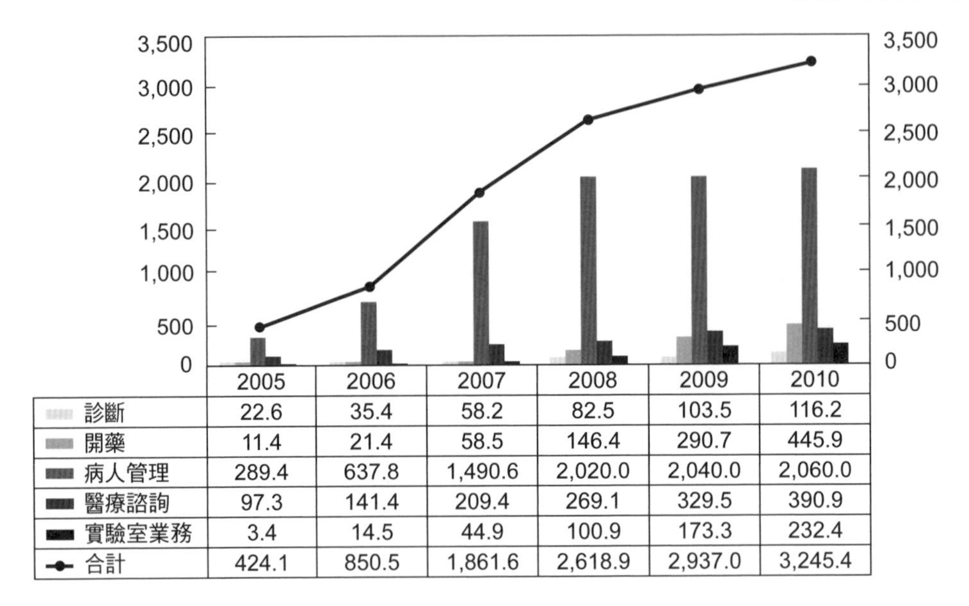

	2005	2006	2007	2008	2009	2010
診斷	22.6	35.4	58.2	82.5	103.5	116.2
開藥	11.4	21.4	58.5	146.4	290.7	445.9
病人管理	289.4	637.8	1,490.6	2,020.0	2,040.0	2,060.0
醫療諮詢	97.3	141.4	209.4	269.1	329.5	390.9
實驗室業務	3.4	14.5	44.9	100.9	173.3	232.4
合計	424.1	850.5	1,861.6	2,618.9	2,937.0	3,245.4

圖3-3　2005～2010年全球遠距醫療服務市場規模

資料來源：引自經濟部投資業務處（2008：3）。

單位：億日圓

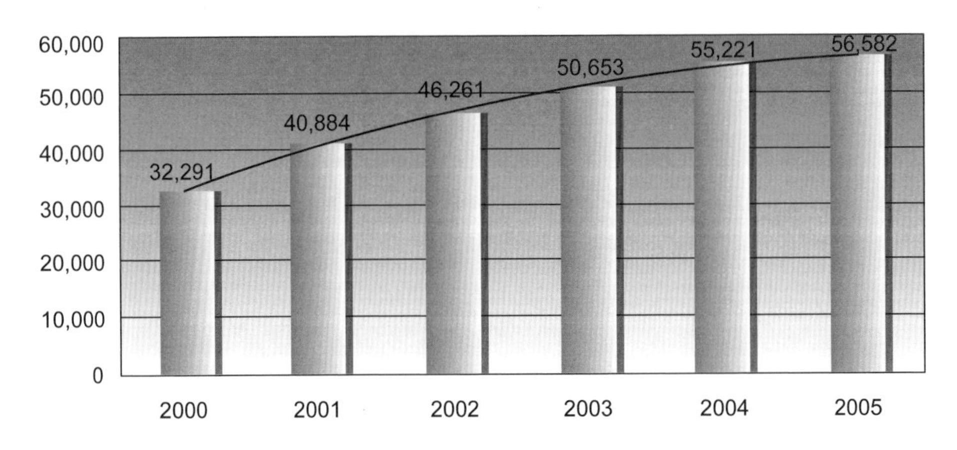

圖3-4　2000～2005年日本照護事業市場規模

資料來源：經濟部投資業務處（2008：4）

三、台灣醫療照護產業規模與產值

要推估照護服務產業的市場規模，通常要先確認服務的項目，再以每人平均可持續支出金額為基礎，乘上被服務的人口數，就可預估當地市場的規模。而醫療器材除用在當地市場外，常以外銷為主要目的，故產值的推估方式不同。工研院產業經濟與趨勢研究中心（Industrial Economics & Knowledge Center, IEK）就曾推估台灣照護用醫療器材與健康照護服務產業規模，於2006年為新台幣920億元，2007年成長至新台幣1,065億元，其中健康照護服務產業產值為新台幣540億元，照護用醫療器材內之輔具產值為新台幣283.5億元，居家用耗材與醫用家具為新台幣115.5億元，監測用醫材為新台幣126億元，估計至2015年合計可達新台幣4,165億元（經濟部投資業務處，2008：5）（見圖3-5）。由此可見，台灣未來發展照護醫療器材和健康照護的服務產業的商機很大，但如何切合使用者的需求，滿足高齡社會的老人照護需求是相當重要關鍵所在。

單位：億元新台幣

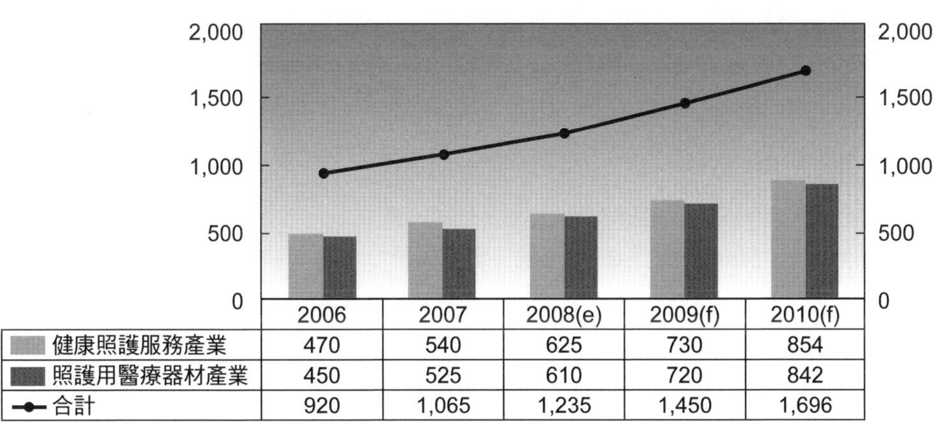

	2006	2007	2008(e)	2009(f)	2010(f)
健康照護服務產業	470	540	625	730	854
照護用醫療器材產業	450	525	610	720	842
合計	920	1,065	1,235	1,450	1,696

圖3-5　2006～2010年台灣醫療照護產業規模：產值

資料來源：經濟部投資業務處（2008：5）。

以健康照護服務產業而言，為求有效率的服務以提升使用者的滿意度，常藉由ICT（Information and Communication Technology）技術導入居家照護，並藉由新的技術與器材，滿足高齡化社會的慢性疾病照護需求，達到降低急性醫療門診與非必須住院費用的目的（經濟部投資業務處，2008：5）。健康照護服務通常以「遠距照護」方式為主，遠距照護的推展目的，是希望其健康照護服務能被普遍運用於高齡社會的醫療需求。其主要照護服務內容包含：生理訊號量測與傳送、用藥評估指導、藥事諮詢服務、遠距生活協助服務、居家與健康資訊提供、定位與異常通報及緊急救援服務、安全通報、走失協尋、用藥提醒與劑量控制等。

四、台灣的醫療照護產業由政府主導推動

台灣整個醫療照護產業潛在市場的範圍相當大，包括土地、地上建築、設備設施、軟體（人力、顧問、服務／管理系統等）等，故主要由政府主導和推動（見**圖**3-6）。在服務產業方面的投資利基則包括：輔具租賃服務、智慧型醫療監控服務、服務設施之維修；訪視照顧、日常生活服務、客房服務、送餐服務、交通服務、緊急通報服務；日間養護、短期養生照護、情報提供服務。設施供應方面的投資商機，包括：基地計畫、建築設計、景觀設計、家具與室內設計、工程建設、環境控制系統；輔助設備、復健與預防照護設備、運動休閒設備、醫療設備器材；IT（Information Technology）、安全及保全系統。此外，醫療照護產業還可延伸至Long Stay的居住休閒產業，對象為已退休、健康、55～65歲海內外銀髮族，以健康管理、生活照護及銀髮休閒等作為產業發展主軸，而且未來還可擴大國外高齡者來台投資及定居，促使台灣成為東亞地區整合性的養護產品與服務的供應中心，以及高品質的養生福地（經濟部投資業務處，2008：7）。高齡化的醫療照護產業在政府政策主導推動下，從政府部門的研發到輔導鼓勵業者的投入，並開發智慧型的健康管理科技，其目

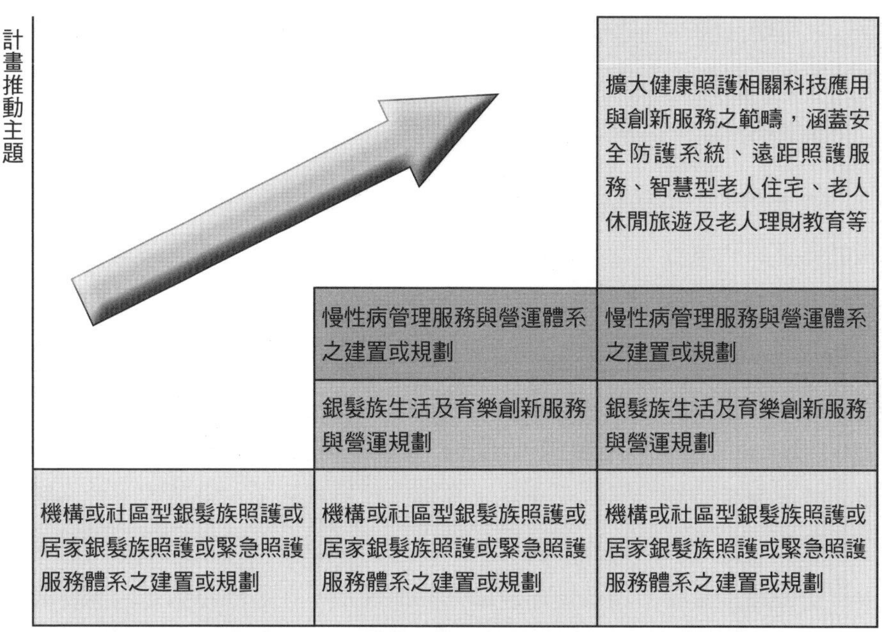

圖3-6　經濟部推動醫療照護產業發展

資料來源：引自經濟部投資業務處（2008：8）。

的就是希望建構銀髮族照護服務體系，創新老人服務需求的服務產品，因此可預期未來智慧型的老人住宅、交通服務、休閒旅遊等智慧生活系統將指日可待。

五、醫療照護產業的主要具體措施

根據經濟部投資業務處報告指出，醫療照護產業主要具體措施包含：以U-Care業界科專鼓勵業界開發機構、社區、居家或緊急救援等照護服務體系、慢性病管理服務與營運體系，以及銀髮族生活或育樂等服務與營運模式，並以法人科專建置基礎環境與平台，開創「銀髮族全方位健康服務」，其目標設定為：

1.短期目標：為建構銀髮族照護服務體系。

2.中期目標：為建構慢性病管理服務體系。

3.長期目標：為擴大健康照護服務體系。

在整體的發展策略上，首先輔導和鼓勵業者投入研發，以主導性新產品與業界科專等降低業者投入研發之風險，並以智慧型的醫電產品與醫療保健器材等計畫輔導與推廣，再來就開發高值化之健康管理醫材，包括結合資通訊技術，以微小化、無線化、家用化、檢測數據e化為方向，開發高附加價值之醫療器材產品，並應用於遠距健康照護服務，以及發展Class II以上之創新高階醫材（經濟部投資業務處，2008：10-11）。以台灣醫療照護產業鏈發展概況來看，在政府政策推動下，隨著愈來愈多國內業者投入，目前台灣醫療照護產業鏈已逐漸成型。在醫療照護產業長期競爭優勢驅動，全球市場規模迅速擴大的情況下，在亞洲特別是台灣將成為照護產業的重點發展區域。台灣已完成相關照護產業計畫的布建，該產業將快速發展，2010年以後將使台灣成為亞洲完整的遠距照護商業實驗場，並將透過台灣建立的照護產業附加價值及產業鏈與商業運轉成功模式，將照護相關產品、商業模式、應用服務就近複製移植至周遭亞洲地區，進而拓展至全球。目前台灣的醫療照護的終端產品上較具競爭力，但在生物晶片、核心服務系統整合和測試設備等方面，仍需要來自國外大型廠商協助，至於在商業模式與應用服務方面，也是極適合投資的項目和市場發展。

第四節　老人福祉科技的發展重點

老人福祉科技發展的目標與定義可歸納為：應用研究領域與跨領域研究兩大範疇，認為發展老人福祉科技之目的，就是要提供高齡者擁有健康、舒適、安全地獨立生活，以及持續參與社會活動（徐業良、盧

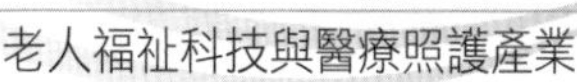

專欄 智慧型輪椅　助銀髮族行動自如

台灣邁入高齡化社會之後，提升銀髮族生活品質與行動尊嚴成為趨勢，五校跨領域研究團隊以更人性化、更便利為出發點，合作開發出智慧型輪椅機器人以及可讓輪椅後出前進的子母車，增加高齡與行動不便者行動力及社交能力。

無憂無慮行動自如的退休生活是每位銀髮族的夢想，但疾病與歲月導致許多年長者行動不便，日常生活大小事都得依賴輪椅，國科會支持推動由清大宋震國教授所規劃，包括成大、元智、臺科大及北科大五校的研發團隊進行「智慧型輪椅機器人」的開發，結合醫療、復健及機械等產學界專家研發具有導航、全方位移動甚至是生理監測等多功能的新概念輪椅。

宋震國教授說：「智慧的輪椅機器人，我們從三個角度來看，我們希望未來的老人或身障人士，能自主的照顧自己，他們也有一些生理監控的功能，很重要的是他還能夠跟社會，跟親友、子女有一些互動，所以我們把這些功能通通把它建構在輪椅機器人上面。」

跨校跨領域的研究團隊除了研發不同功能的輪椅機器人，研發團隊之一臺北科技大學也開發了「後進前出子母車」，降低高齡者乘坐輪椅上下車的危險性，未來量產之後與各縣市政府結合，將成為銀髮族及行動不便者除了復康巴士之外的新選擇。

智慧輪椅機器人研究成果將在12月公開展示，未來將與醫療機構及產業界進行合作，技術轉移量產之後可望提升銀髮族與行動不便者的生活品質。

資料來源：翁千惠（2011）。「智慧型輪椅助銀髮族行動自如」。《中廣新聞網》，2011/9/7。網址：http://tw.news.yahoo.com。

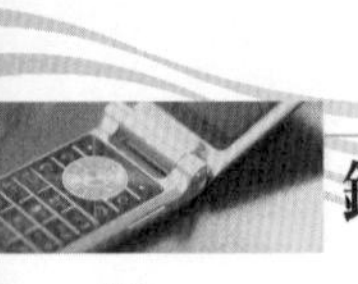

俊銘，2012）。基此，將老人福祉科技發展的延續觀點和未來發展的重點，分述如下：

一、老人福祉科技發展歷程的延續觀點

Harrington和Harrington（2000）認為，老人福祉科技在發展歷程的延續觀點可分為下列三點：

1.科技應確實幫助老人的獨立生活：科技的發展會驅使社會產生動態的變化，尤其是資訊溝通的科技技術，若要讓高齡者和社會環境維持良好的互動連結，科技就應當要能明確地幫助老人人口，讓他們的生活有更多的自主和獨立。

2.科技需協助高齡者生活簡化的模式：不論是高齡者的男性或女性，不同的年齡在目的或功能追求會存在差異，透過科技可以彌補或化解所存在的差異，而且適當的資訊溝通科技能夠切合此目的，協助讓高齡者的生活簡化模式。

3.建立「以老人為中心」的科技使用環境：高齡者需要存在能夠獨立操作的科技環境，如自動化的輔助系統或是機器人，讓高齡者能夠自我控制科技產品的使用，但因牽涉到高齡者操作的變異性與輔助科技產品介面設計的便利性，故高齡者使用之科技產品需符合「以使用者為中心」之原則，並審慎考量其身心發展狀況和操作科技產品之環境需求。

二、老人福祉科技未來的發展重點

由於老人的身心發展狀況和操作科技產品之環境需求和目前的年輕人需求有所差異（陳芬苓，2005）。老人領域產品主要著重在因應老人的身體機能日漸衰退、慢性病影響與各種生活和活動能力的差異來設計，因

此其主要設計理念含括個人化、居家化、輔助化與通用化概念，才能因應老人的使用需求。未來老人福祉科技的發展，必須以老人的身、心、靈主體需求作為產品設計之考量，Fozard等人（2000）提出，未來老人福祉科技的發展重點應著重：(1)綜合各種學問領域的研究；(2)發展科技技術為基礎的產品與服務；(3)能在日常生活發揮作用與生活品質；(4)將目前發展的科技和高齡者需求相互連結。

另從實務工作層面來看，除需重視上述Fozard等人提出的發展重點外，作者也提出福祉科技產品必須考慮的五項問題：(1)能減緩老人可預期的生理老化問題；(2)能補充老人逐漸衰退的身心能力；(3)能激發老人所擁有且未知的學習能力；(4)能協助照顧者的輸送效率和效益；(5)能增強研究與教育的發展領域。

三、遠距居家照護科技介入老人照顧的目的

為因應老年人口增加及疾病型態改變所造成的醫療需求改變及高醫療支出，世界各先進國家於二十世紀中期，就開始發展遠距醫療科技的技術運用（Richard, 1998）。歐美國家為避免老人因行動能力的退化或降低，以及因失能造成醫療及社會活動的限制，也紛紛在老人長期照護領域導入資訊科技技術，期待遠距醫療科技的服務，提供居家醫療及照顧服務，進而減少高齡國家的龐大醫療支出（Kevin et al., 1996）。我國也為因應老人長期照護需求的問題，行政院衛生署於2007年規劃「遠距照護試辦計畫」，希望透過資通訊科技的導入應用，發展友善使用人機介面，建置社區式、居家式、機構式等三種遠距照護服務模式，強調使用者不論身處於家中、戶外或照護機構，皆可自在使用各式照護服務，並獲得連續性的照護服務（行政院衛生署，2008；張曉婷，2008）。故利用科技力量介入老人照護的目的，就是希望讓高齡者有更加舒適和安全的生活模式，並達成人性化的健康醫療。故利用科技介入老人照護的最重要目標，就是即

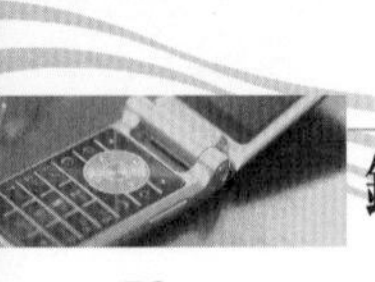

使是需要坐輪椅的高齡者仍能擁有尊嚴和活動的生活品質。

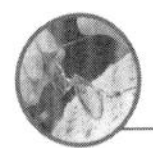

第五節　台灣遠距居家照護的現況與發展模式

一、「遠距居家照護」是政府推動「在地老化」的重要方向

機構型提供的老人照護占目前老人人口的6%，大部分的老人與身心障礙者都期望能在家或離家不遠的場所被照顧，因此家人扮演著重要角色，加上一般老人對醫療的需要僅占10～15%，其餘皆以生活照顧為主，因此社區型集中式與居家式照護成為台灣目前照護的主流（許哲瀚、唐憶淨，2008：273）。故高齡化的人口結構使得醫療與長期照護服務的需求大幅增加，居家式長期照護服務成為政府推動老人「在地老化」的重要政策，而發展「遠距居家照護」（THC）已成為高齡化國家照顧老人的重要計畫方向，其發展優勢在於協助家庭照顧者的照顧能力與生活品質，並可透過電話或網路傳輸受照護者在家中的生理及資訊現象，減輕老人在就醫過程的空間和時間的障礙，不需舟車勞頓，並且能提升日常生活照護的安全，讓子女安心工作。以前瞻性的發展觀點來看，THC還能降低全民健保的龐大醫療支出，有效地將醫院的照護資源移轉到居家的照護需求，成為健康管理和預防醫學的重要功能。

長期照護主要分為機構型、社區型及居家型三種類型，而且其目的在於即使機構型照護也必須「在社區內照顧」為主，亦即機構是設置在社區內的機構，讓老人或失能者得以在熟悉的社區網絡繼續生活。基此，社區和家庭的角色與功能就顯得更為重要，而社區照顧的主要目的又以家庭照顧為基石，因此長期照護、遠距居家照護都是為幫助持續發揮家庭照顧的功能。推展遠距居家照顧的對象，以社區型與居家型照護的民眾為主，甚至住在偏鄉離島的民眾，這些社區民眾可透過THC系統，藉由有線、無線傳輸通信和穿戴微小化的生理參數感應器（sensor），在家隨時與專業醫護人員進行雙方便利的互動模式，就無需每日醫療協助的模式，而且可增加受照顧者日常活動的自由度及對慢性疾病的自主健康管理能力。故使用THC可以協助家庭照顧者的照顧活動能力與生活品質，能有效地提升居家照護的安全性與居家生活的活動能力。

二、國內發展遠距居家照護的現況

政府著力推動遠距居家長期照護服務，最早由工研院於2003年3月25日發表「遠距居家照護服務計畫」的推動方案開始，整合資訊、寬頻與無線通訊科技、醫療科技與醫療資源，建構完善的居家照護體系，並刺激國內醫療科技產業新商機。此一新興服務產業已促使各類型的產業投入，它也符合政府振興經濟所提倡的計畫。近年來，由經濟部主導推動「健康照護服務」產業發展，補助業者發展智慧型的行動照護、多功能居家照護床、無線生理監控系統、心臟監測儀、居家照護衣及多功能遠距居家健康照護平台等等，這些屬於較小規模的營運模式、創新與技術的研發。隨後於2006年4月提出「銀髮族U-Care旗艦計畫」，主要是在政策上利用大型和跨產業聯盟的型態，進行服務與營運模式的創新研發，透過政府的力量將各自發展的業者集合起來，形成一個「完善的健康照護服務體系」。這個系統推動的重點乃由消費者需求的角度去思考，並透過資訊、通訊等科技導入，以創造新服務模式與產品應用發展，希望開創一個可獲利的營運模式（許哲瀚、唐憶淨，2008：275-276）。未來銀髮族健康照護服務產業的商機，不僅存在於長期照護的供給服務，還包括照護端、營運端、系統端、設備端及居家端等相關服務業者所組成的服務網絡，希望發展「整合式」的服務系統，並建構資訊溝通平台。

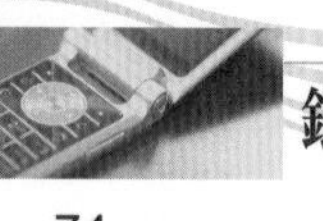

專欄

行動醫療照護商機達2,300億

在高齡化及少子化趨勢下，醫療照護產業愈來愈受到重視。隨著數位科技時代來臨，行動通訊技術逐漸應用於醫療照護產業，商機潛力大。據行動醫療服務研究報告統計，全球遠端監控裝置消費市場，年商機至少77億美元，相當新台幣2,300餘億元。

資誠全球聯盟組織（PwC）全球生技醫療產業負責人David Levy博士及東南亞地區生技醫療產業負責人Ronald Ling昨天來台訪問，探討台灣及兩岸醫療照護產業新趨勢。David Levy表示，科技創新在醫療照護產業上扮演關鍵角色，尤其是行動醫療服務，可透過無線遠端設備傳輸、遠距醫療及電子病歷等行動醫療資訊整合服務，可讓病人隨時隨地受到照護。醫療照護已朝向在地化及個人化，醫療經濟轉以病人為中心，追求更快速、優質及便宜的醫療服務。

據PwC行動醫療服務研究報告（HRI Mobile Health Consumer Survey）指出，全球遠端監控裝置消費市場，每年商機至少77億美元。有近4成消費者表示，願意每月付費給遠端監控系統，讓醫生隨時掌握自己的健康狀況。David Levy認為，「客製化醫療」是醫療照護產業的未來趨勢，有成熟的科技產業的亞洲，在發展電子及行動醫療服務上具有優勢，不但可順勢引入自身的醫療系統，還可掌握客製化醫療的發展商機。

針對兩岸醫療產業的發展機會，普華國際財務顧問執董翁麗俐指出，大陸在健全基層醫療體系的醫改目標下，未來醫院及醫療器材的需求將大幅增加，台灣藥廠可關注發展肝病等亞洲疾病藥物，以及新劑型藥品。結合台灣醫療服務的資訊系統、經營能力和精緻化服務優勢，台商發展中國市場具有加分優勢。

資料來源：沈婉玉（2011）。「行動醫療照護商機達2300億」。《中國時報》，2011/11/19。網址：http://tw.news.yahoo.com。

三、建構遠距居家照護的發展模式與做法

文獻指出，行政院衛生署自2007年起推動「遠距照護試辦計畫」，透過醫療照護與資通訊科技的結合應用，發展社區式、居家式、機構式三種遠距照護的服務模式，並建立照護資訊整合平台，讓民眾不論是在社區、住家或照護機構，皆可享受醫護團隊提供的遠距照護服務，即使照護模式轉移，仍能獲得連續性的照護服務。遠距照護試辦計畫的發展模式敘述如下（楊文旗等，2008：36）：

(一)社區式的遠距照護創新模式

結合醫療照護與各種社區資源，在民眾熟悉的社區環境中設立服務據點，提供多樣化的健康照護及生活服務，民眾可在社區就近享受便利的照護服務。主要服務對象包括因疾病導致身心功能障礙、需他人協助者，以及社區內的獨居長者。

(二)居家式的遠距照護創新模式

居家照護的主要服務對象為日常生活功能缺損、需他人協助者，以及罹患有慢性病之家庭照顧者，因此建構居家式的遠距照護模式，希望以老人健康需求為中心，結合專業醫療照護與日常生活（食、衣、住、行、育、樂）的在地資源，並透過資通訊科技與電子醫療器材的輔助，由個案管理師、社會工作師等團隊提供優質而體貼的居家服務。特別是針對偏遠離島的地區，常因交通問題而造成醫療的問題給予試驗，因此，若能建構居家式遠距照護模式，將能提供更多的偏鄉離島民眾的醫療服務。

(三)機構式的遠距照護創新模式

結合跨專科專業的醫療照護團隊，透過遠距科技的輔助，提升護理之家的照護品質與資源連結效率，為住民提供身心靈全方位的照護。服務

對象為護理之家住民及其家屬，希望創造機構的外展服務。

(四)建置遠距照護的資訊交流平台

遠距照護資訊平台是推動連續性照護的資訊基礎架構，該資訊平台負責社區、居家、機構等三種照護模式之資訊銜接與服務資源的整合，促進照護資源的有效運用和交流，降低各照護服務系統整合複雜度和重複性，藉由資通訊科技以提升照護管理效率和服務效益。該資訊平台也是創新照護服務應用的發展平台，以建立開放式遠距生理資訊傳輸機制，推動相關標準之制定與應用。未來遠距居家照護的服務內涵還包括三大層面：

1.生理資訊的擷取：希望做到有效擷取、正確傳送、完善的儲存／運用／監控，目前已可做到基礎生理訊號（如體溫、心跳、呼吸數、收縮壓、舒張壓、平均血壓、心電圖、血氧比、基本肺功能等）的擷取，未來目標為各種疾病（包括肝功能、糖尿病、膽固醇、癌症因子等）的監測。

2.照護服務的聯絡與協調：包括居家一方的緊急照護求救、發送異常警示訊號、通知回診等，透過照護服務聯絡網，更快速解決居家醫療照護問題。

3.健康自我管理的協助：協助被照護者掌握每日生理資訊的變化，做好自我管理與追蹤，進行預防性的健康管理。

研究指出，目前已完備之系統功能包括：可接收／查詢生理資訊、發送異常警示、分析生理資訊、醫師建議、通知回診、服藥提示、提供系統諮詢服務，被照護者、照護者與醫護人員之互動介面；未來可進一步規劃整合醫院內部資訊系統及電子病歷，提供健康諮詢服務、提供緊急救護呼叫等功能。而自80年代後期以來，因電腦資訊網際網路的普及，科技大量地運用在醫療診斷處置中，尤其以山地、離島、郊區等人民需求為主力對象。雖然世界各國不約而同地訂定遠距醫療居家照護為國家型的發展計畫，但臨床上針對遠距居家照護模式的效能評估與研究仍相當有限，造成目前遠距居家照護未能在臨床上被大量應用的主因之一（陳佳慧等，2004：838）。因此，對於目前所遭遇的阻礙若能一一突破和克服，將開啟高齡社會老人健康照顧的新福祉。

四、國內遠距居家照護的做法

近年來政府致力推動長期照護，希望對失能老人的醫療照護有更多的保障，因此於2008年將「遠距居家照護服務」列為新興服務產業的發展計畫之一。並由工研院率先展開「遠距居家照護服務計畫」的推動方案，以整合資訊、寬頻與無線通訊科技、醫療科技與醫療資源，積極建構完善的居家照護網絡體系，刺激國內醫療科技產業的新商機（樓美玲等，2005：66）。研究指出，目前THC的服務可以提供四項功能：(1)生理資訊的監測；(2)定位與緊急救援服務；(3)健康諮詢與人際互動的協助；(4)照護服務的聯絡與協調（引自許哲瀚、唐憶淨，2008：276），其功能與應用，見**表**3-2。

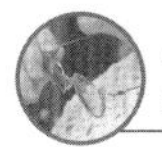

第六節　發展遠距居家照護的困境與方向

一、遠距居家照護的發展困境

發展遠距居家照護的兩大關鍵為效果和成本，亦即照護效果的好壞和整體醫療成本是否能有效降低是發展與否的重要指標。遠距居家照護的發展在國內外研究已有成果，不論在病患滿意度、健康生理指標或醫療成本花費上都有正向發現。然而，因遠距居家照護系統所需的首次設備投

表3-2　遠距居家照護服務功能與應用

項目	功能	應用
生理資訊的監測	基礎生理訊號擷取（例如：體溫、心跳、呼吸數、血壓、心電圖、血氧比、基本肺功能等）；疾病因子（例如：肝功能、糖尿病、膽固醇及癌症因子等）的監測	真茂寶貝機、真茂珍愛、無線生理貼片、電子式呼吸流量計、頸動脈超音波系統、電子心脈音聽診器、穿戴式心血管健康監視器、Health Buddy Appliance
定位與緊急救援服務	運用手機或GPS（Global Positioning System）衛星定位系統，進行主動或被動的緊急救援服務；透過感測器元件對環境、日常居家活動或行為模式等進行持續的監測與觀察，一旦察覺行為模式或習慣改變可以提早發現異常的徵兆	紅外線感應裝置、生命連線、輔助全球衛星定位系統
健康諮詢與人際互動的協助	運用通訊器材的影音互動功能，滿足受照護者的心理層面的互動需求；透過THC提供健康諮詢，服務項目包括：線上諮詢服務、健康資訊服務、線上掛號、瀏覽電子病歷等功能	富士通系統照護設備、日常生活活動視訊監測、口袋型給藥
照護服務的聯絡與協調	將遠方被監控者的生理資訊傳送回管制中心，由管制中心的專業人員進行訊號的監控與回應	遠距居家照護技術平臺、居家訊息中心、家用閘道器遠端管理系統、亞太健康科技、遠距居家健康照護系統

資料來源：許哲瀚、唐憶淨（2008）。

資費用較高，不論是網路傳輸、電腦視訊設備、終端螢幕等，都需要可觀經費投入，因此在全面推行之前，需要嚴謹的研究評估和經濟成本效益分析，並測試在大量不同族群使用上是必要且便利的。此外，醫療倫理也是發展遠距居家照護的一大困境，其倫理的困境主要來自於兩個層面（陳佳慧等，2004：844）：(1)資料傳輸的安全性和保密性問題；(2)居家隱私的界限和維護問題。

醫療倫理的資料安全保密在技術層面並非困難，但社會共識必須達成，如個人健康資料到底歸屬誰？誰有權力可以調閱？誰有權決定安裝視訊或感應器在個人的生活空間等等。

美國為慢性居家病患家中架設telephone-based computer system，患者可在家透過監測血糖、血壓、心跳、心電圖等生理數據，利用網路將訊息傳遞至醫院解讀是否有異常等個人化的照護指引系統，讓住院天數縮減了85%，進出急診比率降低26%，同時居家護理人員的訪視次數也降低了21%，雖只有實驗性的47位患者，但已為醫療體系每年節省200萬美金的醫療費用（Mahoney et al., 2003）。國外目前所研發的遠距網路、硬體技術與照護服務系統已趨成熟，但國內的遠距照護的發展雖為「健康照護服務」產業的重點之一，但卻未能普及，此乃受照護者、主照顧者、居家照顧人員、醫療機構的配合度及政府相關部門的配套措施所至，以及對於THC的接受度都是關鍵的因素。歸納其發展受限的相關因素，大致上可分為：(1)經濟因素；(2)隱私性問題；(3)民眾醫療習慣；(4)資訊整合問題。茲將此四項分述如下（許哲瀚、唐憶淨，2008：280-281）：

(一)經濟因素：需支付安裝費和服務費的問題

國外的研究報告顯示，應用THC可節省成本，且相對於機構式照護、傳統家庭訪問及醫院住院等不同照護服務方式節省成本達60～86%，但各國的護理照護型態、內容、國民所得及醫療保險給付制度不同，因此THC服務模式未必會被國內民眾所接受。許多第一次接觸THC資訊的民眾或受照顧者會有很高的接受意願，但當瞭解實際安裝設備費用、接撥需要支付的成本費用，以及後續每個月所需要繳納的服務費用之後，一般民眾便望之卻步，尤其是中低收入戶若無法獲得政府補助的家庭或一般中產階級家庭即使有需要使用THC，也沒有能力去負擔相關的費用。作者在參訪澳洲雪梨時，其實施和推廣都是由政府負擔費用，因此成效極佳，也因此嘉惠許多長者家庭。

(二)個人隱私：法律道德與安全保障的問題

對於受照顧者的病歷資料個人隱私是否能安全保障，是成功推動THC的重要因素之一。探究其原因乃近年的健康照護服務：「以病人安全」、「以病人權利為中心」的照護模式，受照顧者的病歷資料可能在過程中遭到濫用或洩漏，或在照護過程發生任何疏失的事件所衍生的後續法律、道德及保險問題是需要在推廣之前做好準備工作的。因此，就目前情況需從兩個方向著手準備：

1. 加強資訊上的安全防護管理：包括系統設防火牆、密碼保護、使用者身分審核、防毒及防止駭客入侵的軟體等方面。
2. 需制定遠距照護的網路安全法規：制定遠距相關的網路安全和修定醫療服務法規，並對使用者實施教育訓練，以達上下合一的連動效果。

THC是基於病患與遠距照護業者所訂立的照護契約行為，因此發展THC就如同是在建立一種新的醫病關係，而這種信任行為往往涉及病患的生命、身體與健康，所以在實施前一定要將相關的法律與道德倫理層面的準則規範清楚，以避免造成未來的醫療糾紛或不合常規的倫理道德問題發生。

(三)醫療習慣：民眾醫療習慣難以改變的問題

隨著老年人口數的增加，罹患慢性疾病的人和機會都愈來愈多、愈來愈高，然而許多居家照護的病患及照護者已經長期習慣了目前的照護模式，尤其國內老人平日大多都有家人或專人看護，對於定期到醫院就診或接受居家護理人員訪視的受照護者，並無改變現況的意願。在國內居家護理人員對THC需求認知的研究報告中指出，約有八成以上的受訪者沒聽過THC服務，而且會擔心使用THC的設備是否容易學習、容易操作及健保是否有給付等問題。事實上，發展THC的目的也是希望能讓老人及慢性病患者，不必經常往返醫院奔波就診，可利用THC達到健康照護的基本功能，但大部分的患者或老人還是願意在醫院排隊等候「看醫生」，這種心理層面的滿足大於實質的看診意義。因此對於一般民眾上醫院看醫生的習慣，政府及醫院應多加宣導，才能改變民眾就醫行為和習慣，如此一來才可以減少健保資源的消耗、降低院內感染的機率，同時還可以提高THC的使用率，達到成本效益的最大化。

(四)資訊整合：照護系統端的資訊有待整合

THC是連結兩個工作環境，一是被照護端的慢性病老人，另一環境則是系統端的醫療與照護業者。以醫療照護端來看，透過電腦輸入基礎的生理訊號傳輸，所需考量的因素在於如何有效取得生理資訊的內容、轉換、編碼、儲存及上傳這些資料，並且運作的速度等都能整合一定標準的系統語言，以便利資訊的交換。至於在系統端的業者，則要如何將所傳輸的訊號轉換為文字、數據、圖形、影像、音訊或視訊等各種類型資料，並能有效地快速讀取，加上異常訊號的警示功能等也都有待大量的資訊管理與資訊工程人員進行整合，目前國內的業者主要是透過電信網路及有線電視的業者進行連結。

THC網路架構的品質、普及性、安全性、經濟性及操作便利性是發展系統整合的重要工作，尤其THC的業者與照護醫院或基層醫療單位之間的相互支援，整合型區域緊急救護網，才能形成一個完善、便利的THC資訊網，這也是迫切且需要完成的工作項目。

二、遠距居家照護之突破方向

我國長期照顧十年計畫推估長期照顧服務的需求人口數，2007年為245,511人，2010年為270,324人，2015年為327,185人，2020年將達398,130人（我國長期照顧十年計畫：大溫暖社會福利套案之旗艦計畫，2007）。

長期照護的需求市場成長的力道不可小覷，而且遠距照護已成為政府經濟發展的重要政策之一。經濟部於2006年推出「U-Care旗艦計畫」，將行動醫療列為「挑戰2008M台灣計畫下的行動生活計畫」（M-Life），加上行政院衛生署推動「數位健康產業發展計畫」之遠距照護，及工研院所研發出多項THC產品，例如：「居家訊息中心」、「遠距居家照護平台」、「無線生理貼片與監控系統」等，就是希望提供銀髮族一個有尊嚴且舒適的居家照護環境。例如在美國，遠距醫療居家照護市場是醫療產業中少數出現成長的領域，預計至2025年的年成長率可達20%以上，而我國預估於2010年，台灣的遠距居家照護市場即可達70億元的規模（許哲瀚、唐憶淨，2008：281-282）。總之，推廣應用這些成果的過程，需要瞭解新興服務模式的關鍵因子，這對台灣健康照護服務產業的發展，提供了重要的機會。

THC的時代逐漸來臨，儼然可取代對偏遠地區及社區型的長期照護機構服務。但新發明的THC科技產品，特別需要關心使用端是否容易操作、使用者的隱私及安全性等問題，尤其老人對於新科技產品的使用，剛開始時大多有排斥的心態，因此必須特別注意高齡長者的操作需求。從國外實驗研究結果顯示，「緊急救護」、「預防跌倒」及「生理指標監測」將是使用者最期待的三大健康照護的重要功能項目，因此THC產品必須採人性化的設計，例如僅需透過簡易的按鈕就可操作，並兼顧使用者的安全問題，這些問題若能克服，相信很快就能被老人所接受，照顧產業市場很快的就能打開，並推廣到各地。

目前台灣在THC的先導計畫與實務部分仍欠缺，針對日益高漲的醫療保險支出，未來必須制定政策和發展出合乎科學且能被接受的THC模式，以提供醫護專業人員執行THC之參考依據（樓美玲等人，2005：71）。總結上述，台灣的老人福利為達到「在地老化」、「就地安養」的目標，使老人與身心殘障者最終能夠在熟悉的家裡過著獨立自主的生活，採用遠端監測技術實施THC，並配合居家服務是一可行的老人照護策略，而且還能降低醫療成本及改善國人過度使用醫療資源的情形。為因應THC的需求，必須以使用者的角度去設計和思考，專業健康人員應發展出新的照顧技巧及發揮角色功能，運用新的工具去建構知識體系、持續的教育訓練，並保持開放與彈性的態度，才能推廣成功。但須注意的是，若只打著以醫療技術來提升品質的口號，可能只是正當化醫療科技業者的商業利益。

三、未來老人福祉科技產品的設計取向

好的設計者和使用者之間要有良性的溝通，產品的設計應著重於產品使用者本身，並根據日常生活便利性的思考。科技產品的認知設計是一種取向設計（design approach），從人的認知模式和學習歷程進行產品設計，以使用當事者的生命歷程和身心發展，製作出簡易操作的介面，物品上面控制器的位置和操作方式，都需要概念模式。認知設計視回饋（feedback）、侷限（constraints）與預設用途（affordances）為概念模型的三個主要概念。回饋設計是讓使用者知道操作是很重要的，因為使用者如果沒有得到回饋，就無法得知自己的操作是否得當、是否有效；侷限設計則提到一件物品能夠又好用，又不易造成人為的失誤最可靠方法，讓使用者不可能進行錯誤的操作（卓耀宗譯，2007）。故產品設計原則應回歸到「以使用者為中心」，儘量根據使用者的需求與能力，著重產品的易用性和有用性，特別是針對年紀、身體功能衰退的老人，設計的科技產品均需考量身體功能和認知感官退化的問題，以減少使用者的生理、心理，甚至經濟的負擔。高齡者科技輔具的設計必須全面性思考，因為老化已是每個人人生必經的過程，未來其使用對象將更為廣泛，其目的不僅是針對身心障礙者的輔助，更需為高齡社會的大量照顧問題未雨綢繆。

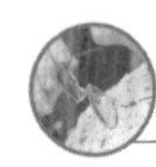

第七節　結論與建議

一、結論

國內的老人福祉科技和醫療照護產業已漸具雛形，尤其遠距居家長期照護服務自工研院於2003年3月25日發表「遠距居家照護服務計畫」的推動方案後，即整合資訊、寬頻與無線通訊科技、醫療科技與醫療資源，建構完善的居家照護體系，並刺激國內醫療科技產業新商機。此一新興服務產業已促使各型產業的投入，也符合政府振興經濟所提倡的計畫，並且將「遠距居家照護服務」列為2008年新興服務產業的發展計畫之一（張峰源，2006；台灣國際電子商務中心，2007）。故從經濟部推出「U-Care旗艦計畫」，行政院衛生署推動「數位健康產業發展計畫」遠距照護，工研院研發出THC產品，就可發現政府為老人照護的科技產業努力推展之目的，希望提供老人擁有尊嚴且舒適的照護環境，達到健康自主的生活品質。

二、建議

目前利用數位資訊管理個人健康，是照護產業發展的主流，尤其要落實預防性的居家健康管理模式更是長壽社會的迫切課題。就此，提出推展老人福祉科技和遠距醫療照護的建議：

(一)遠距醫療照護是降低照護人力資源的重要產業

為因應老年人口增加及疾病型態改變所造成的醫療需求改變及高醫療支出，各先進國家開始致力於遠距醫療之發展（Richard, 1998; Kinsella, 1998）。1980年代後，隨著科技進步，增加遠距放射學（teleradiology）、遠距病理學（telepathology）、遠距臨場

（telepresence）、遠距偵測（telemonitoring）及遠距照護（telecare）等服務項目（譚秀芬等，2004）。今日台灣的家庭型態改變，家庭照顧功能薄弱，老人行動能力降低或失能造成就醫限制，以及老人醫療的高花費等等因素，各國紛紛將資訊科技導入老人長期照護領域，希望提供高齡者遠距照護的在宅醫療及照顧服務，並減少醫療支出（Kevin et al., 1996）。而為重視個人健康管理及預防保建，發展遠距醫療照護已成為降低人力的重要產業（黃棟樑，2007），故目前數位健康照護產業發展的重要主流之一，就是要落實個人化健康管理的重要應用，而這可能是戰後嬰兒潮人口在長壽的老年生活中，需要智慧型的生活服務模式。

(二)建立「服務管理」系統是發展照顧產業的重要關鍵

照顧科技產業已形成高齡社會發展的新趨勢，就目前發展先驅，照顧機器人的研發是當紅熾熱，且無所不在，服務範圍涵蓋老齡人口、益智、休閒。台灣機器人產業得以快速成長，產業用機器人為成熟的產業，無論是生活福祉、工業用自動化等，要降低成本就需要仰賴「產業用機器人」，未來機器人產業一定會走向智慧型，台灣在尋求適合發展的領域時，可以由學界先投入研究，業界再參與，之後成為產品，當有更多產品產出時，就會形成一個產業聚落。台灣產業用機器人供應鏈架構已相當完整，未來業者朝系統加值服務持續投入，發展單功能專用之產業機器人（陳富瑩，2009a，2009b）。服務型機器人在高齡化和少子化程度越來越高的社會問題下，市場需求逐漸浮現，保守估計到2015年，全球「服務型」機器人產值將超過500億美元，其中以「家用服務型」機器人及其關鍵零組件，將占60%的市場，將近300億美元的產值。而作為「保全員先導」的機器人，未來更可結合數位家庭服務，將機器人開發方向，引導到與保全、服務、教育、娛樂等功能結合為一，藉助於新開發的視訊科技、無線技術，將保全主機及機器人化身為數位家庭中的總管閘道器（機器人產業專輯，2009a）。我國機器人轉型與發展，從產業用機器人（邁向自動化、無人化生產模式）應用到服務型機器人（巡邏型機器人），協助保全人員工作，減少巡邏死角，遇突發狀況可將歹徒或危險影像傳回管控中心，比一般人力更能拉長執勤時間，整體而言，科技產業以關注照顧服務產業的需求，而未來機器人產業的發展致勝關鍵也在於「服務」與「管理」的輸送系統。

(三)政府需積極投入智慧型老人服務產業和技術開發

依據國際數據顯示全球機器人產業發展趨勢，2007年268億美元，2008年280億美元，2009年會成長到295億美元。相對在台灣，政府於2005年開始布局機器人產業，包括工業局、技術處以及國科會等相關單位，均依循當年行政院科技策略會議擬定出智慧型機器人產業六大核心策略，現在每年更是增加10%的經費，投入智慧型機器人產業推動與技術開發。2007年機器人產值是340億元，2008年則成長到400億元，今年亦可穩定成長，預估產值將達500億元，呈現持續上升之趨勢。為延續該智慧型機器人發展熱度，政府已將該產業列為新興重要性產業之一，為加速產業開發商品化系列產品，政府將研發經費補助列為政策性計畫之項目。台灣機器人產業近年蓬勃發展，產值從2005年200億台幣倍增到2008年的400億台幣，相關從業人員累積達7,000人，投入廠商超過300家。副總統蕭萬長去年明確定出「機器人元年」後，部會更全力動員，並努力推動台灣成為全球智慧型機器人之設計與生產重鎮。另為加速業者開發商品化產品，亦將智慧型機器人產業列為研發經費補助之政策性計畫項目。此外，工業局並積極強化部會協調分工、深化產業及前瞻技術發展、建立產業價值鏈、強化國際合作及優化產業人才培育等機制，整合相關部會資源並擴大投入，加速智慧型機器人產業發展，進一步帶動相關產業的二次躍升，成為具競爭力之「2.5產業」。未來智慧型機器人產業之推動，需要政府長期支持及投入更多資源，提供業者更完善產業發展環境（機器人產業專輯，2009b）。

(四)科技輔具已成為銀髮族的獨立生活的必備品

由於老人生理的變化會帶來其心理的不安、人格退縮與生活依賴，故預防老化的健康科技及早介入，除可延緩身體機能的衰老速度，也可避免身體失能而需要完全性的依賴別人照顧，所以科技輔具或老人商品，都能讓老人避免覺得失去生活的主控感。當高齡者利用科技產品，除減緩身心功能的衰退速度外，也能讓自己生活更具有獨立自主的生活能力，又能參與社會活動，同時也降低依賴青壯年人口的照顧負荷，也讓老年生活更具尊嚴（陳芬苓，2005；李傳房，2006）。「老」向來被視為是疾病和依賴的過程，甚至被認為是失去勞動價值和社會資源的浪費（陳年主編，2008），「老等於沒用」的刻板印象一直存在於社會，尤其在工業社會「老」更受到社會的「歧視」和「排除」（陳燕禎，2009）。因此，「老」字是令人恐懼的，恐懼的原因來自於「害怕生病沒人照顧」、「老了沒人陪」、失能時必須依賴等待、他人照顧，以及也會遭受社會的年齡歧視和健康歧視，形成被社會所排除。因此，要老人融入科技生活的社會，就必須積極研發協助老人的行動輔具、生活輔具和娛樂輔具的科技產品，以提供老人一個自主、尊嚴的晚年生活。

(五)銀髮族消費力強，科技輔具的商機大

在高齡社會的生活環境，有能力又有意願購買高生活品質之高齡福祉科技產品，會因生理需求而產生很大的購買需求，尤其是購買行動類的老人福祉科技產品。因此，Bronswijk（2009）認為老人福祉科技產品的設計與研發，必須有高齡者老人參與，才能掌握科技產品的功用和成效。故照顧科技產業市場的發展，所生產的產品和功能設計，必須關注老人身心發展功能的改變，需要高齡者參與和進行使用評估。Sheth等人曾提出消費價值理論，認為產品的功能性、社會性、情感性、新奇性與情境性是消費者購買產品的五個考慮面向（引自王熙哲，2006）。一般消費者

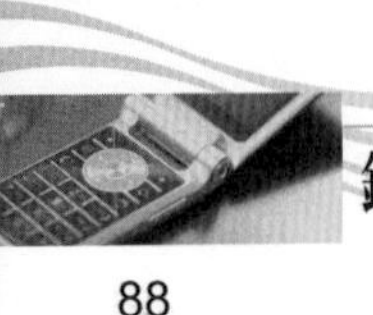

選購特定產品或品牌時，不僅考慮產品所提供的實用價值，對於產品表現出來的個性、社會地位等符號價值，以及是否滿足其情感需求及滿足消費者對新事物、新產品好奇，都是購買產品的重要考慮因素。作者從實務工作發現，現代人的消費已經進入無縫隙的消費模式，在家看電視購物或網路購物都已形成新消費習慣，雖然銀髮族群和一般年輕族群購買的產品和價值觀有所不同，但重視科技產品的使用特色是一致的，當然銀髮族的產品更重視人性化與便利性，並且需有良好的售後服務。換言之，他們所購買使用的產品趨向務實性、有用性和尊嚴性，故老人福祉科技產品的研發過程必須邀請他們參與，才能研發「貼近」他們內心需求的有用的、好用的產品，老人也才會掏錢購買，福祉市場就能快速被打開。

問題與討論

一、老人福祉科技可分為哪五大類？
二、發展老人福祉科技之目的為何？
三、何謂遠距居家照護科技？
四、國內遠距居家照護的內容有哪些？
五、請分析遠距居家照護發展受限的因素為何？

參考文獻

一、中文部分

外貿協會（2012）。《2012年「台灣國際醫療展覽會」與「台灣國際銀髮族暨健康照護產業展」6月14至17日盛大展出！》。6月14日。網址：http://www.sencare.com.tw。上網日期：2012/6/14。

王熙哲（2006）。《銀髮族創新擴散理論之建構：以新科技產品為例》。元智大學管理研究所博士論文。

王哲煜（2008）。《標準型輪椅之後傾坐姿減壓系統研製及功能評估研究》。南開科技大學福祉科技與服務管理研究所碩士論文。

台灣國際電子商務中心（2007）。〈遠距居家照護服務計畫啟動滿足政府振興經濟三大、三高、兩原則〉。10月17日。檢索網址：http://www.ctm.ltu.edu.tw。檢索日期：2011/11/30。

行政院（2007）。〈我國長期照顧十年計畫：大溫暖社會福利套案之旗艦計畫〉。台北：行政院

行政院經建會（2010）。《2010年至2060年台灣人口推計報告》。台北：行政院經建會。

行政院衛生署（2008）。《遠距照護服務計畫》。網址：http://doh.telecare.com.tw。檢索日期：2010/6/30。

行政院衛生署（2012）。《遠距健康照護服務發展計畫》。網址：http://doh.telecare.com.tw。檢索日期：2012/4/1。

經濟部投資業務處（2008）。《醫療照護產業分析及投資機會》。台北：經濟部投資業務處。

行政院內政部（2007）。《我國長期照顧制度規劃報告》。台北：內政部。

沈婉玉（2011）。〈行動醫療照護商機達2300億〉。《中國時報》。11月19日。網址：http://tw.news.yahoo.com。檢索日期：2011/11/30。

李傳房（2006）。〈高齡使用者產品設計之探討〉。《設計學報》，第3卷，第11期，頁65-80。

卓耀宗譯（2007），Norman, D. A.著。《設計&日常生活：如何選擇安全好用的日常生活用品》。台北：遠流。

翁千惠（2011）。〈智慧型輪椅　助銀髮族行動自如〉。《中廣新聞網》，9月7日。網址：http://tw.news.yahoo.com。檢索日期：2011/11/30。

徐業良、盧俊銘（2012）。《老人福祉科技與遠距居家照護技術》（二刷）。台中：滄海書局。

張峰源（2006）。〈資通訊科技應用於健康照護發展現況〉。《長期照護雜誌》，第10卷，第2期，頁101-110。

張曉婷（2008）。〈淺談台灣之遠距照護〉。《台灣老年學論壇》，第1期，頁4-7。

許哲瀚、唐憶淨（2008）。〈遠距居家照護的現況與未來〉。《台灣老年醫學暨老年學雜誌》，第3卷，第4期，頁272-285。

陳年主編（2008）。《老人服務事業概論》。台北：威仕曼文化。

陳佳慧、蘇美如、黃秀梨、陳少傑、戴玉慈、陳恆順（2004）。〈遠距居家照護系統〉。《台灣醫學》，第8卷，第6期，頁837-845。

陳芬苓（2005）。〈科技在老人健康照護之應用與發展〉。《社區發展季刊》，第110期，頁176-178。

陳富瑩（2009a）。〈機器人產發會理事長卓永財：善用機器人發展新利基〉。《工商時報》，A14／機器人產業專輯，8月5日。

陳富瑩（2009b）。〈台北國際機器人展　南港開跑　經濟部工業局以展覽、競賽、論壇3大主軸呈現，展出產學合作研究成果〉。《工商時報》，A14／機器人產業專輯，8月5日。

機器人產業專輯（2009a）。〈《工業局長的話》杜紫軍：促台成為機器人產業重鎮〉。《工商時報》，A14版，8月5日。

機器人產業專輯（2009b）。〈新光保全研發服務型機器人〉。《工商時報》，A14版，8月5日。

陳燕禎（2007）。《老人福利理論與實務：本土的觀點》（四刷）。台北：雙葉書廊。

陳燕禎（2009）。〈從孝道文化談我國社區老人照顧之思潮〉。《台北市終身學習網通訊》，第45期，頁2-7。

黃棟樑（2007）。〈遠距醫療照護產業與服務應用〉。《工程》，第80期，頁12-20。

楊文旗、何定為、黃崇仁、龔知安（2008）。〈遠距照護計畫成果與展望〉。《電腦與通訊》，第124期，頁35-38。

樓美玲、張彩秀、葉明珍、洪麗珍（2005）。〈遠距居家照護之現況、可行性及困境〉。《護理雜誌》，第52卷，第1期，頁66-73。

譚秀芬等（2004）。〈台灣遠距醫療未來遞送模式之探討〉。《中山管理評論》，特刊，頁65-91。

蘇健華（2002）。〈Cyborg、烏托邦：個人解放的騙局！？〉。《資訊社會研究》，第3期，頁113-148。

二、英文部分

Bronswijk, J. E. M. H. V. (2009). The importance of ‘Fun Technology’. Paper presented at the meeting of the 2009 International Conference and Master Class on Gerontechnology and Service Management, Nan Kai University of Technology, Taiwan.

Coughlin, J. F. (1999). Technology needs of aging boomers. Issues in *Science and Technology*, Fall.

Fozard, J. L., Rietsema, J., Bouma, H., Graafmans, J. A. M. (2000). Gerontechnology: Creating enabling environments for the challenges and opportunities of ageing. *Educational Gerontology, 26*, 331-344.

Harrington, T. L., & Harrington, M. K. (2000). Gerontechnology-Why and How, Produced by Herman Bouma Foundation for Gerontechnology, Netherlands.

Kevin, D., Keith C., & Paul, G. (1996). Three generations of telecare of the elderly. *Journal of Telemedicine and Telecare, 2*, 71-80.

Mahoney, D. A., Tarlow, B. J., & Jones, R. N. (2003). Effects of an automated telephone support system on caregiver burden and anxiety: Findings from the REACH for TLC intervention study. *The Gerontologist, 43*, 556-567.

Mitchell, W. J. (1998). Articulate design of free-form structures. *AI in Structural Engineering*. pp. 223-234. Ascona, Switzerland. Springer.

Richard, W (1998). Telemedicine in the national health service. *Journal of the Royal Society of Medicine, 91*, 614-21.

Skymne, C., Dahlin-Ivanoff, S., Claessin, L., & Eklund, K. (2012). Getting used to assistive devices: Ambivalent experiences by frail elderly persons. *Scandinavian Journal of Occupational Therapy, 19*(2), 194-203.

Chapter 4

兩岸養老服務與台灣長期照顧產業

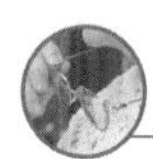

第一節　兩岸人口高齡化的發展和人口結構特徵

人口老化的浪潮，已襲捲全球，成為全球化的研究議題，兩岸自不例外。依據內政部公布截至2012年5月底止的老人人口統計資料，台灣65歲老人已達2,552,988人，占總人口數的10.98%，老化指數73.71%（內政部統計處，2012）。而中國大陸於1999年10月進入高齡化國家，是世界上老人人口最多的國家，占世界老人人口的五分之一；2009年中國大陸65歲以上人口更達113,090,000人，占總人口數的8.3%，根據估計，2050年之高齡人口將超過總人口的11%（中華人民共和國國家統計局，2010）。整個人口結構的老化速度和數量，比預估的還要來得快、來得早。

依據行政院經濟建設委員會推估，台灣至2025年老年人口將超過總人口的20%，即每5人中就有一位是老年長者（行政院經建會，2010）。台灣人口老化指數雖仍較歐美及日本等已開發國家為低，但卻較其他亞洲國家為高（內政部，2012）。歸納台灣人口結構的人口特徵為：

1.出生人口急降。
2.老齡化發展迅速。
3.出生性別失衡。
4.女性老年人口多於男性。

至於中國大陸的老年人的發展，依據公安部表示，其計畫生育外者可設戶籍後，大量減少黑戶的存在問題，目前人口已達1,337,775,495人（中國人口信息網，2010），比2008年增加了0.2%；60歲及以上老年人口16,714萬人，比2008年增加了4.53%，其人數更占全國總人口的12.5%。歸納中國大陸之人口結構與成長趨勢，其人口具有以下主要特徵（全國老齡工作委員會，2006）：

1.人口規模巨大。

2.老齡化發展迅速。

3.發展不平衡。

4.城鄉倒置顯著。

5.女性老年人口多於男性。

6.老齡化超於現代化（見**表**4-1）。

台灣生活水準、醫療衛生和資訊科技的快速進步，使得平均壽命更加延長，然而快速增加的老年人口問題與需求，更加凸顯老人照顧產業發展的市場角色。而兩岸人口老化問題和老人照顧產業的發展，是分處海峽兩岸的我們必須共同關心的重要議題。

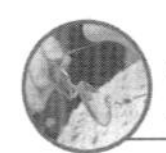

第二節　兩岸老人照顧與養老服務

一、兩岸老人養老制度之比較

台灣為確保老年及發生身心障礙時之基本經濟安全，並謀其遺屬生活之安定，自2008年起開辦國民年金保險，截至2009年底止，被保險人數已有401萬人，2009年底核付人數約103萬人，較2008年底增加10.0%，而截至2011年底止，被保險人數已有3,783,731人（行政院勞工保險局，2012）。至於中國大陸目前正朝健全「農村五保」供養制度，新型農村合作醫療制度的普遍推行，並在有條件的地方，建立農村居民最低生活保

表4-1　兩岸65歲以上人口比較

	台灣	中國大陸
老齡人口	2,487,893	113,090,000
比例	10.74%	8.5%
扶老比	14.59	11.6

資料來源：作者整理自中國統計年鑑（2010）；內政部統計處（2012）。

障制度，並試點推行社會養老保險制度。根據2010年中國統計年鑑全國各地區農村社會養老保險情況中指出，參加農村社會養老保險人數已達7,277.3萬人，2009年領取農民養老金者有1,335.2萬人（見**表**4-2）。

二、兩岸社區照顧與養老服務實施方案之比較

台灣1984年由內政部推展「社會福利社區化」起，國內社會工作學者專家也提出了許多省思與改進的目標；而為因應老年人口急速增加，政府乃推展十年長期照顧計畫，希望能滿足國內對於老人照顧之需求；又為落實在地老化理念，政府除了持續提供失能老人居家式服務、社區式及機構式照顧等不同類型的服務外，為促進社區老人健康需求，延緩其老化速度及住進機構之時程，內政部又於2005年推動「建立社區照顧關懷據點實施計畫」，開發社區內非正式社會資源，結合在地民間團體資源及志願服務人力，在台灣普設社區照顧關懷據點。據點設置目的乃針對輕度失能或居住社區老人，提供「初級預防」的健康促進和照顧服務，並列入「台灣健康社區六星計畫」，作為社福醫療面向的指標性計畫。社區照顧的實務推展需重視社區關懷照顧據點設置的普及率與涵蓋率，不斷擴展服務對象、服務項目和內容，並依社區生態和人口需求，發展具有特色的服務項

表4-2　兩岸老人經濟安全比較

	中國大陸	台灣
名稱	農村社會養老保險	國民年金
保險對象	農民	25歲以上、未滿65歲國民
參加人數	55,951,000	4,014,678
2007領取養老金人數	3,916,000	
2008領取養老金人數	5,119,000	15,191
2009領取養老金人數	13,352,000	108,241
人數成長	160.83%	612.53%

資料來源：作者整理自中國大陸統計年鑑（2010）；《台灣2009年底國民年金實施概況》。

目，並開發社區資源，重視志工招募培訓，使社區據點成為推展社區照顧的基礎端，進而成為推動長期照顧保險及長期照顧服務的連結端，建立完善的老人照顧系統。

長期性的照顧、支持與保護有別於醫療或護理，它著重於日常生活活動的參與問題的安排解決，是人類文化、文明發展至一定的階段時，必須面對和投入的政策重點（李世代，2012）。為因應人口結構高齡化所帶來的長期照顧的需求問題，人口老化的國家，德國、日本都實施長期照護政策。我國也因人口結構高齡化、疾病型態的慢性化及家庭功能的薄弱化，導致長期照顧需求浮上檯面。我國長期照顧的需求人口，在2007年為245,511人，2010年為270,324人，預估2015年為327,185人，2020年為398,130人，成長快速（行政院，2007）（見圖4-1），因此，行政院經濟建設委員會於2009年初進行長期照護保險制度之規劃研究，於當年年底完成長期照護保險制度初步規劃報告，政府相關單位亦進行長期照護需要調查、給付項目、保費收取和給付水準設計等基礎工作（行政院衛生署，2010）。目前雖已擬訂「長期照護保險法」草案，並已送進立法院審查，惟法案要得到社會各界團體和民眾支持，必須不斷進行溝通與說明；另行政院衛生署亦草擬「長期照護服務法」草案，以整合長期照顧服務資源，健全長期照顧制度。就此，林萬億（2009）認為馬英九政府上台

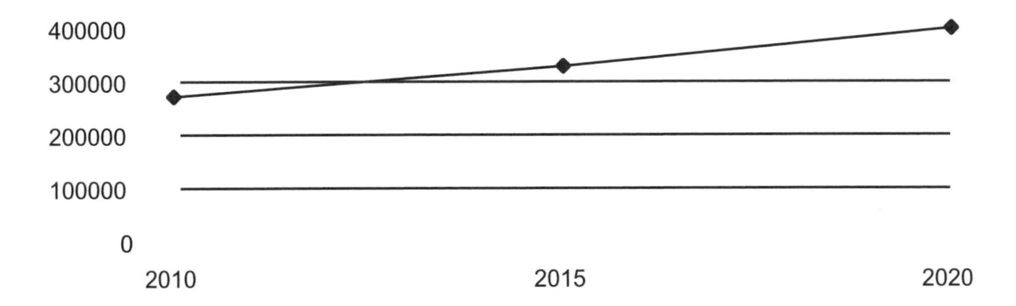

圖4-1　台灣長期照顧服務需求人口數之成長趨勢

後，為了要推動長期照顧保險，刻意延宕長期照顧十年計畫的推動，使長期照顧保險的基礎更為薄弱。不管如何，高齡國家的老人長期照護保險和長期照護服務是迫切且重要的課題，也是高齡國家達成在地老化、健康老化的重要社福政策。

至於中國大陸推展老人社區養老照顧的工作，係自1986年起開始了推動社區服務試點和推廣工作。2001年又推行所謂的「星光計畫」，透過發行福利彩票籌集的福利金，資助城市社區的老年人福利服務設施、活動場所和農村鄉鎮敬老院的建設。依據2001年訂頒的「社區老年福利服務星光計畫」實施方案，其內涵為：

1. 目標：滿足社區老年人的需求，挖掘社區資源，建立完善社區老年福利服務網絡，提供居家養老支援，提供社區照料載體，提供老年人活動的設施和場所。
2. 實施方案：採取三階段逐年逐步推廣的做法，2001年投入30.77億人民幣建立了7,278個「星光老年之家」，2002年建立14,943個，並於2003年開始推展至各鄉村。
3. 實施成效：實施三年後，新建和改建社區之「星光老年之家」總量達32,490個，而到了2008年年底，其總數更高達39,677個（中國統計年鑑，2009）。由此可見，中國大陸也為解決高齡化所帶來的養老問題，以積極連結社區資源，提供居家養老支援，並設立星光老年之家，以建立完整性的社區老年福利網絡。

三、長期照護人力需求的潛力

世界主要國家（地區）最新失業率如下：美國9.0%，英國7.7%，加拿大7.6%，德國7.3%，日本4.6%，韓國3.6%，香港3.5%，新加坡1.9%（居民失業率2.7%）。我國2012年5月本國勞工就業人數為1,083萬人，失業人數為477,000人，其中初次尋職失業者與因季節性或臨時性工作結束而失業者均減少9,000人，因工作場所業務緊縮或歇業而失業者亦減少3,000人；失業率為4.12%，較3月下降0.19個百分點，較2010年同月亦降1.10個百分點；經調整季節變動因素後之失業率為4.35%，較前3月續降0.07個百分點。4月勞動力參與率為57.91%，較3月下降0.06個百分點（行政院勞工委員會，2012）。而台灣於2011年5月底產業外勞436,593人，較4月底增加2,268人，較上年同月底亦增加36,844人，社福外勞200,791人，較4月底增加475人，較上年同月底亦增加7,629人（行政院勞工委員會職業訓練局，2012；見**表**4-3）。目前居家服務、失能家庭幾乎都仰賴外籍看護。國人一年至少需花436億元聘僱外籍看護，由此可見長期照護人力需求潛力，必須掌握本土長期照護產業的龐大工作機會和經濟機會。為了創造就業機會和培養勞工的職業技能，在照顧產業市場的人力發展措施為：發展在地照護產業，採漸進式取代外籍看護。例如，目前國內曾培訓本國看護訓練已有四萬多人，其中上過居家服務員課程培訓，並取得照顧服務員丙級證照的共有17,817人（行政院勞工委員會，2011；見**表**4-4）。

表4-3　**近年產業及社福外籍勞工人數**

項目別	2011年5月底	2010年5月底	增加百分比
產業外勞	436,593	399,749	9.22%
社福外勞	200,791	193,162	3.95%

資料來源：研究者整理自行政院勞工委員會職業訓練局（2012）。

表4-4　**歷年取得照顧服務員證照人數**

	2005年	2006年	2007年	2008年	2009年	2010年	合計（人）
人數	5,547	2,280	1,660	1,870	2,841	3,619	17,817

資料來源：作者整理自行政院勞工委員會（2011）。網址：http://www.evta.gov.tw。檢索日期：2011/6/3。

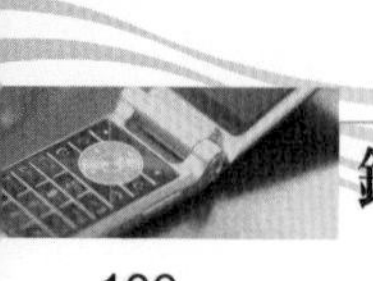

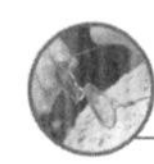 第三節　台灣老人照顧政策的歷史沿革

台灣於1970年頒布「老人福利法」，而為因應老人人口問題與發展，於1997年進行第一次修正，2007年進行該法的第二次修正。1981年訂定「老人福利機構設立標準」，1998年制訂「加強推展居家服務實施方案，同年（1998）又制訂「加強老人安養服務方案」及「老人長期照護三年計畫」，1999年行政院公布實施「建構長期照護體系先導計畫」。而2002年是老人照顧產業發展的轉折點，因行政院頒布「照顧服務福利及產業發展方案」，將照顧服務產業化，並納入國家經濟建設方案。2007年實施「長期照顧十年計畫」，而自2009年初行政院經濟建設委員會開始進行長期照護保險制度之規劃研究，於當年底完成了長期照護保險制度初步規劃報告。2011年3月31日行政院通過「長期照護服務法」草案，以因應伴隨老年人口激增而產生的長期照護需求，推動本土長照，未來將從嚴審查外籍看護新申請條件，整合現行法規，推動多元長照服務，逐漸減少對外勞的依賴，並整合長期照護服務資源，健全長期照護制度。

老人照顧服務的變遷和照顧產業市場的興起，主要乃因社會結構變遷和家庭居住模式和照顧資源的改變。依據內政部2005年公布的「老人狀況調查報告」，65歲以上老人有61.06%與子女共同居住，並以三代同堂家庭最多，其次為兩代家庭及配偶同住，而與配偶同住、獨居及與親友同住之比例均上升，總計老人住在「一般家宅」的比率高達97.69%（內政部社會司，2006）。「以家庭為中心」的老人照顧模式，不管在現在或未來都將是大部分老人的需求，因為它能使本身擁有自己獨立的住處和自由外，更能維持自尊的生活模式（陳燕禎，2006）。然而，在現代社會，由於多為雙薪家庭，家庭中相對能投入親自照顧老人的時間自然減少，子女不得不選擇如居家服務、日間照顧、外籍看護或機構照顧等社區照顧或替代照顧的服務方案來照顧父母（陳燕禎、謝儒賢、施教裕，2005；陳燕禎，2007，2009a）。因此，為因應老人人口的照顧與居住安養需求，內政部更積極規劃推動長期照顧體系（銀髮族長期照護平台，2010），例如積極普遍的建立社區照顧關懷據點，並提升老人福利機構安養護服務品質，推動「行動式」老人文康休閒巡迴服務等，希望讓社區老人獲得在地化的服務（陳燕禎，2009b）。

檢視台灣歷年重大的老人照顧政策和服務方案，已由低收入戶的貧困老人照顧服務，擴大至一般家庭的老人照顧服務；而且服務的方式也由集體式的機構照顧，轉為以「在地化」的社區照顧和居家服務為主軸；服務部門由原先政府單一部門的供給，發展至多元部門的合作；照顧服務由原本以社會福利導向，轉向照顧產業化發展的政策方案，希望透過多元化、多層次的部門（如商業部門、志願部門、政府部門、社區、家庭部門）提供服務，讓老人照顧服務邁向有更多選擇性的市場化發展，其目的就是為建構完整性的福利制度和老人服務的產業市場。有鑑於國內長期照護需求殷切、社區照護資源普遍不足，2002年開始推展的「照顧服務產業」方案，是重大的軸心轉變，將長期照顧由政府提供轉向鼓勵產業加入，發展商業化的、產業化的供給市場，但其具體服務措施終極也是為建立照顧服務管理機制、加強服務輸送系統及建立資源網絡。

行政院所提出的「長期照顧十年計畫」評估報告發現，該計畫在執行過程的問題主要為：(1)民間服務提供單位缺乏經驗；(2)服務人力不足；(3)民眾偏好使用外籍勞工（外籍看護）；(4)照顧管理制度尚未完善；(5)服務品質標準尚未建立；(6)社政與衛政未能有效整合等（見**表4-5**）。且有鑑於歐美各國、日本和韓國都推展長期照護相關政策，我國也在2011年3月31日由行政院通過「長期照護服務法」草案，目前正在立法院等待審查中。從相關法令的沿革和評估報告可看出，政府也明白長期照護的需要和問題，希望透過這些法令，並整合長期照護服務資源，希望建立本土的長期照護服務系統，以協助老年長期照護的需求和家庭照顧的沉重壓力。

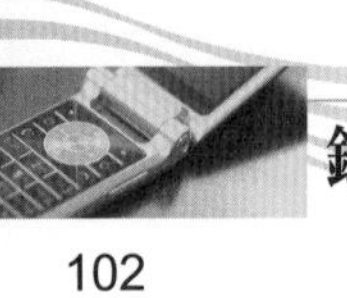

表4-5　我國長期照顧政策之歷史沿革

年	法規名稱	法規內容
1970	公布「老人福利法」	1970年將老人界定為年滿70歲。1997年「老人福利法」首次修正，將老人改定為年滿65歲以上，並增訂老人保護專章等。2007年再次修正，以在地老化的社區照顧、居家服務、多元化的服務輸送、持續性的照顧服務為原則，並訂有老人信託等。
1981	老人福利機構設立標準	訂定老人機構設置標準、老人住宅服務、諮詢服務、戶外活動等。
1997	行政院衛生署發表「衛生白皮書──跨世紀衛生建設」	•提出長期照護發展重點以健全發展長期照護體系為主。 •該計畫方針確定長期照護發展目標，以居家式、社區式為主（占70%），機構式為輔（占30%）。
1998	加強推展居家服務實施方案	確定居家服務對象、服務項目與相關訓練。
1998	加強老人安養服務方案	•統一制定長期照護需求評估標準，訂定各類長期照護服務指引，辦理長期照護相關機構督導考核及分級認定。 •規劃辦理長期慢性病及生活自理能力缺損之中低收入戶老人特別照顧津貼。 •研擬附加長期照護保險，以減輕全民健保財政壓力並普及老人照護。
1998	老人長期照護三年計畫（衛生署）	•成立長期照護管理示範中心，開啟單一窗口制度。 •建立整合性服務網絡，普級機構式照護設施。 •加強長期照護人力培訓與服務品質，重新檢討評估護理機構設置標準。
1999	建構長期照護體系先導計畫（行政院）	促進我國長期照顧資源的開發與相關服務體制的整合。
2002	照顧服務福利及產業發展方案（行政院）	•以建構長期照顧體系，擴充服務對象，提升服務品質，開發服務人力為目標。 •將各部會長期照護計畫的關鍵內容予以整合，並朝產業化方向發展。
2005	建立社區照顧關懷據點實施計畫	•配合台灣健康社區六星計畫之推動，以社區營造及社區自主參與為基本精神。 •鼓勵民間團體設置社區照顧關懷據點，提供在地的初級預防照護服務。 •依需要連結各級政府所推動社區照顧、機構照顧及居家服務等各項照顧措施，以建置失能老人連續性之長期照顧服務。

（續）表4-5　我國長期照顧政策之歷史沿革

年	法規名稱	法規內容
		•每一關懷據點應至少具備下述各項服務項目之功能：(1)關懷訪視；(2)電話問安、諮詢及轉介服務；(3)餐飲服務；(4)健康促進活動。
2007	長期照顧十年計畫——大溫暖社會福利套案之旗艦計畫	•內政部依行政院核定同意之「我國長期照顧十年計畫——2008至2011年中程計畫」（以下簡稱中程計畫），提出並執行「推動長期照顧服務機制」計畫。 •透過民間部門的參與，增加居家式與社區式的長期照護服務供給，提升機構服務品質。
2007	頒布實施「國民年金法」	•確保未能於相關社會保險獲得適足保障之國民於老年、生育及發生身心障礙時之基本經濟安全，並謀其遺屬生活之安定。 •國民年金保險之保險事故，分為老年、生育、身心障礙及死亡四種。 •被保險人或曾參加本保險者，於年滿65歲時，得請領老年年金給付。 •符合請領身心障礙年金規定者，得依規定請領身心障礙年金給付等。
2010	研擬「長期照護保險法」	•整合長期照護服務資源，健全長期照護制度。 •除了「長期照護服務法」草案之外，自去年起已規劃長期照護的另一重要法案是「長期照護保險法」。 •行政院經濟建設委員會自2009年初，開始進行長期照護保險制度之規劃研究，於當年底完成了長期照護保險制度初步規劃報告。 •衛生署於2009年7月23日正式成立「長期照護保險籌備小組」，逐步展開長期照護保險各議題的深入探討。
2011	「長期照護服務法」草案	•長期照護服務分為：居家型、社區型、機構型三種。而長照機構，將區分為提供生活照顧服務或醫事照護服務等兩種型態。 •長照的從業人員，除須登錄於長照機構，每六年且須接受一定積分的繼續教育，以確保提供優質的長照服務。 •設置長照服務發展基金，並由每年菸品健康福利捐內，提撥一定比率挹注於該發展基金。

資料來源：作者整理自內政部社會司（2010）；行政院（2012）；行政院勞工委員會（2012）；行政院經建會（2012）；邱文達（2011）。

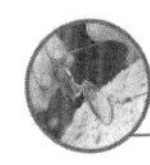

第四節　台灣老人商業保險市場的發展

一、台灣壽險市場之發展規模

高齡化社會稱老人為「依賴人口」，依賴人口的意義就是經濟上、社會上的弱勢者，所以無形中老人也成為家中成年子女的負擔。而我國目前人口結構老化速度加劇，整個人口結構的老化速度和數量，將會持續的增加。因此在高齡化時代裡，除了為子女規劃未來發展外，對於自己老年的退休生活和醫療需求，也都有一定程度的規劃，如購買壽險、醫療險、意外險、癌險等，以避免老人生活陷入無人照顧的困境。根據財團法人保險事業發展中心（2011）指出，2010年台灣投保率210.70%，相較2009年提高近6個百分點，平均一個國人買了兩張保單；另外2010年國人一年購買保險之費用為104,423元，較2009年國人平均購買費用91,195元增加了13,228元（引自孫中英，2011）。其中我國多數民眾特別專注於購買壽險保單，一年購買壽險費用為99,855元，至於產險保單則僅4,568元（引自孫中英，2011）。由此可推知我國2010年壽險市場規模達17,804億元，見**表4-6**。

二、商業保險與社會保險之區隔

目前對於保險的分類，可分為商業保險與社會保險。商業保險與社會保險之共同性均在於分攤個人風險，保障獲得合理生活，但二者差異是

表4-6　台灣壽險市場規模

	台灣地區15～65歲人口數	平均每人購買保險金額	台灣壽險市場規模
2009年人數	16,884,106人	91,195元	15,397億元
2010年人數	17,049,919人	104,423元	17,804億元

資料來源：作者整理自孫中英（2011）。

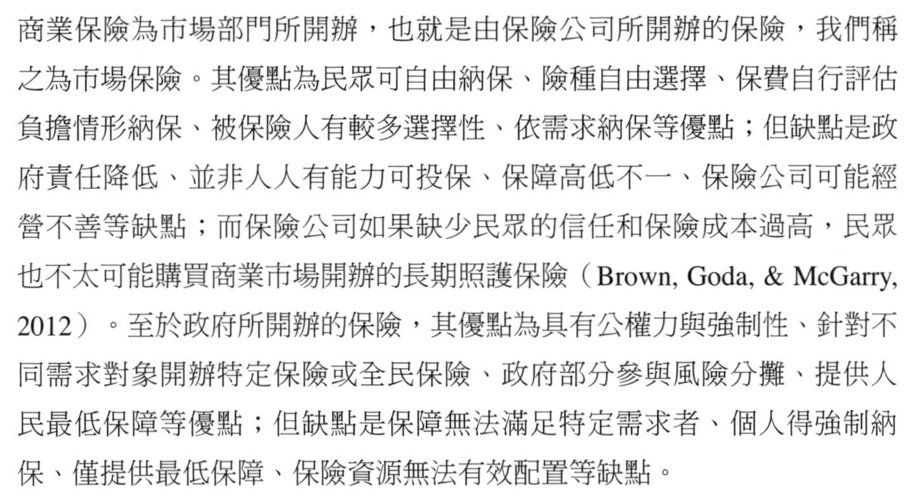

商業保險為市場部門所開辦，也就是由保險公司所開辦的保險，我們稱之為市場保險。其優點為民眾可自由納保、險種自由選擇、保費自行評估負擔情形納保、被保險人有較多選擇性、依需求納保等優點；但缺點是政府責任降低、並非人人有能力可投保、保障高低不一、保險公司可能經營不善等缺點；而保險公司如果缺少民眾的信任和保險成本過高，民眾也不太可能購買商業市場開辦的長期照護保險（Brown, Goda, & McGarry, 2012）。至於政府所開辦的保險，其優點為具有公權力與強制性、針對不同需求對象開辦特定保險或全民保險、政府部分參與風險分攤、提供人民最低保障等優點；但缺點是保障無法滿足特定需求者、個人得強制納保、僅提供最低保障、保險資源無法有效配置等缺點。

商業保險的購買是個人的選擇權力，個人可依自身的經濟能力、未來生活規劃與考量等，進行評估個人最適合之保險需求，除了政府強制性保險需投保外，市場部門之保險則由個人理性評估購買之需求，選擇最佳、最適之保單。尤其個人若考慮老年退休之經濟生活與看護服務需求，除了考慮老年可從政府部門獲得的基本社會保險外，商業保險其實可以提供較社會保險更高的需求彈性，以提供符合個人真正需求的老年經濟保障（林美玲，2010）。社會保險是國家為保障人民的基本經濟生活、醫療照顧而實施，並採強制性的保險方式，目前已實施的有：全民健康保險、職業保險（如公保、勞保、農保、漁保等）、國民年金，以及目前正在立法的「長期照護保險法」等，以確實保障民眾生活。至於人民若想要年老時過著更舒適的生活或醫療品質，就必須透過市場機制，購買商業保險，如壽險、醫療保險……。最近商業保險市場已針對高齡社會推出許多有關老人需求的保險，如退休年金、長期看護保險、牙齒醫療保險（如從齒健康專案）等，其市場的發展就是希望讓每個人在自己未來的長壽歲月，老年生活有更優質的生活保障。

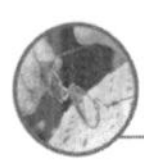

第五節　台灣長期照顧政策面臨的問題分析

養老規劃需求大多以經濟和醫療的需求占最高，希望透過儲蓄、買保險獲得老年經濟和醫療照顧保障，因此養老和照顧難以切割分離，也因此長期照顧成為養老服務的重點工作。吳淑瓊等人在1998年的研究就曾提出，我國在規劃長期照護制度所面臨的問題包括：(1)供需失衡，人力與設施資源嚴重欠缺；(2)居家與社區服務支持匱乏，無法落實居家化與社區化的照顧理念；(3)機構化與集中化趨勢發展。就此，行政院也提出「長期照顧十年計畫」的評估報告，如民間服務提供單位缺乏經驗、服務人力不足、民眾偏好使用外籍看護工、照顧管理制度尚未完善、服務品質標準尚未建立、社政與衛政未能有效整合等問題急待解決正是問題的所在。因此，政府部門資源若未能先整合，除造成資源浪費和無效率，完善的養老制度亦無法完整建立，民眾權益也得不到實質的照顧，故要落實高齡的社會照顧，政府各部門的資源整合是首要任務。

傅立葉（2009）曾針對「老人長期照護保險」提出討論，其提出議題包括：(1)我國的長期照護制度是否應採社會保險制；(2)服務輸送體系未能整合的問題；(3)偏重居家照顧和忽視機構服務的政策盲點。蕭金源（2009）對於長期照護制度問題分析則綜合提出八大問題：(1)「我國長期照顧十年計畫」執行成效不如預期；(2)民眾偏好使用外籍看護工，照顧服務資源發展不易；(3)長期照護服務輸送體系尚不健全；(4)長期照護資源及服務輸送，城鄉存有差距；(5)行政體系和法規分歧；(6)缺乏完善長期照護制度財務規劃；(7)專業人力不足及人力素質問題；(8)長期照護資料庫不完整。有關我國在推動長期照護保險之現況問題，經綜合整理可分為下列四項：

一、合理財務規劃問題

我國正在研修與審訂有關「長期照護保險法」之法令，希望未來以保險制度作為整體長期照護制度發展與推展的財務制度，但以保險為基礎的財務制度，普遍存在使用者付費與少數使用卻全民納保的爭議，因此除了以保險作為長期照護制度發展的基礎財源外，是否納入稅收支應與納入其他財務來源補充方案，甚至參考財務適足率以作為財務長期規劃的發展，這有待於我國在推動長期照顧保險的延伸思考。

二、服務方案整合問題

我國以前由於長期照顧的法源和資源多元，許多縣市的社政和衛政系統各自為政，行政、服務輸送、服務流程、服務資源和服務資訊方面缺乏整合，後來雖然在2005年由行政院通令各地方政府整合為單一中心窗口，並透過長照十年計畫的實施，將照管中心的流程統一，甚至2012年我國行政組織改組後，已將衛生署與社會司合併升格為衛生福利部，但早期的衛政單位之「長照中心」和社政單位之「照顧管理中心」雙頭馬車現象，雖然已解決行政單位合併的問題，但現況僅是組織合併，後續尚有諸多內部組織合併、改組、條文法規修改、重新公布實施、從中央到地方修改、制度流程檢討等諸多問題逐待解決，因此短期內有關長期照顧保險的推動仍將問題重重，更待政府單位間儘速整合內部組織，才能有一完整性的政策思考與服務提供，以解決過去服務提供上的斷裂、不連續與造成資源使用者的不方便。

三、居家化與機構化的發展比重問題

我國規劃長期照護制度，傾向與先進國家發展方向走向社區化、居家化一致，但當走向居家化、社區化時，普遍首先考慮的即是社區資源、人力發展是否足以融入到社區中，即在於社區化、居家化是一個正確的理念，但前提是當各種「配備」在缺乏的情況下，有可能使得制度實施到後來的發展，反而形成另一種制度衍生問題；機構化或許諸多時候不受到各界的青睞，因為總被賦予財團化或者是營利化的思考，但某部分而言，機構化在專業人力的取得是容易透過評鑑法規要求及住民家屬的要求而提供，因此，某部分機構化並非是一個「不容」的考量。重點是我國的長期照護制度的發展，對於居家化與機構化如何去選取一個適合的比重，而非相互否定。

四、城鄉資源差異性問題

長期照護制度的發展取向與居家化、社區化為本，其先期思考首重現況的人力、設施是否足夠，尤其是由於區域的經濟、發展、特性、資源皆不相同，難以各社區皆能獲取適足的人力，所以當長期照護保險開辦後，延伸社區資源不同、專業人力不足時，政策如何因應？尤其是再參照我國全民健保實施後的普遍問題，最為人所詬病的乃是城鄉之間的差距，城鄉間的差距問題之首即是社區中人力、設施與資源的差距，至今偏鄉的就醫問題、醫療品質差異、仍是國人普遍爭議的議題，至今仍無法獲得解決。因此，在長期照護保險實施後，可以預見的是現有全民健保開出的人力與設施等資源問題，在照護保險開辦後又是普遍且立即的問題，屆時長期照護保險制度如何回應？

我國長期照護保險制度開辦前有諸多問題仍待解決與思考（見**表4-7**），但是，這對我國未來制度的開辦是件好事，也因為我國開辦全民健保的前例，讓我們得以參照以往的經驗，來省思未來的長期照護保險可能存在的爭議，當我們發現的爭議愈多，也代表我們所可以預防的問題愈多，政府行政部門所應做的準備也愈多，如此，才能確保長期照護保險制度實施後的問題降低，且做到比基本需求提供更好的照護品質，此乃是全民之福。

表4-7　長期照護制度發展的問題與思考

合理財務規劃	財源如何擴充與合理財務適足率的問題
服務方案整合	不同行政體系、法令與服務方案輸送
居家與機構發展比重	居家化與機構化發展比重的問題
城鄉資源差異性	人力、設施及城鄉差異等資源適足問題

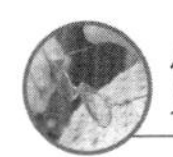

第六節　養老服務需進入「一次到位」的系統

Rowe和Kahn於1997年提出「成功老化」理論（Rowe & Kahn, 1997）。因此，高齡國家對人口老化政策應有多面向發展規劃和多層次的安排，從全方位到一次到位的養老服務與管理，服務內容包含生活照顧、健康促進、居家環境、交通運輸與休閒活動等領域。特別是社會政策發展的前提，必須去除「老年歧視」和「社會排除」，對高齡者抱持正向態度，肯定其生命經驗的價值，並賦予高度的自主權，相信他們有能力與智慧在生命晚年轉換生活模式，自我實現夢想。近年來，國際已積極發展老人福祉科技。老人福祉科技強調跨科技的合作，必須掌握高齡者生活習性與需求，並獲取充足資訊，才能發展科技與高齡者互為所需的照顧產業市場。

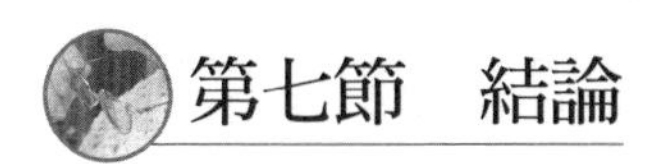

第七節　結論

台灣和大陸的家庭型態都已改變，家庭照顧功能漸顯薄弱，在長壽過程中，高齡老人的自然衰弱現象、行動能力的逐漸降低、前往就醫的交通障礙，以及老人醫療的高花費等等因素，已使各國紛紛將資訊科技導入老人照護領域，希望提供高齡者遠距照護的在宅醫療及照顧服務，以減少醫療支出（Kevin et al., 1996）。兩岸同時面臨高齡化的老人長期照顧的問題，除設計長期照顧的服務方案外，更需要朝向市場化、產業化的方向

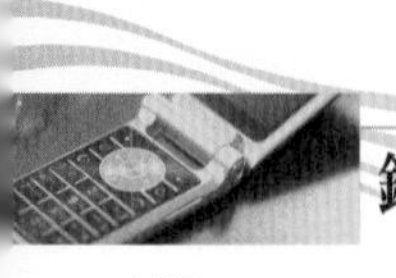

推動，讓商業、產業市場也看到商機，加入老人服務的供給領域，畢竟高齡社會的老人長期照護需求，不只是小部分低收入戶、中低收入戶或弱勢族群的需求，還有更大部分是一般中產階級家庭的需求，他們的長期照顧需求已顯現於市場上，所以市場才有「自費」的老人機構和「完全自費」購買居家服務鐘點的出現。未來兩岸在養老服務的市場，必須有更寬廣的格局規劃，以多元服務部門的市場發展觀念和新管理主義的績效品質，才能造福於全民。

專欄　老人照護　中國新兆元產業

中國老年人口已近1.78億人，2045年將達4億人，老年照護成一大挑戰。新華社業者指出，銀髮產業是大陸一個悄然崛起的新藍海產業，市場規模很快就會從現在的人民幣7,000億元邁進兆元大關。國家統計局4月28日公布的第六次人口普查數據顯示，到2010年11月1日零時為止，中國總人口已達13.4億人，其中60歲及以上人口占13.26%，比2000年普查時上升2.93個百分點。65歲及以上人口占8.87%，也比2000年增加1.91個百分點。據此測算，中國老年人口已近1.78億人。而且，老齡化的趨勢也在加快，2015年老年人總數將突破2億人，2025年時超過3億人，2045年更達到4億人。

截至2009年底止，中國各類養老機構共有38,060家，床位只有266.2萬張。但據有關部門推算，養老機構的床位缺口目前至少達到300萬張。老齡化加速將大幅拉升老年人的消費需求，現在還龜速發展的銀髮產業，有望在「十二五」期間駛入快車道。目前僅人民幣7,000億元的老齡產業，也很快就會上兆。從一些粗略的估算，已經可以看出老年人的消費潛力。中國老齡科學研究中心的資料顯示，城市老年人中42.8%擁有存款，老年人的退休金、再就業收入、親朋好友的資助，每年可達3,000億至4,000億元，這些都是銀髮產業有恃無恐的資產。

資料來源：陳澄和（2011）。〈老人照護　中國新兆元產業〉。《聯合晚報》，2011/5/1。網址：http://www.haixiainfo.com.tw

問題與討論

一、近年來台灣的人口結構的人口特徵產生哪些長期照護需求？

二、現行長期照護制度發展存在哪些問題？

三、對於長期照護制度存在的問題，你有哪些建議解決構想？

四、何謂成功老化理論？

五、我國長期照護市場化的發展優勢有哪些？

參考文獻

一、中文部分

中國人口信息網（2010）。《中國大陸人口時鐘》。網址: http://www.cpirc.org.cn。檢索日期：2010/6/14。

中國統計年鑑（2009）。《各地區農村社會養老保險情況2008》。網址: http://www.stats.gov.cn。檢索日期：2010/6/14。

中華人民共和國國家統計局（2010）。《2010中國統計年鑑》。網址：http://www.stats.gov.cn/。檢索日期：2011/6/14。

內政部（2007）。《我國長期照顧十年計畫》。網址：http://sowf.moi.gov.tw。檢索日期：2010/6/14。

內政部（2012）。〈101年第二週（100年底人口結構分析）〉。《內政部統計通報》。網址：http://sowf.moi.gov.tw。檢索日期：2012/2/7。

內政部社會司（2006）。〈2005年老人狀況調查分析〉。《調查報告分析》。網址 http://sowf.moi.gov.tw。檢索日期：2012/7/11。

內政部社會司（2010）。《老人福利與政策》。網址 http://sowf.moi.gov.tw。檢索日期：2010/6/8。

內政部統計處（2012）。《現住人口按五歲年齡組分》。網址：http://sowf.moi.gov.tw。檢索日期：2012/7/15。

全國老齡工作委員會（2006）。《中國人口老齡化發展趨勢預測研究報告》。網址：http://www.cnca.org.cn。檢索日期：2010/6/14。

行政院（2007）。《我國長期照顧十年計畫：大溫暖社會福利套案之旗艦》。台北：內政部。

行政院（2012）。《長期照護服務法草案》。網址：http://www2.ey.gov.tw。檢索日期：2012/6/19。

行政院經建會（2010）。《2010年至2060年台灣人口推計》。網址：http://www.cepd.gov.tw。檢索日期：2012/6/19。

行政院勞工保險局（2012）。〈開辦起國民年金業務概況表〉。網址：http://www.bli.gov.tw。檢索日期：2012/7/15。

行政院勞工委員會職業訓練局（2012）。《外勞業務統計速報》。網址：http://

www.evta.gov.tw/。檢索日期：2012/7/15。
行政院衛生署（2010）。《長期照護服務發展的規劃》。網址：http://www.cepd.gov.tw。檢索日期：2012/6/19。
李世代（2012）。〈長期照護之界定與操作推動〉。《領導護理》，第13卷，第1期，頁4-15。
邱文達（2011）。〈衛生福利的綜合融效：長期照護的前瞻〉。《研考雙月刊》，第35卷，第2期，頁123-130。
林萬億（2009）。《開辦長期照顧保險不可冒進》。台灣新社會智庫。
吳淑瓊、呂寶靜、盧瑞芬、徐慧娟、簡加其（1998）。《配合我國社會福利制度之長期照護政策研究》。台北：行政院研考會。
陳澄和（2011）。〈老人照護　中國新兆元產業〉。《聯合晚報》，5月1日。網址：http://www.haixiainfo.com.tw。
陳燕禎（2006）。〈我國老人照顧資源變遷之初探〉。《社區發展季刊》，第114期，頁240-248。
陳燕禎（2007）。《老人福利理論與實務：本土的觀點》（五刷）。台北：雙葉書廊。
陳燕禎（2009a）。《社區照顧與老人服務：多元的觀點》。台北：威仕曼文化。
陳燕禎（2009b）。《老人生活福祉與社區休閒教育》。台北：威仕曼文化。
陳燕禎、謝儒賢、施教裕（2005）。〈社區照顧：老人餐食服務模式之探討與建構〉。《社會政策與社會工作學刊》，第9卷，第1期，頁121-161。
傅立葉（2009）。〈對目前政府推動長期照護保險政策的看法〉。《台灣新社會智庫》。網址：http://www.taiwansig.tw。檢索日期：2011/5/28。
銀髮族長期照護平台（2010）。〈社會福利照護體系〉。網址：http://aging-hae.ntunhs.edu.tw。檢索日期：2012/7/15。
蕭金源（2009）。〈老人長照制度問題分析與政策規劃之建議〉。《社區發展季刊》，第128期，頁324-341。
孫中英（2011）。〈台灣保險滲透度全球第一〉。《聯合報》，5月5日。網址：http://money.udn.com3。檢索日期：2012/2/1。

二、英文部分

Brown, J. R., Goda, G. S., & McGarry, K. (2012). Long-term care insurance demand limited by beliefs about needs, concerns about insurers, and care available from family. *Health AFF, 31*(6), 1294-1303.

Coughlin, J. F. (1999). Technology needs of aging boomers. Issues in *Science and Technology*, Fall.

Rowe, J., & Kahn, R. (1997). Successful ageing. *The Gerontologist, 37*(4), 433-440.

Chapter 5

老人教育之發展與經營運作

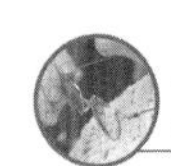

第一節　前言

老人教育是針對老人所進行的有系統、有計畫、有意義的教學活動，目的在促進學習者個人的知識、態度、價值、與技能的改變，才能適應社會生活達到自我實現的目的。高齡化國家都相當重視老人的學習權與教育權，在進行社會、經濟和政治方面的變革之餘，為確保老人資源不斷融入社會，激發他們的權益和福利，運用其人力和智慧，乃積極採取高齡者教育的學習行動方案，推展「第三年齡大學」（University of the Third Age，以下簡稱U3A），實現聯合國老人權益與行動策略之目標。高齡者的學習需求強烈，這是全世界共同的趨勢，台灣社會亦不可避免，高齡者教育的需求已引起政府及民間的高度重視，所以紛紛採取適當的措施來因應這個學習需求現象。

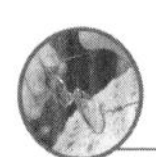

第二節　英美日各國老人教育之經營

聯合國於1992年召開第47屆聯合國大會，通過一項自1992年至2001年關懷老人的十年行動策略，並將1999年訂為「國際老人年」，希望透過各界與國家的合作，以期建立一個「不分年齡，人人共用的社會」，這個老人行動策略，是聯合國配合當前及未來社會情況，發展高齡教育計畫的重要策略。在國際老人年的宣言與主張中，特別指出老人接受教育是一種「基本人權」，教育政策應將老人納入考慮，提供老年人充分的學習資源與適宜的教育方案（黃富順，2004）。根據2005年2月24日聯合國經濟與社會事務處人口組的推估，世界人口將自目前的65億增加到2050年的91億，預計到2075年之後，人口即會產生「負成長」現象。在美國，85歲以上的老人是增長最快的人口群體，而且據預測「生育高峰代」（baby boomer）中有4%的人將活到100歲以上（Hooyman & Kiyak, 2002）。從人口結構的改變，人口老化的國家必須對社會資源的運用具有新思維，才能因應所衍生的社會需求。

「老」是人生常態，也是社會常態，既是常態，就不一定是「問題」，而應只是「議題」。高齡化社會的每個人都要認知自己會老，並學習如何「與老共處」，積極面對高齡化社會的新生活型態，所以老人的議題由原本福利照顧措施的強化，已擴展至對其知識、教育、心理狀態的調適及生命意義的重建等，而透過社區老人教育提供配套措施，將可充實老人精神生活和促進身心健康。台灣教育部於2006年制訂「老人教育政策白皮書」，以「終身學習、健康快樂、自主尊嚴、社會參與」四大願景，作為因應」高齡化社會的目標之一（教育部，2006）。「終身教育」早在1970年以來在聯合國教科文組織（United Nations Educational, Scientific and Cultural Organization, UNESCO）的推展下，受到各國的重視，但美、英、日各國的老人教育經營方式不同。台灣採取「自由民主方式」，並注重啟發和相互研討的意見交換（黃國彥、林美珍，1991）。各國採取模式歸納如下：

1. 美國：採取「以市場機能為導向」，結合一般大學辦理老人寄宿所的學習方式，有組織、有計畫，多樣化的學習推廣模式。
2. 英國：採取「多元自主方式」，由民間先提出相關教育政策與方式，政府僅作為支援角色，並提供部分補助予民間教育單位。
3. 日本：採取「多元並重方式」，其實施的服務範圍廣泛，課程設計多樣化。
4. 台灣：採取「自由民主方式」，依照老人的興趣及需求而定，學習課程設計以「自由選課」為主，教學採自由民主方式進行，注重啟發和相互研討的意見交換。

台灣於2007年修正的「老人福利法」第24條及第9條分別提出：「政

府及有關機關應鼓勵及獎勵老人參加社會、教育、宗教、學術等活動，以充實老人精神生活。」老人大學或社區教育的內涵和推動，是當代高齡化社會最迫切和重要的課題，也是「養志」的重要工作，基此，本章主要在探討台灣老人教育的歷史發展、內涵、途徑及經營管理模式，希望建構「樂齡老人」的學習圖像。

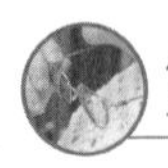 第三節　老年教育學習全面展開

高齡化社會與終身學習時代同時來臨，終身學習的理念與實務，在國際間已被視為二十一世紀教育的重要發展原則與方向。西方先進國家為因應人口老化問題，積極投入「U3A」的教育工作。「U3A」第三年齡教育學習之定義：是泛指已退休，無任何家庭及工作負擔，但身體健康之人士。隨著社會的進步發展，人口老化的速度愈來愈快，平均壽命也愈來愈高，老年期占整個人生的階段愈來愈長，從而帶動高齡學習人口的成長，在面對生活情境的改變時極需要調適。

1970年代終身學習的理念，被聯合國教科文組織、經濟合作暨發展組織（Organization for Economic Co-operation and Development, OECD）及歐盟（European Union）等重要國際非營利組織的宣揚與推動下，才全面展開，並受到國際社會的普遍重視（吳明烈，1998）。1990年代起，終身學習理念更在各先進國家的積極推動下，引起世界各國的熱烈迴響，終身學習理念為：學習現代生活新知、促進社區文史傳承、發展思考判斷能力、激勵公共事務的參與、培養民主社會的素養、重視族群融合發展、發展終身學習行為、提升社區生活品質（蔡培村，1996）。面對人類發展壽命的延長，老人必須透過學習方式來完成、統合老年期的人生發展任務，以成功面對生理、心理老化後所帶來的變化和因應社會變遷的需求。

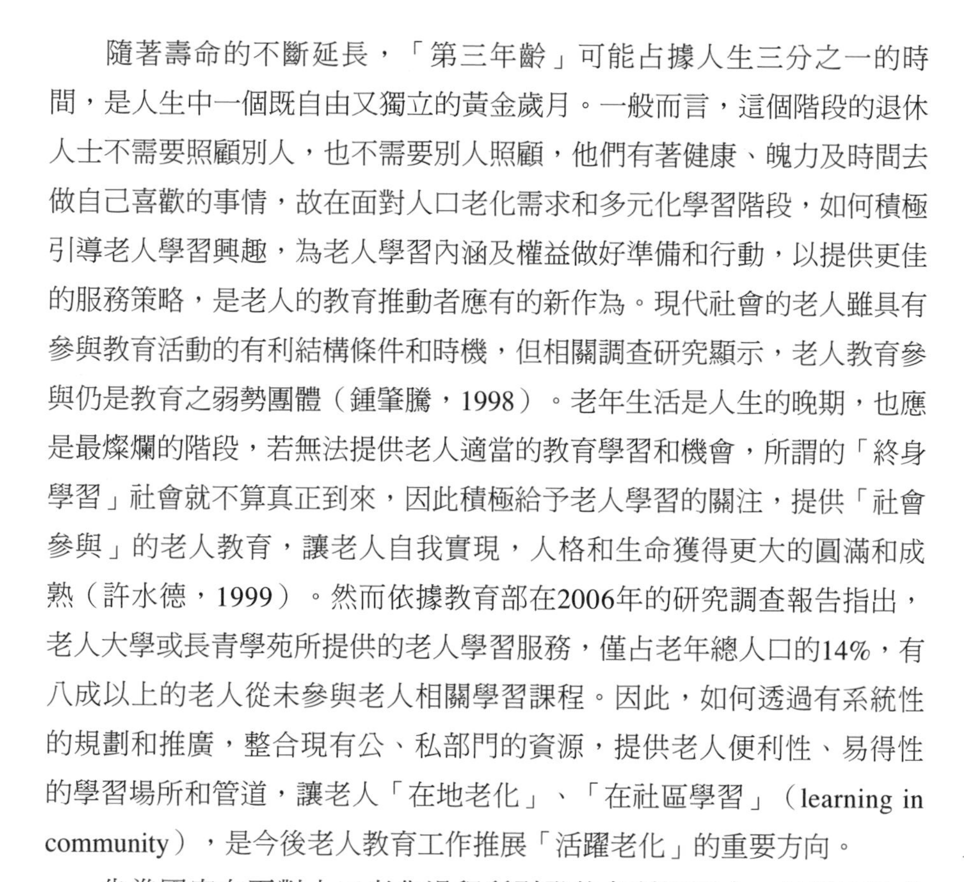

隨著壽命的不斷延長，「第三年齡」可能占據人生三分之一的時間，是人生中一個既自由又獨立的黃金歲月。一般而言，這個階段的退休人士不需要照顧別人，也不需要別人照顧，他們有著健康、魄力及時間去做自己喜歡的事情，故在面對人口老化需求和多元化學習階段，如何積極引導老人學習興趣，為老人學習內涵及權益做好準備和行動，以提供更佳的服務策略，是老人的教育推動者應有的新作為。現代社會的老人雖具有參與教育活動的有利結構條件和時機，但相關調查研究顯示，老人教育參與仍是教育之弱勢團體（鍾肇騰，1998）。老年生活是人生的晚期，也應是最燦爛的階段，若無法提供老人適當的教育學習和機會，所謂的「終身學習」社會就不算真正到來，因此積極給予老人學習的關注，提供「社會參與」的老人教育，讓老人自我實現，人格和生命獲得更大的圓滿和成熟（許水德，1999）。然而依據教育部在2006年的研究調查報告指出，老人大學或長青學苑所提供的老人學習服務，僅占老年總人口的14%，有八成以上的老人從未參與老人相關學習課程。因此，如何透過有系統性的規劃和推廣，整合現有公、私部門的資源，提供老人便利性、易得性的學習場所和管道，讓老人「在地老化」、「在社區學習」（learning in community），是今後老人教育工作推展「活躍老化」的重要方向。

先進國家在面對人口老化過程所引發的各種問題中，針對高齡者終身學習和社會參與的需求，給予諸多的關注和資源投入，希望藉由老人教育的投資，讓更多老人在身心靈方面有全面性的發展。對老人教育的規劃必須有全方位「治本」的服務方案設計，要多元開發各種教育學習模式，台灣教育部於1998年定為「終身學習年」，並發表「邁向學習社會」白皮書，將保障全民學習權列為教育部重要的政策（教育部，1998）。2002年6月通過「終身學習法」，讓終身學習之推動有法源依據，終身學習教育也正式邁向新里程碑。該法明確定義終身學習的意義：「指個人在生命全程中所從事之各類學習活動」。該法共計23個條文，包括正規、非正規、社區大學、回流教育、學習型組織及帶薪教育等多元性教育，並明定主管機關及其推動權責，鼓勵各種公、私組織，共同來推展終身學習教育，讓台灣的終身學習進入全面性開展階段。總之，終身學習教育是從時間和空間領域，統整和貫穿所有教育的階段和架構，整合各方的資源，其特色為「彈性化」，並設計學習鼓勵之誘因，採取各種學習方式和實務的策略管理，促使自我導引的學習，讓更多中高齡者獲得社會參與和學習成長的機會。

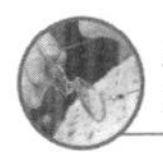

第四節　老人教育的理論發展

社會對老人大多抱持「負面」觀感，甚至產生老人「歧視」問題。老人因自職場退休後，在社會上大多成為「無權力」、「無角色」的弱勢族群，故從培力角度和優勢觀點來檢視其問題成因，除能發掘老人擁有的優勢資源，也不會將問題歸咎於身體功能退化或失能問題，且能站在更「理解」的觀點，提供服務給老人，以掌握高齡社會的人力資本。

一、從充權角度探討老人的生活掌控力

從「充權」的角度去探討老人的生活品質，更能激發使用者與供給者雙方的內在動力，共同解構現有的社區老人教育的問題，讓個人和團體充分參與、改變、創造社區老人教育新契機。Solomon（1976）指出，充權觀點主要在抗衡社會不公平的對待，消除個人與弱勢群體的無助感，是由個人本身的自覺，發掘問題成因，並尋求解決的方法。充權內涵包括個人的態度、價值和信念，特別指個人控制自己命運的能力（引自Chadiha et al., 2004），其最終的目的是讓人成為有能力的人，主動積極為自己爭取最佳的利益。充權含有「需求」（needs）和「權利」的過程，改變的媒介和自我都負有責任的（Peled, Eisikovitz, Enosh & Winstok,

2000）。故充權的概念包含過程與結果的全人（holistic）概念，也包含個人對自我效能（self-efficacy）、自尊程度、自我決定能力、行動能力（competence），以及對於外界環境的掌控力（宋麗玉，2006；Boehm & Staples, 2004），同時也是能增加個人、人際間或政治權能的一個過程。過去有研究發現，教育程度與個人充權有正向關係，但也有研究發現並沒有相關（Florian & Elad, 1998），也有研究發現呈現負向關係（Walsh & Lord, 2004）。是故充權的共同內涵是個人對自己能力的肯定，能夠掌控自己的生活，並且在需要時能影響周邊的環境。因此，以充權觀點來評量老人教育的功能，可以運用下列指標檢視其充權程度為：

1.有無個人的決策權和選擇權。
2.是否能夠獲得充足的訊息與資源。
3.是否具有自我肯定感。
4.個人感到對社會有貢獻和希望。
5.能學習批判性思考和以不同角度看事情。

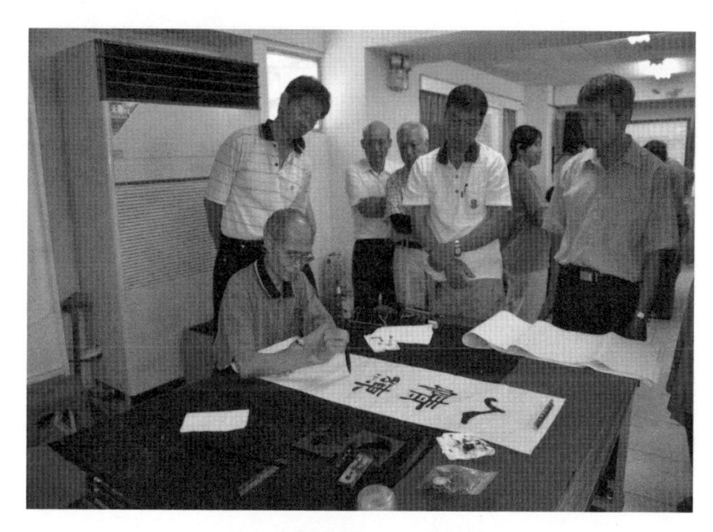

老人現場揮毫，大家讚嘆
照片提供：桃園中壢市樂齡社區

6.學習表達憤怒的情緒。

7.在學習課程中不會感到孤單。

8.會覺得歸屬於某個團體。

9.能瞭解自己擁有的權利。

10.能有效地改變自己和社區。

11.有機會學習自己認為重要的生活技能。

12.能改變個人對自己才能和行動能力的觀念。

13.能認識到改變和學習是永無止境的。

14.能增進個人自我形象建立和克服社會的烙印標籤等。

充權的概念和發展在台灣仍有待加強。就當事者（老人）而言，必須具有自發力，具有動機與立場，能主動積極爭取自我權益，以激發社區更多資源的介入，而且老人本身在被協助之時，也有義務履行必要的行為責任，必須付諸行動爭取自我權益和福利，強化充權的能量，並學習自己面對生活周遭環境的變遷，發揮生活環境的掌控力等（趙善如、趙仁愛譯，2001；蔡啟源，2005；陳燕禎，2009）。故老人教育就是培養老人自我認同、知識和適應、人際互動、生活技能的重要場所。

有研究文獻指出，高齡學習者對溝通式教學之各層面中，以「人際互動關係」層面滿意度最高；而「學習參與」層面滿意度則相對較低（魏彩密，2007），且課程安排希望配合其生活型態，並依社區或地方需要而開設（陳勝興，2002），故掌握參與老人大學之長者的充權過程，需強化老人自我學習參與的效果。另就供給者而言，透過提供學習服務的單位團體之服務經驗，以及對老人實際需求之調查，才能協助當事者（老人）增進老人充權的能量，爭取老人政策規劃的周延性，監督和改善老人教育的學習環境。

二、運用優勢觀點檢視社區老人的教育資源

運用優勢觀點檢視社區老人教育資源，不外乎連結公民社會的社群能量，「由內而外」，「由下而上」的資源動員和連結。而持續性、整體性和有效性的社區老人教育方案之設計架構，必須找出供給者和使用者、當事者（老人）的優勢資源，如當地的生態特色、人口結構特質、社會關係、互動系統，整合當地生態和系統資源，提供交流。老人因年齡、性別、教育程度、收入、宗教信仰、身體功能、家庭狀況等都具有極大差異性，因此，供給系統必須以寬廣層面設計老人教育方案，以體貼入微角度提供學習內涵和課程設計，符合老人使用需求，以達到老人適應老化和學習社會的過程。研究指出，老人大學學員整體學習策略使用：以「後設動機」策略較佳，「資源經營」策略較不理想（陳盈儒，2005）。因此，找出供給者的經營優勢策略是創造供需雙方成本效益的重要關鍵點。

對於老人教育學習政策之設計，也必須同時思考兩個基礎問題，「誰的需求」（who need?）和「誰的供給」（who provide?），並深入抽絲剝繭發掘其發展空間和創意特色之優勢資源。高齡化社會老人需要的基本保障除聚焦在「老有所養」的經濟保障、「老有所健」的健康保障、「老有所安」的社會保障外，更需重視「老有所樂」生涯規劃，以適應社會和家庭照顧模式的變遷，過著自我照顧、自我實現的「正常化生活」模式。換言之，完善的社區老人教育政策的規劃設計，必須尊重「當事人主義」的選擇權和自主權，老人大學的學習內涵必須以「老人」需求出發，以「大學」專業知識養成，分析老人學習的資源、優勢、機會、阻力或障礙過程之所在，將社區、民間團體資源進行盤點，以找出供給者可使用、可連結和可開發的資源運用的優勢，提供適合當地生態系統環境，設計有效性老人教育學習方案，以創造老人教育的特色和市場差異性。

第五節　台灣老人教育的歷史與內涵

一、台灣老人教育的發展過程

台灣老人教育的發展史，可分為四個階段：

1.第一階段：是政府遷台以後的「補習教育」。
2.第二階段：是1971年代之後的「空中教學」和「大學推廣教育」。
3.第三階段：為1981年代發展的「長青學苑」或「老人大學」（senior citizen's university）；老人大學或長青學苑，最早由各縣市政府的社會福利單位（社會處、局）負責推動，隸屬於社會福利的服務範圍。
4.第四階段：為2006年教育部公布的「老人教育政策白皮書」，2008年提出「樂齡中心」的實施方案。

2002年6月立法院通過「終身學習法」，2006年教育部公布「老人教育政策白皮書」，2007年1月「老人福利法」再度修法通過，這些法令修訂和頒布過程，都是對推動終身學習及老人教育提供法源的依據。為因應高齡化社會的老人人口急增問題，乃運用預防性、教育性觀點回應高齡社會的學習需求的具體策略，因此，教育部於2008年提出「樂齡中心」實施方案，希望結合地方之公共圖書館、社教機構、社區活動中心、里民活動中心、社區關懷據點及民間團體等場地，分三年規劃設置368個鄉鎮市區「樂齡學習資源中心」，2008年設置100個、2009年設置168個、2010年設置100個，以期建立一個終身學習的健康社區，目前全國統計至2011年已共設置209所樂齡學習資源中心（教育部樂齡學習網，2011a；見**附錄5-1**），希望未來老人學習教育的場所能夠在各地區、各角落遍地開花，讓每個老人都有就近充實新知識的機會。

政府鼓勵民間非營利組織辦理老人教育學習工作，課程規劃每年分為春秋兩季課程招生，以55歲以上老人為招收對象，自1999年起開辦，至今已有十多年的時間，每期學員數將近有2,000人次，在全台361所老人大學中，提供各種實用的學習活動，彌補政府在社區老人教育上供給之不足。而社區化的經營模式，更符合老人教育在地老化的訴求，以「由下而上」的志工服務組織，大量運用退休人士擔任志工，讓人力資源再利用，由年輕的老人來帶領老人，不僅可因應高齡化社會終身學習的需求，更累積銀髮志工的特殊經驗和傳承。

二、老人教育之內涵與成功老化應準備之知能

高齡學習俗稱老人學習或稱老人教育，它是一項針對老人所進行的有系統、持續的學習活動，目的在促進老人的知識、態度、價值和技巧上之改變（邱天助，1993）。這就老人教育的性質而言，它是一種「繼續」學習的教育；就對象而言，它是全民式教育；就時間而言，它是終身的教育；就空間而言，它是一種全面性教育（見**表5-1**）。教育是終身的，它要貫串一個人的一生，從出生到死亡為止，作人生全程的規劃，因此推展老人教育可以增進適應社會變遷能力、充實生活情趣、自我成長實現、追求社會參與、提高老人在家庭與社會地位等積極性的功能。因此，高齡社會推展老人教育可以達到積極性功能，也是老人日常生活的重心（見**圖5-1**）。

表5-1　老人教育之內涵

老人教育	性質	「繼續」教育
	對象	全民教育
	時間	終身教育
	空間	全面教育

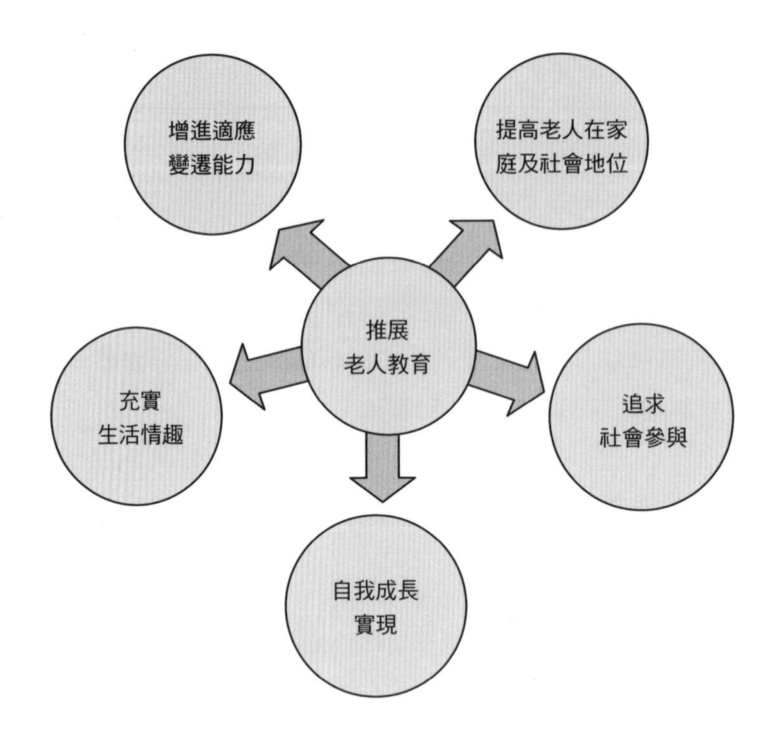

圖5-1　推展老人教育可以達到之積極性功能

高齡化社會的來臨，政府及非營利組織提供各種不同的老人教育模式，代表著老人有參與學習的能力與需求，也代表著老人需要藉由教育學習的活動，重新參與社會，準備再就業或擔任志工工作，追求心靈成長，開發內在的潛能，增進生活知能，以促進其自我的實現，並能藉由老人教育的實施，協助老人成功的老化。黃富順（2007）提出實施老人教育之目的有三：(1)加強身心保健，促進身體健康；(2)提供新角色所需要的知能；(3)幫助老人成功的老化。

成功的老化（或稱為順利的老化）是每個人進入老年期追求的目標，係指個體對老化的適應良好，生理保持最佳的狀態，進而享受老年的生活。因此，透過老人教育的課程設計和發展內涵、目標，讓老人信任自己存在的意義，改變傳統等待死亡的觀念，達到自我實現，滿足老人成功老化的需求。

楊國賜（1991）研究曾指出老人應具備的生活知能，需有下列七項：(1)健康維護的知識與技能；(2)心理調適的技巧；(3)經濟管理的知能；(4)社會關係的調整與發展的技巧；(5)休閒生活的知識與技能；(6)第二生涯工作的發展；(7)生命意義的發現與重建。

有許多研究結果指出，參與老人教育活動與生活滿意度、幸福感（well-being）具有許多正相關的。如國內實證性研究指出，老人參與學習可以獲得較好的生活適應能力，提高個人生活健康的效率，尤其在老人心理及情緒上都有正面的影響效果（吳坤良，1999）。林麗惠（2001）研究也指出老人教育活動不但可提供益智性、知識性的內涵，提高老人生活及發展上所需的知能，適應生活的需要，而且可提供休閒、娛樂的知能，充實個人生活與精神內涵，提高生活滿意度。國內也有研究指出，老人參與老人教育的主要功能具有擴展社交圈、增加社會網路、滿足興趣與增進身心愉快之功能（林亭玉，2000）。而老人教育對老人所產生的功能

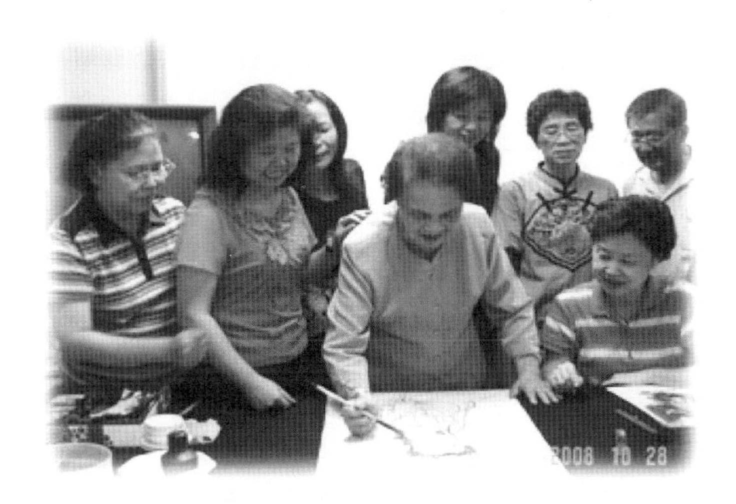

老人一身才藝，棋琴書畫樣樣學，樣樣精

照片提供：桃園中壢市樂齡中心

以「對老人個人本身」居多，其次為與老人日常生活最為直接相關「對家庭方面」的功能（陳藝玲，2006）。老人教育的意義和內涵，就是根據上述老人生活知能的需求設計，藉由老人教育的普遍性推廣，使社區老人具備應有知能，來改善生活品質，進而提高生活的滿意度。因此，教育可以幫助老人充實生活知能及精神內涵，協助其適應新生活，提高生活滿意度與幸福感。

三、老人人權的指標與退休自我認同

Walker（1996）研究曾指出「自我實現是老人教育的最高目的」。2001年台灣老人人權指標調查報告指出，人權的五項指標為：基本人權、參與、照護、自我實現、尊嚴，其中老人的「自我實現」部分的表現是最差的。自我實現的指標內容包括：能找到發揮自己潛力的機會；能使用社會之教育、文化及宗教資源；願意工作的話能找到有收入的工作；能決定自己退休的時間及方式；能獲得適當的教育及訓練等五個子項，其中四項均與教育有關。故老人學習的最高目標在於自我充實，達成自我實現，自我超越，追求自我成長，發現生命的意義，藉由教育培養老人從精神和心理的層面來探討人生的意義和生命的價值，是老人教育極重要的功能與目標。

McClusky在1971於白宮老年會議發表的「教育的背景和問題」（background and issues on education），指出老人需求有五項：(1)應付的需求（coping needs）；(2)表現的需求（expressive needs）；(3)貢獻的需求（contributive needs）；(4)影響的需求（influence needs）；(5)超越的需求（transcendence needs）。

雖然各年齡層都有這些需求，但老年人的這種需求特別強烈，對其生命意義和生活品質影響甚大。研究指出老人需求除一般人類基本需求外，格外重視老人角色的適應、退休的自我認同與定位、退休的生涯規

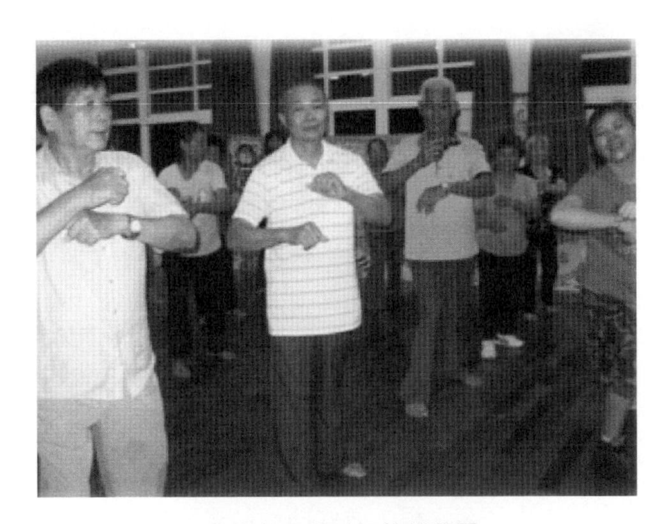

老人每天在社區快樂學習

照片提供：雲林縣麥寮鄉楊厝社區

劃，如健康、經濟、居住贍養、教育、休閒的安排，以及生活照顧問題（陳燕禎，2007；魏惠娟等人，2012）。邱天助（1993）指出老人的教育需求和興趣，從藝術、工藝和個人發展技術到生活日常實務技術都有。而老人教育進修內容應包括：基本教育、專業教育、健康保健課程、世代倫理課程（洪錫井，1994）。故老人學習課程設計應以「自由選課」為主，教學的方式需採「自由民主」方式進行，著重啟發和經驗交流，才能達到長者輕鬆學習之目的。

四、台灣老人教育的實施方式與「多層面」的影響功能

台灣老人教育的方式是依照老人的興趣及需求而定，非硬性由學校當局排定和設計。一般的實施方式可分為：

1.學校教育：採取老人大學、長青學苑等，學習方式有通學上課和函授方式。

2.社會教育：社會教育是站在老人必須繼續再受教育，以免落伍而推行的政策，故採空中教學、專題講座等管道和方式進行。

3.社區教育：在社區中推展各種不同類型的教育措施，設置「老人教室」、「老人學習小組」等實施補習教育，設置老人專用圖書館及巡迴老人圖書館，出版社區報紙刊物，以便利和就近原則提供老人閱讀的機會。

經由檢視整理老人教育學習的相關文獻後發現，老人教育功能是具有「多層面」的影響功能，對老人個人、家庭及整體社會的發展都相當正向，尤其面對高齡化社會來臨的今天，藉由研討座談、實務推廣和文化交流都將更深入掌握老人學習之根，並依據實務經營之運作經驗，規劃出適合各種不同性質的老人教育活動，以滿足不同層次的老人需求，協助其積極參與社會活動，提高生活品質，享受「活躍老化」、「健康終老」的樂齡學習生活。

第六節　美英日與中國大陸老人教育之發展

高齡化社會的來臨，老人醫療保健、贍養照顧、社會福利等問題，更凸顯高齡化的社會需求問題。老人雖生理受到老化限制和社會變遷之影響，但學者專家研究指出老人教育的功能有正向效果，如果更加落實老人教育，必能協助老人在任務發展上順利達成自我超越，協助他發現自己生命的意義。許多文獻均指出推展老人教育，對於老人本身、社區、家庭及社會是具有多重功能的（林亭玉，2000；林淑敏，2004；陳藝玲，2006），老年人的終身教育方式適合以「寓教於樂」的方式，提供老人學習和聯誼的雙重功能，老人提升精神生活層次，增進其家庭和樂以及整體的社會發展。老人教育對老人所產生的功能，以「對老人個人本身」居多，其次為與老人日常生活最為直接相關「對家庭方面」的功能。故老人教育已從「活到老，學到老」發展到對社會的奉獻，達到「服務到老」的境界，除協助老人適應現代社會的生活模式，也是提供老人追求自我實現的重要資源和機會管道。茲就國外推展老人教育的發展經驗，分述如下：

一、美國的高齡教育從社會福利到人力投資為發展取向

美國高齡教育的發展主要是從成人教育運動而來，美國是一個民主及經濟的強國，一向重視民意及人民福祉，將教育視為是公民的基本權利（Peterson, 1985）。實施老人教育是協助解決老人身心及生活調適的重要方法。美國制訂和老人教育有關的法案及會議如下：(1)白宮老年會議；(2)高等教育法及美國老人法；(3)成人教育法；(4)終身學習法；(5)人力投資法。美國早期實施的高齡者教育只是「附帶任務」，老人教育活動的提供，也採取「社會福利的取向」，且不斷修訂前進，符合社會實際需要。其高齡教育政策發展又以「法制」為基礎，建立穩定的體系，並和民間充分良好的互動，引入民間資源與活力，讓政策實施更符合社會需求，晚期的人力投資法案，則強化成人教育及再就業服務的角色，對高齡教育發展具引導作用。而國內研究亦指出，老人大學多半是以「社會福利」的眼光來看待老人教育，肯定老人有學習的能力，認為老人教育有推廣的可行性（林月熠，1997），但對於老人教育的轉型似乎停留在早期的福利取向概念，尚未發展人力投資的價值。

美國高齡教育實施的種類，依黃富順（2004）研究可分為機構及非機構兩大類，機構式的活動大多由大學院校辦理，包含四年制院校及社區學院、老人寄宿所、退休人員學習協會、圖書館、高齡學習中心等；非機構式的學習則有遠距教學、個人電腦學習及旅遊學習等方式進行。依美國高齡教育的實務推展方式，從課程及學習者角度來劃分，依課程可分成學分學位及非學分學位；依活動主題可分成教學者導向及學習者導向兩種，由學習者依個人需求來選擇。美國將高齡學習分為：(1)設置於

大學院校內的老人教育；(2)老人服務及資訊系統（Older Adult Service and Information System, OASIS）；(3)志工協會；(4)社區學院；(5)老人中心等五種模式。

楊國德（2007）歸納發現出美國高齡教育的特色為：美國的高齡教育是以本土社會文化背景所建構而成，以成人教育為基礎來發展，經由立法及行政程序運作，逐步發展演變，再結合民間資源與活力，呈現豐富多元的樣貌，以滿足不同對象的學習需求，來建構全民終身學習體系的社會。

二、英國高齡教育政策極具廣泛性，並遍及整個社會

英國認為老化是屬於終身的歷程，高齡教育和關於老化的教育必須遍及整個社會。英國的老人教育發展有四個重要的因素：首先是人口結構的變遷，尤其是1970年代高齡人口的急速成長，促使老人教育蓬勃發展。其次是1950～1960年代的「退休前教育運動」，觸發了高齡學習的發展。第三是高齡教育運動的興起，由少數成人教育學者及會議文章發表所引發的重視。最後是1976年聯合國大會的提倡，帶領世界各國對老人教育的重視（Glendenning, 1985），故英國老人教育發展是隨著高齡政策與歷史變遷逐漸改變（黃錦山，2007）。隨後1960年代初期，北斯塔福郡的勞工教育協會為60歲以上高齡者辦理的各項活動等。1983年「老人教育權利論壇」（Forum on the Rights of Elderly People to Education, FREE）與國會議員共同發表了一篇「老人教育權利論壇宣言」提出八大政策及五個具體行政作為的建議（Glendenning, 1985）使高齡教育更為普遍。1984年英國「第三年齡大學」的主要創辦人Peter Laslett，發表一篇名為「老人教育憲章」（education charter for the elderly），指出老人的五項教育權利，強調民主平權的觀念。而至1980年代後期，英國的教育部正式積極介入老人大學的推動，由專責機構訂定政策及預算實施，自此英國的高齡教育蓬勃

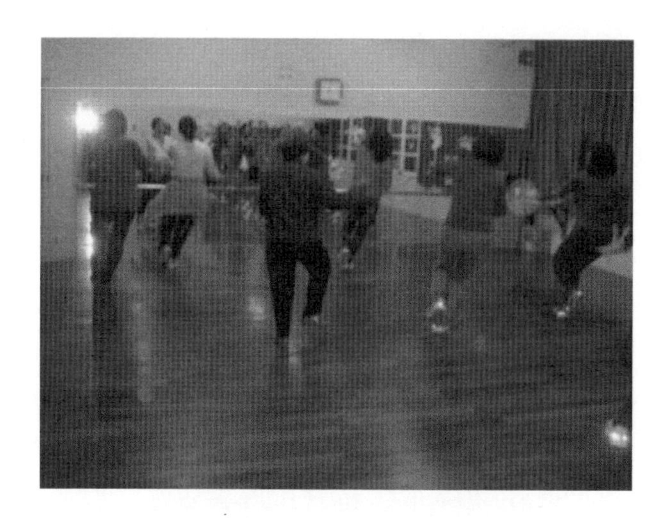

居民參與社區健康活動相當起勁
照片提供：雲林縣麥寮鄉楊厝社區

發展。其實施途徑設置：(1)大學推廣教育；(2)社區學院；(3)第三年齡大學；(4)空中開放大學等。

黃錦山（2007）研究發現英國高齡教育的特色為：英國高齡教育的政策具有廣含性，由地方教育當局、大學推廣部、社區學院等共同辦理，鼓勵民間非營利組織力量加入，如開放大學及第三年齡大學等，具有地方自主性，其教育內容包含有「代間」資源發展之議題，對於英國的老人教育貢獻極大，其為老年人提供的教育活動範圍相當廣泛。

三、日本的老人教育重視「人權」，並培養獨立自助的學習能力

日本是亞洲地區經濟高度發展的國家，其人口結構的高齡化程度，被譽為世界長壽國家，就高齡教育的實施方式，日本有其豐富的經驗（田中七重，2007）。日本的老人教育最早屬於成人教育的一部分，其發展可分成四個部分：一為二次戰後至1969年，其次為1970年至1979年，第

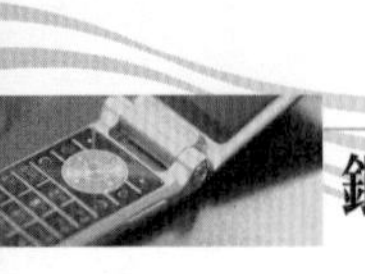

三為1980年至1989年，最後為1990年以後。1955年厚生省提出「老人年金制度」，開始關注老人。1959年提出「人口白皮書」擴充對老人政策的必要性，1963年依據「老人福利法」設立「老人福利課」，開始重視老人教育。在1950年代，民間組織更發起「老人俱樂部」，至1960年代制定「老人福利法」後，民間與政府開始接軌，將高齡者從家庭帶到社會，作有組織有系統的教育。至1970年代日本社會將高齡者視為社會主體，各種老人教育組織已經非常普遍，1970年代後期政府開始推動「高齡者人才活用與生產、生命意義計畫」，擴大高齡者社會參與及促進代間交流，以促成社會活化。1980年代末，為因應高齡學習者需求的專業化及多樣化，福利部門及教育部門以都道縣府取代市町村的學習活動，開始提供長壽學員及老人大學等大規模的高齡教育，高等教育機構開放給一般民眾，擴大高齡者學習的機會。面對急速增加的高齡人口，1995年訂定「高齡社會對策基本法」，整個高齡社會的相關措施都以此為基礎，1996年再訂定「高齡社會對策大綱」，提出因應高齡化社會的相關措施。

2001年更重新修訂大綱，更明確具體提出各項因應措施。日本政府在高齡社會政策的推動上，已將國民視為主體，重視高齡者人權，各行政部門溝通聯繫配合良好，積極主動，以建立每個國民都能安心生活，享受長壽的社會。至於其實施途徑，隨著終身學習體系的推動及各種法令的支持，可分成政府行政部門及民間組織推動兩種並進，行政部門又分成福利及教育部兩部分；民間部分再細分為高等教育機構、營利組織及非營利組織三部分。實施方式為：(1)福利部門推動的高齡者教育實施方式；(2)教育行政部門推動的高齡教育實施方式；(3)高等教育機構辦理的高齡者教育。

此外還有由民間營利機構辦理的高齡者課程及由非營利民間組織所提供的高齡學習。日本的老人教育由政府主導的角色明顯，和歐美先進國家由民間機構負責推動，而政府居於輔導地位者不同。日本高齡教育的特色，為課程設計較具系統規劃，學習地點及管道多元，強調培養高齡者獨

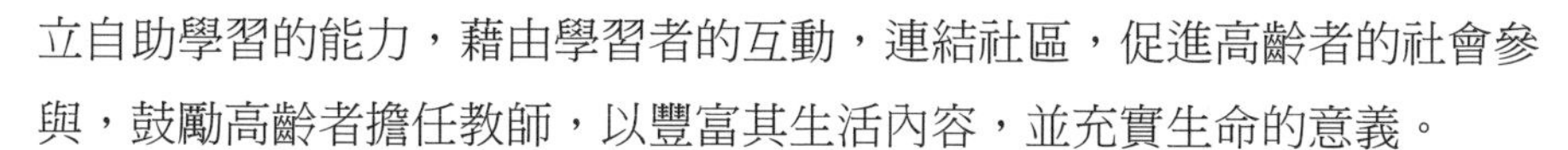

立自助學習的能力，藉由學習者的互動，連結社區，促進高齡者的社會參與，鼓勵高齡者擔任教師，以豐富其生活內容，並充實生命的意義。

綜合美國、英國、日本等國在老人教育實施的途徑上，其普遍性的實施途徑為：(1)空中大學；(2)老人寄宿所；(3)老人大學；(4)社區學院；(5)老人自治團體；(6)高齡者教室（見**附錄**5-2）。總之，老齡化社會推動老人教育的發展趨勢是一致的，重視人權、發展老人人力資源和重視獨立自助的學習模式，以達成全面健康老化之目標。

四、中國大陸老人教育由政府介入興辦

對照中國大陸現況，老年人口也與日俱增，根據中國網（2006）指出，中國重視保障老年人受教育權利，加大投入，積極扶持，推動老年教育事業迅速發展，中國大陸老年大學（學校）數量約為2.6萬多所。南京地區約有35所老年大學，南京60歲以上老人共93萬人，60～70歲47萬人，70～80歲31萬人，80歲以上12萬人，100歲以上208人。能夠到老年大學的學員主要是55～70歲的老年人（李進，2009）。至於北京市各級老年學校（大學）3,119個，參加學習人數全年累計31.7萬人次（中國北京首都之窗，2008）。另外，上海地區的各級老年大學約有277所，其中上海的老年大學就擁有58間分校，分布在上海各地區（上海市老年學學會，2011），而總計中國老年大學數量有26,000（個）（見**表**5-2）。

表5-2　中國各地老年大學數量比較

	總數（約）	上海市	南京地區	北京市
中國老年大學數量（個）	26,000	277	35	3,319

備註：總數資料為2006年資料，上海市與北京市為2008年資料，南京地區為2009年資料。

資料來源：作者整理自中國網（2006）；李進（2009），上海。

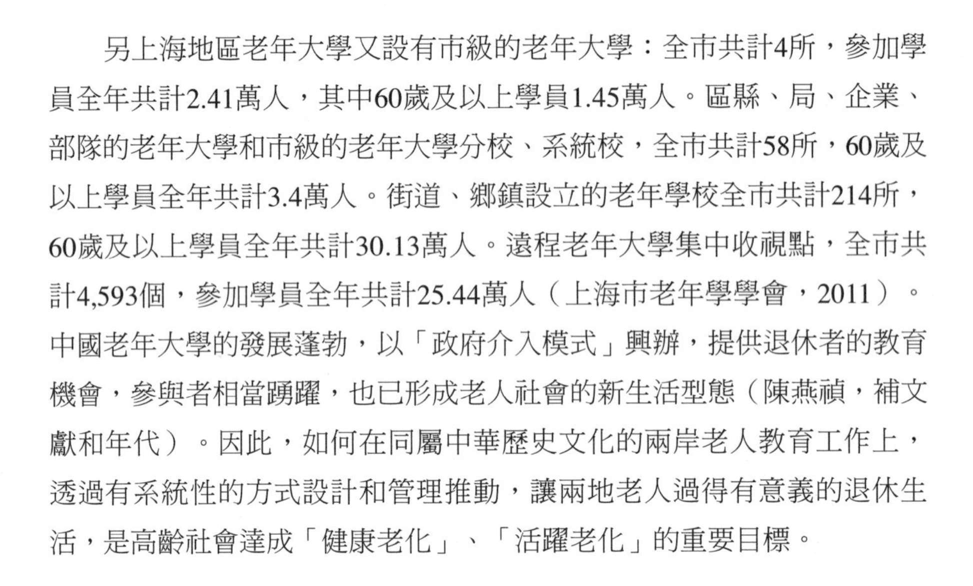

另上海地區老年大學又設有市級的老年大學：全市共計4所，參加學員全年共計2.41萬人，其中60歲及以上學員1.45萬人。區縣、局、企業、部隊的老年大學和市級的老年大學分校、系統校，全市共計58所，60歲及以上學員全年共計3.4萬人。街道、鄉鎮設立的老年學校全市共計214所，60歲及以上學員全年共計30.13萬人。遠程老年大學集中收視點，全市共計4,593個，參加學員全年共計25.44萬人（上海市老年學學會，2011）。中國老年大學的發展蓬勃，以「政府介入模式」興辦，提供退休者的教育機會，參與者相當踴躍，也已形成老人社會的新生活型態（陳燕禎，補文獻和年代）。因此，如何在同屬中華歷史文化的兩岸老人教育工作上，透過有系統性的方式設計和管理推動，讓兩地老人過得有意義的退休生活，是高齡社會達成「健康老化」、「活躍老化」的重要目標。

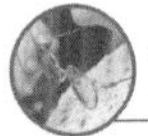

第七節　我國老人教育之未來出路

一、我國老人教育之經營發展

我國的老人大學或長青學苑，最早由各縣市政府的社政單位負責推動，隸屬於社會福利的服務範圍。1982年高雄市政府與女青年會合作辦理的長青學苑是全國第一個長青學苑，之後各縣市陸續開辦，由1998年的255所，開設班級2,068班，學員人數77,886人次，至2010年底止，含台澎金馬已共計有374所長青學苑，除了連江縣以外各縣市均開設有長青學苑，開設班級共有4,351個班級，學員數共計有130,994人次，其中女性占87,809人，男性為42,312人（內政部統計處，2011），女性高齡學習人口為男性之2倍以上。研究指出，台灣的非營利組織透過老人教育方案的介入，已提高中老年婦女對於資訊及通訊科技應用的進步（Lin et al., 2012）。不論老人大學或長青學苑歷年來不論在設置數量、開設班級以及學員人數均呈現不斷上升的趨勢，顯示老人教育在台灣之需求性和發展性。但又依據教育部（2006）資料指出，老人大學或長青學苑提供的老人學習服務，僅占老年總人口的14%，仍有八成以上的老人從未參與老人相關學習課程。至於老人最易加入的社會團體，依據內政部統計處（2011）統計資料顯示，是在地的社區發展協會，由1999年5,245個，至2011年增加至6,650個（見**圖**5-2），顯示老人參與社會的活動力愈來愈強。

我國為因應高齡化的老人人口問題，運用預防性的教育策略來回應老人教育需求。

終身學習教育是從時間和空間領域進行統整，並貫穿所有教育的階段和架構，整合各方的資源，其特色為「彈性化」，並設計鼓勵學習之誘因，採取各種學習方式和策略管理，促使自我導引的學習，進而發展「自覺學習」，它讓更多中高齡者獲得社會參與和學習成長的機會。2008年教育部再提出「樂齡中心」實施方案，結合地方之公共圖書館、社教機構、社區活動中心、村里民活動中心、社區關懷據點及民間團體等場地，預計分三年規劃設置368個鄉鎮市區「樂齡學習資源中心」，2008年

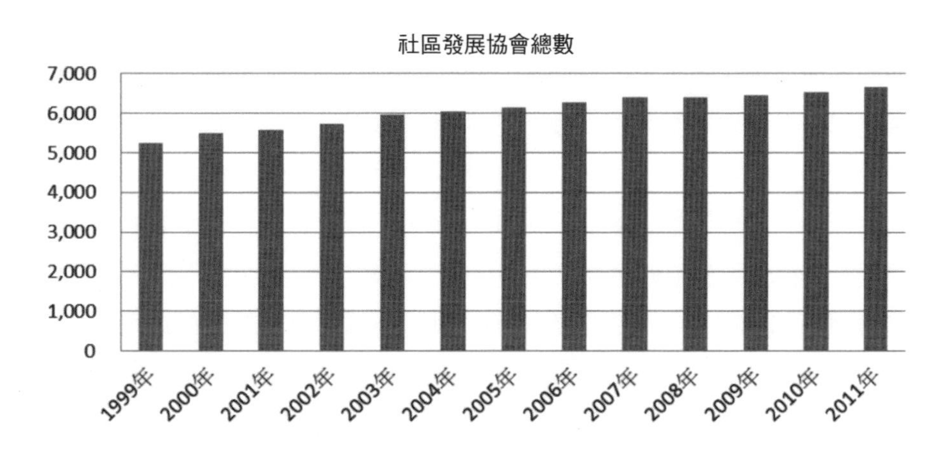

圖5-2　**台灣歷年來社區發展協會的成長趨勢**

資料來源：作者整理自內政部統計處（2011）。

設置100個，2009年設置168個，2010年預定設置100個樂齡學習資源中心，建立一個終身學習的「健康社區」。而設置樂齡學習資源中心的實際推展狀況，至2009年底全國已設置224所（教育部樂齡學習網，2010），超越原先政策預定之設置目標，但因進退場機制，至2011年為212所（教育部樂齡學習網，2011）。

我國的老人教育和社會參與活動，已由「社會福利取向」轉至「教育學習取向」，由原本由政府力量辦理移轉到鼓勵由民間力量辦理的模式，並開展「多軌」、「多元」並進的經營模式。長期以來，台灣的老人教育和社會參與以「社會福利」為取向，雖兼具多重的福利服務功能，但學習者的基本條件差異性甚大，因此，政府希望透過法令規範發展老人的教育活動和獎勵老人的社會參與。總之，從2002年6月公布的「終身學習法」，到2006年公布的「老人教育政策白皮書」，以及2007修正的「老人福利法」來看，不管社會福利和教育政策均透過法令規範鼓勵和保護老人教育活動的推展，對老人教育學習提供新的發展方向，希望老人教育、休閒和社會參與能相互結合在一起，形成高齡社會老人的新生活模式。

依據我國2012年6月底止的人口統計資料報告，65歲以上的老年人口數2,554,988人，占總人口的10.98%（內政部統計處，2012）。行政院經建會推估，現在10個人有一個是高齡者，20年後即每5人中就有1位是老年長者，而且老年人口還在不斷攀升，戰後嬰兒潮人口即將邁入老年人口結構領域，加上14歲以下人口逐年呈反比的方向下降至16.56%，預估至2027年時老年人口將占總人口的20.04%，比原先政府推估的資料還要來得高、來得快。又依據內政部2009年的「台灣地區老人生活狀況調查」報告發現，65歲以上的老人健康狀況一般都不錯，自認為很好或還算好的部分有52.21%，普通但生活可自行料理部分有19.02%（內政部統計處，2009），由於老人健康狀況一般都不錯，因此對於老人教育學習需求就更顯迫切性。高齡化社會是全世界共同的趨勢，在聯合國的倡議下，各個國家因應不同的國情及特色，分別發展出不同的學習活動，而我國的老人教育也經歷一段很長的歷史，推動過程更具有多元性的發展。茲將我國老人教育的發展歷程和實務經營運作之困境分析如下。

二、我國老人教育的發展取向與歷程

中國的養老制度之精神不僅「養口體」更要「養志」。台灣老人教育的發展也是從養口體層次再提升至養志層次的精神文化。而我國自古也有俗諺「活到老，學到老」，但此俗諺卻未轉化成有組織、有系統的學習活動規劃和學習行為，提供單位多以市場導向設立。就從台灣實施老人教育學習的途徑來看，可分為：從政府遷台後的補習教育、1970年代以後的空中教學及大學推廣教育、1980年代的老人大學、長青學苑，以及當前社區大學四個時期。從發展的方向來看，可分為首先由宗教團體所發起的初創期、接著為因「老人福利法」施行後社會福利取向的老人教育，到90年代後終身教育理念取向的老人教育。台灣的老人教育發展分為萌芽期、福利服務取向時期、教育行政介入時期、政策研訂時期（黃富順，2007）。今日老人教育的發展取向以「契約外包」方式進行，由政府委託民間團體、機構經營，建立「公私協力」的夥伴關係，並以「使用者付費觀點」推展，希望未來邁向「由社區治理」，以「由下而上」的力量，呈現民間團體經營的自主性、獨立性和使命感，創造經營特色和完全治理的取向。若從系統和權力觀點來看，則是希望發展「社區治理」的多層次意涵，由社區治理和向外影響效果，達成公民社會的理念（李柏諭，2005）。就當前我國老人教育的發展過程，可分為下列五個發展路徑探討：

(一)由「社政部門」辦理的稱為「長青學苑」

長青學苑係由社會行政部門（中央政府的內政部社會司、地方政府的社會處、局）依「老人福利法」辦理的老人福利，目的在於推動老人社會的人際關係，提升生活情趣，充實精神生活（內政部，2012）。1982年、1983年高雄市、台北市先後設立長青學苑，前台灣省政府則於1987年10月頒布「台灣省設置長青學苑實施要點」，之後各縣市紛紛設立長青學苑，各縣市的老人教育推廣以實施長青學苑為主軸，成為國內最具組織與規模的老人教育專責機構。各縣市因生態差異，所以推廣長青學苑的型態亦不同，但長青學苑的課程普遍以語言、技藝研習、文史、衛生保健、社會經濟及資訊的內容為主；參加的學員「女性」居多，其男女比例約為1：2；教育程度以「國中、國小」最多，年齡層以「70歲以上」居多，課程以「休閒技藝」為主，社會福利的色彩明顯。

(二)由「教育部門」辦理的稱為「樂齡大學」

老人大學以台東及台南社教館所附設的老人社會大學為主，提供55歲以上高齡者就讀，沒有任何門檻設置，課程以語文、藝術及共同科目為主，修業兩年，期滿頒發結業證書。2006年教育部公布「老人教育政策白皮書」和 2008年教育部提出「樂齡中心」實施方案，都是由教育部社教司主導，預計在推展的三年內，要在全省設置368個樂齡中心；於2008年經由公開評選結果，共補助地方成立了105個樂齡中心，並自當年的10月份起陸續運作，所使用的場地以社區的學校、老人活動中心等為主，其補助成立的經費少，是一個「由上而下」的學習設計。雖然其實施的成果尚無法預估，但這是教育部門正式開始全面辦理老人教育的開端，也顯示出我國未來的老人教育政策的發展，教育部門將扮演著更積極的角色。

(三)由「民間組織」辦理的老人大學，名稱不一

民間組織辦理的老人大學，名稱不一，包括：老人社會大學、敬老大學、老人大學、松柏大學等，其中規模最大者為中國老人教育學會1989年所附設的老人社會大學，該校宗旨為：「活到老、學到老」，只要年滿55歲以上者均可報名，每年分兩期招生，每週上課一次，每次兩小時，

研習班次不限，須自費參與，課程內容有語文、休閒、保健、文學、資訊，其中以英文、醫療保健及易經研究最受歡迎，每年約開100班，學員數約2,000～3,000人。

(四)由「宗教團體」辦理的老人大學，占有相當比重

民間宗教團體在老人非正規教育的提供上，占有相當的比重。各宗教團體均有為老人而成立的長青團契、老人團契或老人會等組織，並辦理宗教性、文教性、運動性、休閒性的活動，如專題講座、詩詞吟唱會、唱詩班、外丹功、讀經會等等。提供老人豐富而多元的精神歸屬管道。其中以基督教長老教會所辦理的「松年大學」規模最大，成立於1989年，至2006年在台灣各地區設有分校41個，採學分制，招收55歲以上長者，分上下學期，每期6學分，修完48學分可獲頒學士部畢業證書，課程內容以聖經、醫學常識、社會新知、康樂活動、侍奉關懷等五大類，需「自費」參加（松年大學，2007），其發展已遍及全省各縣市。

(五)其他方式辦理：以混齡教學方式為主

其他方式辦理則包含各種補習學校、市民教室、大學推廣教育、社區大學及空中大學等，均為社區成人教育，雖然參加的學員當中，老人甚多，但其成立的宗旨並不是以專門招收及服務老人為對象，還是以一般的社會大眾的「混齡教學方式」為主，非老人教育的專責辦理機構（唐春榮，2009）。總之，老人教育發展呈現多元化發展，服務的據點也逐步擴大，可說百花齊放（見圖5-3）。

三、我國老人教育推展之實務困境與出路

「福利社區化」和「在地老化」是台灣辦理老人教育的目的，希望老人都能在自己社區內生活、學習和照顧。台灣的老人大學經營特色

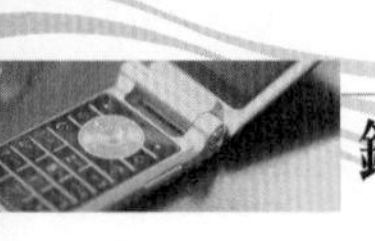

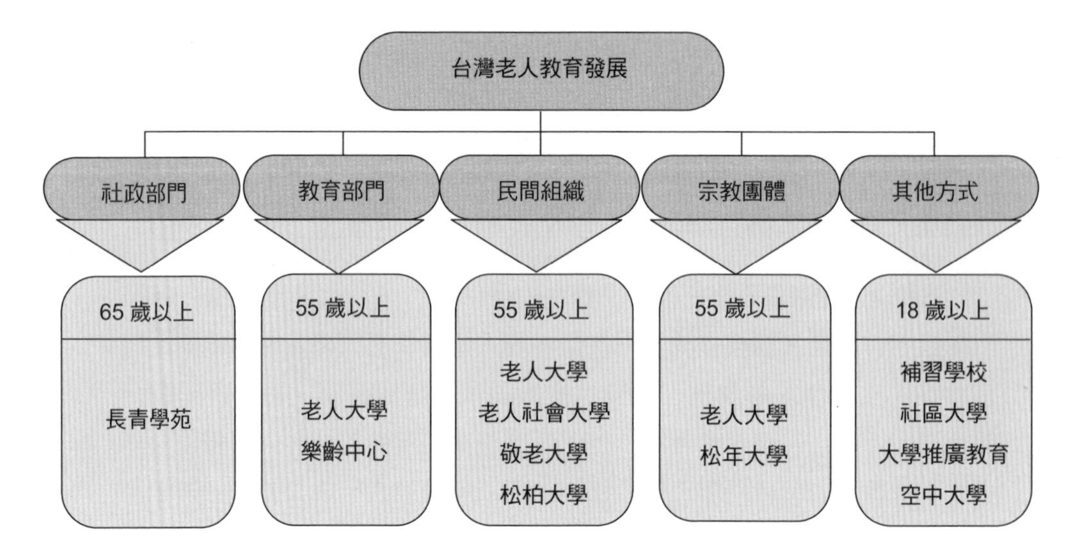

圖5-3　台灣老人教育發展路徑

資料來源：唐春榮，2009。

多，趨向百花齊放的多元化發展，尤其學習的課程內容設計更是不勝枚舉，不過經營上也面臨諸多困境，硬體方面如場地、設施、設備必須自己尋找，運用團體關係向地方政府租借等，軟體方面，人力資源運用以「志工」人力為主。有研究也指出，目前樂齡中心經營的困難，主要來自於政治勢力、機構人力有限，以及學習者的影響等（魏惠娟等，2012）。因此向上推展的力量，遇到高原期，因為當前的老人大學經營運作需要更具專業的人力精英投入，才能突破現有的發展格局，但統合整體台灣老人教育的發展特色如下：

1.由社會福利的鼓勵性質進入教育功能取向的高齡學習時代。

2.以「契約外包」模式，委託民間團體經營，建立公私部門協力的夥伴關係。

3.民間組織及宗教團體的老人教育蓬勃發展，非營利組織積極參與高齡教育的工作。

4.「社區化」學習方式，便利老人學習，且課程內容多元，開課地點普及化，收費低廉平價，深受老人喜愛。

台灣的老人大學發展至今，在實務經營和運作上仍有諸多困境，基此，提出下列建議作為參考：

(一)困境

1.雖然政府已制定各種法律，但徒具立法形式，未見具體的行動和落實措施。
2.政府未給予民間團體或非營利組織更多的資源支援及協助，尤其在場地及經費上，必須訂定獎勵辦法，以協助民間組織突破辦理老人大學業務推展之困境。
3.政府應寬列經費，以鼓勵老人學習，並應內部先整合社會福利部門與教育部門之資源，勿疊床架屋，造成多頭馬車，才能讓有限資源更充分的利用。

(二)出路

1.應開拓更多的老人教育方式，如比照英美等國，規劃鼓勵一般大學參與老人教育推廣活動，結合活用現有大學的教育資源，例如辦理老人寄宿課程。
2.結合老人機構場所，由社區老人機構帶動辦理老人大學教育課程，訓練優秀老人成為教師種籽，並比照大學的學院分類，如人文、社會、財經、管理和資訊學院等，比照香港老人機構推展「U3A」的模式。
3.建議由當前的老人大學辦理單位主動走入老人機構服務，辦理老人教育學習，將老人大學、老人機構與社區服務連成一線，以全面性提供老人學習機會和社會參與。

4.老人大學除「老人」二字外，還具有「大學」之名稱，教育部也已制定老人教育白皮書，故應調查老人學習的課程需求，以系統性、前瞻性進行課程設計和老人大學畢業典禮、授予證書等規劃，以因應大量老年人口教育學習之需求，讓老人大學逐步邁向正規化的發展。

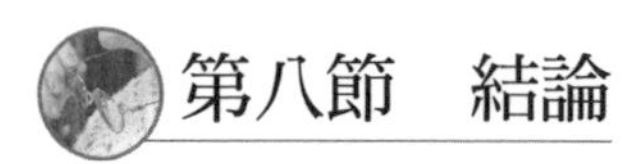

第八節　結論

老人代表一群需要接受基本服務的成人學習者，老人繼續參與學習、投入社會活動，其人力資源和社會資本都將為社會帶來很大幫助，尤其是高齡化社會，老人是國家社會發展的重要資本，推動老人教育不僅有助於老人本身的生活調適和環境變遷之適應，更能為國家社會找出老年人力的優勢資源，且以培力和優勢觀點介入，其人力資源的延伸、使用與社會資本的貢獻，將是高齡化國家的新資源。社會正在快速轉型中，在實施老人教育之際，除參考先進國家的推展經驗外，更應思考社會生態環境和國情文化，才能達成實現老人教育之目標，而如何整合不同生態系統的老人教育之推動和所遭遇的困境，並運用既有的優勢資源，是今日推動老人教育系統化發展之要務。

目前我國老人人力和教育所面臨的問題，乃缺乏完善的法令，雖然推動體系多元，但缺乏統整的機制，推動經費也未有明確的保障，且老人參與社會學習之觀念也還有待推廣。此外，老人教育的課程、教材、教學方式有待研發與創新，從老人人力資源的開發到教育的投入都必須再向上提升，才能符合世界發展潮流。反觀大陸對老人教育的關注，近年來相當積極，作者於2009年前往上海市老人大學參加學術研討交流，發現大陸對人口老化問題和老人教育的投入，逐漸依不同職業身分退休的老人辦理教育服務，由政府完全出資辦理，規模大，有專業人力，上課地點設施設備齊全，且課程設計多樣化，不過因開辦數量仍有限，造成「求過於供」的市場問題，退休者往往需要連夜排隊，以爭取上課機會。此外，我國的老人教育則由民間團體辦理，政府補助部分經費，因此規模小，上課場地以租借的多，設施設備不足，且服務人力以「志工」為主，因此專業發展受限，無法有前瞻性的規劃，不過也因由各地的民間團體辦理，所以設立學習地點的普及性高，老人可就近上課，朝向「在社區學習」和「在地老化」的養志目標。此外，就兩岸老人教育在課程設計方面，內容極為相似（如有國畫、古箏、書法、烹飪等），然而卻具有不同的歷史脈絡和經營模式，彼此相互交流學習，才能建立華人社會第三年齡的樂齡教育模式。

「終身學習、健康快樂、自主尊嚴、社會參與」是老人教育的政策白皮書，也是台灣社會因應高齡化社會來臨所欲建構的四大願景，故國家和社會必須建立「公私協力」的夥伴關係，共同合作打造一個「老有所學」、「老有所樂」的學習環境，減少老人學習過程中之變異，確保樂齡老人的學習樂趣和生活品質。從全球人口變遷的發展趨勢發現，老人的需求已不再只是醫療保健、經濟安全和居住贍養的問題而已，而是應隨時代的轉變，不斷創新因應老人的差異性需求，引導「老人學習」的社會風氣，幫助他們繼續發展和自我實現，才能面對高齡社會的衝擊和挑戰。

問題與討論

一、美國、英國、日本和台灣在經營老人教育模式差異為何？

二、第三年齡教育學習之定義為何？

三、終身學習理念為何？

四、請從充權的觀點角度評量老人教育的功能？

五、整體而言，台灣發展老人教育有哪些特色？

附錄5-1　台灣樂齡學習資源中心（截至2011年共成立212所）

基隆市樂齡學習資源中心	
中山區樂齡學習資源中心	中正區樂齡學習資源中心
七堵區樂齡學習資源中心	仁愛區樂齡學習資源中心
安樂區樂齡學習資源中心	
臺北市樂齡學習資源中心	
大安區樂齡學習資源中心	士林區樂齡學習資源中心
北投區樂齡學習資源中心	松山區樂齡學習資源中心
臺北市樂齡學習資源中心	大同區樂齡學習資源中心
中山區樂齡學習資源中心	文山區樂齡學習資源中心
內湖區樂齡學習資源中心	
新北市樂齡學習資源中心	
土城區樂齡學習資源中心	板橋區樂齡學習資源中心
淡水區樂齡學習資源中心	新店區樂齡學習資源中心
萬里區樂齡學習資源中心	樹林區樂齡學習資源中心
平溪區樂齡學習資源中心	瑞芳區樂齡學習資源中心
汐止區樂齡學習資源中心	坪林區樂齡學習資源中心
三芝區樂齡學習資源中心	永和區樂齡學習資源中心
三峽區樂齡學習資源中心	中和區樂齡學習資源中心
三重區集美樂齡學習資源中心	林口區樂齡學習資源中心
三重區興穀樂齡學習資源中心	蘆洲區樂齡學習資源中心
五股區樂齡學習資源中心	新莊區新泰樂齡學習資源中心
鶯歌區樂齡學習資源中心	新莊區豐年樂齡學習資源中心
桃園縣樂齡學習資源中心	
中壢樂齡學習資源中心	平鎮樂齡學習資源中心
蘆竹鄉樂齡學習資源中心	龍潭鄉樂齡學習資源中心
桃園市樂齡學習資源中心	龜山樂齡學習資源中心
新屋樂齡學習資源中心	八德樂齡學習資源中心
大溪樂齡學習資源中心	楊梅樂齡學習資源中心
復興樂齡學習資源中心	
新竹市樂齡學習資源中心	
北區樂齡學習資源中心	香山區樂齡學習資源中心
新竹縣樂齡學習資源中心	
竹北市樂齡學習資源中心	竹東鎮樂齡學習資源中心

湖口鄉樂齡學習資源中心	關西鎮樂齡學習資源中心
新埔鎮樂齡學習資源中心	
苗栗縣樂齡學習資源中心	
三灣鄉樂齡學習資源中心	公館鄉樂齡學習資源中心
後龍鎮樂齡學習資源中心	西湖鄉樂齡學習資源中心
通霄鎮樂齡學習資源中心	頭屋鄉樂齡學習資源中心
苗栗縣樂齡學習資源中心	頭份鎮樂齡學習資源中心
獅潭鄉樂齡學習資源中心	
臺中市樂齡學習資源中心	
北區樂齡學習資源中心	北屯區樂齡學習資源中心
霧峰區樂齡學習資源中心	西屯區樂齡學習資源中心
大甲區樂齡學習資源中心	梧棲區樂齡學習資源中心
豐原區樂齡學習資源中心	潭子區樂齡學習資源中心
大肚區樂齡學習資源中心	和平區樂齡學習資源中心
烏日區樂齡學習資源中心	清水區樂齡學習資源中心
沙鹿區樂齡學習資源中心	大里區樂齡學習資源中心
彰化縣樂齡學習資源中心	
彰化縣彰化市第一樂齡學習資源中心	埔心鄉樂齡學習資源中心
彰化市彰化市第二樂齡學習資源中心	秀水鄉樂齡學習資源中心
芬園鄉樂齡學習資源中心	北斗鎮樂齡學習資源中心
埤頭鄉樂齡學習資源中心	福興鄉樂齡學習資源中心
埔鹽鄉樂齡學習資源中心	溪湖鎮樂齡學習資源中心
線西鄉樂齡學習資源中心	線西鄉樂齡學習資源中心
溪州鄉樂齡學習資源中心	
南投縣樂齡學習資源中心	
南投市樂齡學習資源中心	竹山鎮樂齡學習資源中心
草屯鎮樂齡學習資源中心	魚池鄉樂齡學習資源中心
集集鎮樂齡學習資源中心	名間鄉樂齡學習資源中心
埔里鎮樂齡學習資源中心	國姓鄉樂齡學習資源中心
雲林縣樂齡學習資源中心	
古坑鄉第一樂齡學習資源中心	大埤鄉第一樂齡學習資源中心
古坑鄉第二樂齡學習資源中心	大埤鄉第二樂齡學習資源中心
崙背鄉第一樂齡學習資源中心	虎尾鎮第一樂齡學習資源中心
崙背鄉第二樂齡學習資源中心	臺西鄉第一樂齡學習資源中心

四湖鄉第一樂齡學習資源中心	水林鄉第一樂齡學習資源中心
褒忠鄉第一樂齡學習資源中心	新庄社區發展協會
嘉義市樂齡學習資源中心	
社團法人嘉義市社區大學發展協會	國際佛光會中華總會嘉義市博愛社區大學
嘉義縣樂齡學習資源中心	
鹿草鄉樂齡學習資源中心	水上鄉樂齡學習資源中心
梅山鄉樂齡學習資源中心	太保市樂齡學習資源中心
竹崎鄉樂齡學習資源中心	新港鄉樂齡學習資源中心
民雄鄉樂齡學習資源中心	
臺南市樂齡學習資源中心	
中西區YMCA樂齡學習資源中心	東區樂齡學習資源中心
安平區立德大學樂齡學習資源中心	南區樂齡學習資源中心
大內區樂齡學習資源中心	北區樂齡學習資源中心
白河區樂齡學習資源中心	麻豆區樂齡學習資源中心
後壁區樂齡學習資源中心	新營區樂齡學習資源中心
東山區樂齡學習資源中心	龍崎嶇樂齡學習資源中心
七股區樂齡學習資源中心	柳營區樂齡學習資源中心
下營區樂齡學習資源中心	六甲區樂齡學習資源中心
麻豆區樂齡學習資源中心	學甲區樂齡學習資源中心
永康區樂齡學習資源中心	善化區樂齡學習資源中心
臺南玉井南區樂齡學習資源中心	歸仁區樂齡學習資源中心
新市區樂齡學習資源中心	鹽水區樂齡學習資源中心
北門區樂齡學習資源中心	佳里區樂齡學習資源中心
仁德區樂齡學習資源中心	西港區樂齡學習資源中心
將軍區樂齡學習資源中心	南化區樂齡學習資源中心
安平區進學樂齡學習資源中心	楠西區進學樂齡學習資源中心
中西區進學樂齡學習資源中心	新化區樂齡學習資源中心
安南區南興國小樂齡學習資源中心	
高雄市樂齡學習資源中心	
旗津區樂齡學習資源中心	苓雅區樂齡學習資源中心
左營區樂齡學習資源中心	楠梓區樂齡學習資源中心
旗山區樂齡學習資源中心	小港區樂齡學習資源中心
前金區樂齡學習資源中心	前鎮區樂齡學習資源中心
桃園區樂齡學習資源中心	鼓山區樂齡學習資源中心
鳥松區樂齡學習資源中心	鹽埕區樂齡學習資源中心

鳳山區第一樂齡學習資源中心	岡山區樂齡學習資源中心
鳳山區第二樂齡學習資源中心	梓官區樂齡學習資源中心
仁武區樂齡學習資源中心	美濃區樂齡學習資源中心
大寮區第一樂齡學習資源中心	大寮區第二樂齡學習資源中心
屏東縣樂齡學習資源中心	
枋寮鄉樂齡學習資源中心	竹田鄉樂齡學習資源中心
崁頂鄉樂齡學習資源中心	林邊鄉樂齡學習資源中心
屏東市樂齡學習資源中心	枋山鄉樂齡學習資源中心
麟洛鄉樂齡學習資源中心	鹽埔鄉樂齡學習資源中心
車城鄉樂齡學習資源中心	長治鄉樂齡學習資源中心
佳冬鄉樂齡學習資源中心	九如鄉樂齡學習資源中心
里港鄉樂齡學習資源中心	瑪家鄉樂齡學習資源中心
來義鄉樂齡學習資源中心	
臺東縣樂齡學習資源中心	
臺東縣臺東市樂齡學習資源中心	太麻里鄉樂齡學習資源中心
東河鄉樂齡學習資源中心	關山鎮樂齡學習資源中心
鹿野鄉樂齡學習資源中心	卑南鄉樂齡學習資源中心
延平鄉樂齡學習資源中心	長濱鄉樂齡學習資源中心
花蓮縣樂齡學習資源中心	
壽豐鄉樂齡學習資源中心	玉里鎮樂齡學習資源中心
宜蘭縣樂齡學習資源中心	
礁溪鄉蘭陽仁愛之家	羅東鎮樂齡學習資源中心
宜蘭縣社教福利服務發展協會	五結鄉樂齡學習資源中心
澎湖縣樂齡學習資源中心	
湖西鄉樂齡學習資源中心	馬公市樂齡學習資源中心
望安鄉樂齡學習資源中心	白沙鄉樂齡學習資源中心
金門縣樂齡學習資源中心	
金寧鄉樂齡學習資源中心	

資料來源：作者整理自教育部樂齡學習網（2011）。網址：https://moe.senioredu.moe.gov.tw。檢索日期：2011/6/19。

附錄5-2　世界各國老人教育推動模式比較表

	美國	英國	日本
高齡社會年代	1950	1951	1970
老人人口比例	8.1%	10.9%	7%
成立時間	1964年	1960年	1963年
學生來源	55歲以上	60歲以上	60歲以上
政策模式	社會福利導向	教育行政導向	社會福利及教育行政雙軌制
經費	使用者付費	政府補助	自費及政府補助雙軌
經營方式	以市場機能為導向	多元自主方式	多元並重方式實施
管理方式	以法制為基礎	以地方自主經營方式推動	政府政策推動為主
主要推動者	高齡者及NPO組織	民間力量為主	社政、教育、高等教育機構及民間機構共同推動
辦理特色	老人寄宿所	第三年齡大學	印南野方式及世田谷方式
辦理機構	教育機構、社區機構及其他	教育機構及NPO組織	教育機構、社區機構
學習內容	生活藝能性課程為主	美學保健及藝能性課程	演講、藝能課程及旅遊學習
辦理特色	有組織、有計畫的教育模式，多樣化學習模式	民間組織為主來推動	範圍廣、多變化

資料來源：整理自黃富順（2007）。《各國高齡教育》。台北：五南。

參考文獻

一、中文部分

上海民政（2007）。〈2007年上海市老齡事業發展報告書〉。網址：http://www.shmzj.gov.cn。檢索日期：2012/4/17。

上海市老年學學會（2011）。〈2011年上海市老齡事業發展報告書〉。網址：http://www.shanghaigss.org.cn。檢索日期：2012/4/17。

中國網（2006）。《中國老年大學（學校）已達2.6萬多所　老年類報紙24種》。網址：http://www.china.com.cn。檢索日期：2012/4/17。

中國北京首都之窗（2008）。〈北京市2007年老年人口資訊和老齡事業發展狀況報告〉，《北京市民政局網站》。網址：http://zhengwu.beijing.gov.cn。檢索日期：2012/4/17。

內政部（2012）。〈老人福利與政策〉。網址：http://sowf.moi.gov.tw。檢索日期：2012/6/18。

內政部統計處（2009）。《老人狀況調查報告》。網址：http://sowf.moi.gov.tw。檢索日期：2011/11/16。

內政部統計處（2011）。《社區發展工作成果》。網址：http://sowf.moi.gov.tw。檢索日期：2012/6/19。

內政部統計處（2012）。《現住人口按五歲年齡組分》。網址：http://sowf.moi.gov.tw。檢索日期：2012/7/15。

田中七重（2007）。〈日本的高齡教育〉。收錄於黃富順主編，《各國高齡教育》，頁110-134。台北：五南。

吳坤良（1999）。〈老人的教育需求〉。收錄於中華民國社區教育學會主編，《高齡者的學習權與社會權》，頁193-205。台北：師大書苑。

吳明烈（1998）。〈1990年代兩項重要的學習社會報告書〉。《成人教育》，第42期，頁42-50。

宋麗玉（2006）。〈增強權能量表之發展與驗證〉。《社會政策與社會工作學刊》，第10卷，第2期，頁49-86。

李進（2009）。〈南京地區老年大學招生消息〉。《金陵彩虹網路新聞報社》。網址：http://www.china.com.cn。檢索日期：2012/4/17。

李柏諭（2005）。〈公私協力與社區治理的理論與實務：我國社區大學與政府經驗〉。《政大公共行政學報》，第16期，頁59-106。
松年大學（2007）。《松年大學概況》。檢索網址： http://www.myweb.hinet.net。檢索日期：2009/4/20。
林月熠（1997）。《台灣鄉村地區老人教育之探討》。台灣大學農業推廣學研究所碩士論文。
林亭玉（2000）。《社區老人教育之研究：以高雄市本館社區和君正社區為例》。高雄師範大學成人教育研究所碩士論文。
林淑敏（2004）。《我國老人教育之實施途徑之調查研究》。中正大學成人及繼續教育研究所碩士論文。
林麗惠（2001）。《高齡者參與學習活動與生活滿意度關係之研究》。中正大學成人暨繼續教育研究所博士論文。
邱天助（1993）。《教育老人學》。台北：心理。
洪錫井（1994）。〈老人終身教育實施機構的種類〉。收錄於黃國彥總主編，《老人的終身教育》，頁118-124。台北：教育部。
唐春榮（2009）。《社區老人教育推動模式之探討：以桃園縣為例》。元智大學資訊社會學研究所碩士論文。
教育部（1998）。《中華民國終身學習年白皮書》。台北：教育部。
教育部（2006）。《邁向高齡社會老人教育政策白皮書》。台北：教育部。
教育部樂齡學習網（2010）。《教育部99年度統計全國樂齡學習資源中心志工人數一覽表》。檢索網址：https://moe.senioredu.moe.gov.tw。檢索日期：2011/4/17。
教育部樂齡學習網（2011）。《各縣市樂齡學習專區老人教育網》。檢索網址：https://moe.senioredu.moe.gov.tw。檢索日期：2012/6/19。
許水德（1999）。〈高齡者的學習權與社會權〉。收錄於中華民國社區教育學會主編，《高齡者的學習權與社會權》。台北：師大書苑。
陳盈儒（2005）。《我國老人大學學員學習策略及其相關因素之研究》。中正大學高齡者教育所碩士論文。
陳勝興（2002）。《原住民老人教育之研究：以台東縣金峰鄉為例》。台東師範學院教育研究所碩士論文。
陳燕禎（2007）。《老人福利理論與實務：本土的觀點》。台北：雙葉書廊。
陳燕禎（2009）。〈台灣老人大學之歷史發展與經營運作〉。發表於《2009台灣：上海兩岸老年教育文化學術論壇》。上海親和源、上海老年生活型態研究中心、上海老年大學等主辦。2009年10月。

陳燕禎（2009）。《老人服務與社區照顧：多元服務的觀點》。台北：威仕曼文化。

陳燕禎（2010）。〈美英日國家老人教育的發展取向〉。《上海老年發展教育研究》，第1期。

陳燕禎（2010)。〈從社會資本觀點探討第三年齡的人力發展與資源連結〉。收錄於《2010兩岸社會福利學術研討會：人口老化與養老服務》。

陳藝玲（2006）。《老人教育對老人功能的初探：以台北縣松年大學為例》。輔仁大學社工研究所碩士論文。

黃國彥、林美珍（1991）。《台灣地區老人學習需求與內涵研究》。嘉義師範學院碩士論文。

黃富順（2004）。《高齡學習》。台北：五南。

黃富順（2007）。〈台灣地區的高齡教育〉。收錄於黃富順主編，《各國高齡教育》，頁29-49。台北：五南。

黃錦山（2007）。〈英國的高齡教育〉。收錄於黃富順主編，《各國高齡教育》，頁81-106。台北：五南。

楊國德（2007）。〈美國的高齡教育〉。收錄於黃富順主編，《各國高齡教育》，頁55-74。台北：五南。

楊國賜（1991）。〈我國老人教育政策及其發展趨勢〉。收錄於教育部社教司主編，《老人教育》，頁461-479。台北：師大書苑。

趙善如、趙仁愛譯（2001）。《老人社會工作：權能激發取向》。台北：揚智文化。

蔡啟源（2005）。〈老人虐待與老人保護工作〉。《社區發展季刊》，第108期，頁185-197。

蔡培村（1996）。《成人教育與生涯發展》。高雄：麗文。

魏彩密（2007）。《高齡學習者溝通式英語教學學習滿意度之研究》。國立台灣師範大學社會教育研究所碩士論文。

魏惠娟、胡夢鯨、葉俊廷、陳巧倫、劉汶琪（2012）。〈老台灣樂齡學習中心辦理樂齡學習模式與策略之分析：經營者的觀點〉。《教育政策論壇》，第15卷，第2期，頁1-37。

鍾肇騰（1998）。《老人教育參與者、非參與者教育態度與規範失調之比較研究：以台東縣為例》。中正大學成人及繼續教育研究所碩士論文。

二、英文部分

Boehm, A., & Staples, L. H. (2004). Empowerment: The point of view of consumers. *Families in Society, 85*(2), 270-280.

Chadiha, L. A. et al. (2004). Empowering African women informal caregivers: A literature synthesis and practice strategies. *Social Work, 49*(1), 97-108.

Florian, V., & Elad, D. (1998). The impact of mother's sense of empowerment on the metabolic control of their children with Juvenile diabetes. *Journal of Pediatric Psychology, 23*(4), 239-247.

Glendenning, F. (ed.) (1985). *Educational Gerontology: International Perspectives*. London: Croom Helm.

Hooyman, N. R., & Kiyak, H. A. (2002). *Social Gerontology: A Multidisciplinary Perspective*. (7th ed.). Boston: Allyn and Bacon, USA.

Lin, C., Tang, W., & Kuo, F. (2012). Mommy wants to learn the computer: How middle-aged and elderly women in Taiwan learn ICT through social support. *Adult Education Quarterly, 62*(1), 73-90.

McClusky, H. Y. (1971). *Education: Background and Issues*. Washington, D.C.: White House Conference on Aging.

Peled, E., Eisikovitz, Z., Enosh, G., & Winstok, Z. (2000). Choice and empowerment for battered women who stay: Toward a constructivist model. *Social Work, 45*(1), 9-25.

Peterson, D. A. (1985). The development of education for older people in the USA. In Glendenning, F. (1985) (ed.), *Educational Gerontology: International Perspectives*, pp. 81-99. Beckenham, Kent: Croom Helm.

Solomon, B. (1976). *Black Empowerment: Social Work in Oppressed Community*. NY: Columbia University Press.

Walker, A. (1996). *The New Generational Contract: Intergenerational Relations, Old Age, and Welfare*. London; Bristol, Pa.: UCL Press.

Walsh, T., & Lord, B. (2004). Client satisfaction and empowerment through social work intervention. *Social Work in Health Care, 38*(4), 37-56

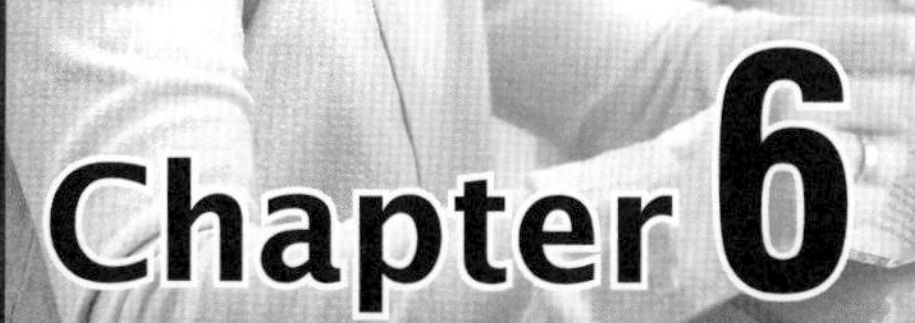

中高齡的人力資源與志工服務連結

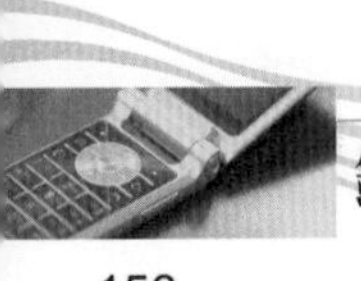

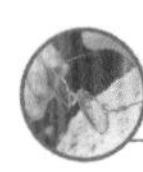

第一節　人口結構和人力資源的變遷

中國自古以來的養老政策是以「養口體」為先，爾後再提升至「養志」的精神層面。就福利國家的老人福利政策是指提供老人基本生活保障，如實施國民年金、全民健康保險、社會救助、失業年金、長期照顧保險，這些政策概屬於「養口體」的目標。「養志」則指鼓勵老人的生涯規劃和社會服務，如老人的教育、休閒、文化、志願服務等，是屬於精神層面的實現。故「養口體」是指基本的生活照顧與保障，「養志」則是指教育休閒文化的精神充實。台灣的人口結構正面臨重大轉型，人口急速老化，且生育率持續創新低，形成老年社會的新人口型態，因此社會的生產力和資源形成新一波的衝擊。

人口結構改變勢必對社會、經濟、政治及教育造成極為巨大的衝擊（林茂昌譯，2007）。全球人口結構正從高出生率、高死亡率，轉型為低出生率、低死亡率的人口結構轉型過程；即人口平均壽命延長，人口結構趨向老化，這種變化在已開發國家已日趨顯現。特別是戰後嬰兒潮的大量勞動者，已陸續進入退休年齡，而且隨著少子化問題的發生，人口的負成長和人口老化的問題，都將造成對經濟成長和勞動力的嚴重衝擊。

社會經濟的發展，醫療科技的進步，人類壽命不斷增加。根據2005年2月24日聯合國經濟與社會事務處人口組的推估，世界人口將自2005年的65億增加到2050年的91億，且預計2075年之後，人口將會產生「負成長」。台灣近幾年每年約以10萬人的速度增加，據經建會推估至2018年，高齡人口（65歲以上的老人）的比率將達14%，正式邁入聯合國世界衛生組織所定義的「高齡社會」。

高齡化和少子化社會最迫切的壓力源是來自「勞動力不足」，從《世代風暴：人口老化即將引爆新經濟危機？》一書，以美國為例，從不同世代的人口結構變遷，評估未來的國家財政危機以及跨世代的經濟問題，已引起社會各界的注意。蔡旭明（2008）研究指出，若要提高經濟成長率，除了要提升就業產出的GDP外，勞動參與率是一個重要關鍵，尤其是老年人的勞動參與率。是故隨著人口結構的快速老化，受扶養老年人口增加，青壯年勞動人口相對較少，「食之者眾，生之者寡」的社會現象，將使國家財政負荷遽增（葉家興譯，2005）。不過台灣戰後的嬰兒潮已逐漸進入老人潮，急增的老年人口多為健康又年輕的老人（初老者），這一群銀髮族，都還有一段漫長的人生晚期，因此，如何規劃退休後的生活，尋找社會的新角色是人生晚期的重要課題。

歐洲經濟強國芬蘭和丹麥目前已提高退休年齡，歐盟委員會和經濟合作暨發展組織去年曾向成員國發出警告，未來的經濟繁榮取決於老化人口的貢獻。當前台灣的退休人士大都屬於健康年輕的初老者，對社會教育、休閒和服務參與的規劃都相當重視，先進國家已將他們視為新人力資本，認為是社會生產力和人力資源再用的生力軍，因此如何善用大退休潮的老年人口是老化國家必須認真面對和思考的迫切課題。故本章旨在探討如何運用當前老年人口的社會資本，並發展其人力資源，最後，並分析兩岸的老年教育和志願服務的發展趨勢。

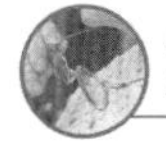

第二節　老化社會對老人人力資源再運用之思維

一、高齡化社會，年輕人負擔越來越重

高齡社會的老年人口以「老老人」的比率增長較快，在美國，85歲以上的「老老人」是增長最快的人口群，而根據預測「生育高峰代」中有4%的人將活到100歲以上（Hooyman & Kiyak, 2008），因此年輕的老年人口群（初老者）將形成社會新生產力。此外，台灣人口少子化的問題嚴重衝擊社會經濟發展和人力資源，且生育率持續創世界新低，政府為挽救

少子化的人口衝擊，還推出鼓勵生育的百萬口號贈獎活動。台灣生育率從1998年至2010年，出生嬰兒數由27萬人，降至166,886人，且至2012年5月每位婦女平均生產0.8人（內政部統計處，2012a）。少子化加速了人口老化的問題，更加凸顯高齡社會的經濟發展問題和人力資源的需求。

高齡化的社會老人持續增加，小孩不斷減少，年輕人的負擔更是越來越重，使得經濟成長率日益下降，所以有人以「從美麗新世界，到世界不美麗」來形容人口變遷的難題。彼得・杜拉克就曾預言，二十一世紀許多先進國家的社會保險與退休制度都將崩潰，大多數人可能要工作至75歲才能退休，故OECD各國推動的改革方案，包括：延後提前退休方案之退休年齡、減少失業、就業、限縮提前退休管道等，以提高中高齡的勞動參與率，降低人口老化對勞動供給的衝擊，並舒緩政府財政壓力。香港文匯報（2007）指出，2006年在瑞士達沃斯召開的世界經濟論壇上，不少企業表示已對人口老化做好準備；日本預計未來十年15～64歲的人口每年將下跌74萬，由於年輕的求職者減少，部分大企業如佳能（Canon）和三菱（Mitsubishi）開始重新聘用已退休的前雇員。外國例子證明，僱用年長人士不一定削弱競爭力；丹麥連鎖零售店Netto開設了三間「老人」超市，逾半數雇員年齡超過50歲，結果曠職的比率下降，且顧客對服務滿意程度上升。史丹福大學生物學家圖雅普卡稱，未來十年內，如先進的抗衰老科技廣泛被應用，將延長人們壽命二十年，激進地改變全球的人口結構，他在2006年美國高級科學協會週年會議上發表研究就說：「約於2010年開始至2030年，人類壽命將急劇增加，工業國家人口將活至100歲。」但他同時也提出警告，延長壽命將引發相關的社會及經濟問題，未知全球政策制定者能否應付未來「長壽一族」之所需。

林招禎（2009）指出，日本最常提出人口老化問題的解決對策，除提高婦女就業率，將部分工時者納入年金制度之繳納保費範圍，對老年人的延後退休則獎勵企業僱用等。高齡國家對老年人力資源的開發與運用都相當積極，也希望藉此解決經濟成長率問題和退休養老制度的改革，因此對於老人學習和教育的投入及老年政策的相關法規之制訂都不餘遺力。

二、終身學習是人力資源統合的新概念

發展成功老化、活躍老化的「養志」目標除了需要維持身體功能之外，心理和社會功能的提升更是重要的概念模式。老人若能在日常生活找到生活的意義感，參與社會服務便是成功老化的保證。1990年代起，終身學習理念已引起世界各國的熱烈迴響，而在老化社會與終身學習時代同時來臨之時，國際間將老人教育和終身學習，視為二十一世紀教育的重要發展方向，老人教育的促進成為各國政府解決人口老化之道，藉由再社會化的過程，使身心健康尚佳的老人再投入職場，彌補市場生產人力逐漸短缺的問題。老人他們在職場上可從事較低薪水或志願性的服務工作，這些工作往往是一般青壯年較不願從事的工作，因此，如何開發高齡人力資源的再運用，也意味著高等教育將面臨新世紀人口重新分配的新局面。

隨著社會醫療科技的進步，老人的平均壽命也愈來愈高，老年期約占整個人生的三分之一，所以「老」已成為人生的常態，也是社會的常態，既是常態，老人就不一定是個「問題」，而應只是「議題」，因此如何帶動第三年齡人口的教育、休閒，因應現實社會生活的需要，是高齡社會的發展要務。所以高齡化社會的每個人都要認知自己會活到很老的事實，並學習如何「與老共處」，規劃安排老人生活，面對高齡化社會的生活衝擊和生活型態。故目前在台灣老人的探討議題，已由社會照顧擴展至對老人知識、教育、心理的重建，希望透過老人教育的實施，達成充實老人「養志」的精神生活，並且服務社會。

現代的老人雖具有參與教育活動的有利條件，但相關調查研究顯示，老人對教育學習的參與仍屬於教育人口之弱勢團體（鍾肇騰，1999），就其問題分析，主要為整體老人教育的對象涵蓋面不足，提供學習的場所和經費都相當有限，且未連結高齡社會的人口需求，也未進行高

齡人力資源的規劃等，造成對老人教育和資源開發的不夠重視。因此如何整合公、私部門的資源，提供老人便利性、易得性的學習機會和管道，是高齡國家發展「在地老化」、「在社區學習」的資源運用策略。

三、老人生活需求和休閒文化

老人生活需求經過實證調查研究結果歸納出六大面向（謝高橋，1994；陳燕禎，2007）：(1)健康醫療需求；(2)經濟生活需求；(3)教育及休閒需求；(4)居住安養需求；(5)心理及社會適應需求；(6)家庭支持需求。

雖然這些需求會隨著不同世代的老人族群、個體身心狀況、社經地位而可能出現差異性的排列需求，但幾乎所有老人的體能均隨著年齡增加而逐漸下降，若無老年生涯規劃者，將失去服務社會的機會，甚至影響其生命品質。所以高齡者的生理狀態，顯著影響生活型態和社會互動的機會，如何從生活價值體系中，尋找生命意義發展的新生活模式是一大考驗。

高齡化國家所引發的老人生活模式和教育、休閒、文化等需求問題都相當迫切。從文獻整理發現，老人參與休閒活動除其基本生活身心功能得以維持外，還可以擁有較佳的生活品質和自信，尤其老人的健康狀況會影響休閒活動參與的程度與範圍（袁緝輝、張鍾汝，1994），以及促使年長者維持生活自主的時間更長（吳震環譯，2006）。而研究指出，老人投入熟悉的田園耕種，將喚起「當年勇」的記憶，因為他們年輕時大都務農，農事記憶是他們共同的成就回憶，因此提供菜園、農田給老人耕種，不僅重拾自信，而且讓日常生活也有情感寄託，找到自我存在、成就的價值，且有助於活化腦神經細胞，還能具有「預防老人失智」的功能（游家翔、陳燕禎，2009）。因此，在以農立國的國家，推動「中國式」、「田園式」的老人休閒型態，最適合現在老人的休閒活動。有研究文獻證實，休閒參與（leisure participation）可以改善神經、消化、肌肉、骨骼系統等生理機能，亦可以降低或消除過度的負面情緒，有助於維持情緒的平衡（余嬪，1999；張文華，2007），另老人積極健康管理與體力活動的參與，可以提高老人生活的品質（Abdoli, Modaberi & Shamsipour, 2012），故老人休閒活動的規劃和參與，能將晚年生活的危機降至最低，由政策面推動，社會面倡導，鼓勵老人走出家門，參與社會活動，讓老年期的生活更充實和健康。因此，如何面對快速增加的第三年齡的人口，透過生命旅程的規劃和統整，擴展自信心和社會責任，由原本被定位的依賴人口再度轉為被依賴人口，成為社會新生產人力資源，是高齡化國家應有的思維和任務。而老年人力的資源或社會資源是否能延續運用，必須經由老人教育的內涵著手，中國文化自古以來養老目標除以「養口體」為基本生活保障外，更期待「養志」精神層面的提升。所以，高齡化社會如何運用社會資本觀點以發展老人人力資源，是達成活躍老化之重要途徑，也是建構高齡社會的重要資源之所在。

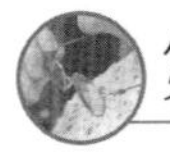

第三節　從社會資本觀點發展第三年齡新資源

近幾年，社會資本（social capital）已成為研究社會政策的一個熱門議題，主要原因是當代社會的公民參與（civic engagement），以及人與人之間的互信度有逐漸下降的趨勢，故如何帶動民眾對社會公共事務的積極參與，善用龐大高齡人口的力量創造社會資本，是政府、企業、志願部門、社區鄰里和家庭等必須共同努力的目標。社會資本是蘊含在社會結構中的人際關係，根植於人與人之間，或人與團體之間的互動關係，是一種社交性（sociability）的互動關係，因此，建立社會資本的基礎條件是人與人之間需要面對面的互動。Bourdieu（1977）認為：社會資本是一種真實或潛在的資源總和，這些資源來自於長期穩定的人際關係，它是所有成員所共同擁有的，所有成員皆可利用這些資源。Bourdieu（1986）更指出社會資本是一種投資，因投資而成的社會網絡、團體中的友伴關係（membership），以及所形成的社會連帶關係：

1.一種持久的網絡關係。
2.是一個團體中的友伴關係。
3.這種友伴關係形成社會連帶的基礎，是個人和群體有意識或無意識的投資所造成的。

一項有關社會資本之跨國性的研究「CONSCISE方案」（The Contribution of Social Capital in the Social Economy to Local Economic Development in Western Europe），以五項具體的要素來分析社會資本（引自黃源協、劉素珍，2009）：(1)信任感；(2)社會網絡；(3)互惠和互助；(4)價值（規範）和承諾的歸屬感；(5)有效的資訊管道。

Labonte（1999）也指出社區要能成功發展，社區能力相當重要，而社區能力的發展向度為：「技巧和知識、領導、成效意識、信任和互惠的規範、社會網絡，以及開放、學習的文化。」故社區能力是社會資本與社區發展必須具備的要素。

傳統的社會資本要素，如信任、規範、承諾、互助、責任等價值觀，都是改善現代社會人們疏離的核心價值，但進入資訊科技社會後，人際關係多以「匿名」的方式互動，基本上這是一個不穩定（instability）或支離破碎（fragment）的人際關係，所以倡導社會資本的概念，就是希望重拾傳統社會人與人、面對面的人際互動關係，從熟悉的老面孔和情感建立互助的道德規範和責任情感。Coleman（1988）指出人與人的關係結構存在著許多特定的利益，人們為了達成自己的利益，會透過人與人之間的信任、互動進行資訊、資源的交換，形成持久的社會關係，而這些社會關係就是一種社會資源，這種社會資源也就是社會資本。政治學者Putnam（2000）將社會資本從個人的層級提升至社區的層次。不論是Bourdieu、

Coleman及Putnam均強調其對社會連結的重要性，在高齡社會就是累積豐富社會經驗的老人人口，他們的智慧、經驗、格局是凝聚社會力量和連結社會世代間的重要機制。

依據匯豐人壽與牛津大學於2008年6月公布的「未來退休生活」調查報告，顯示台灣人對退休後的生活較其他亞洲地區民眾樂觀，而且有超過八成的台灣人希望留給後代人生觀、知識等「柔性價值」（soft value）（林巧雁，2008）。社會資本存在於個人和組織之間的某些事物（something），而「某些事物」是出自於實體之間的連結，透過共同規範和價值信任、相互理解與互惠的行動而進一步發展（Kay, 2006），而這種連動性的發展，還具有擴散性的乘數效果。Giddens（2000）就指出：「社會資本係指個人能夠用於社會支持的信任網絡，猶如財務資本能夠用於投資，社會資本是可以被擴張，投資和再投資的。」故社會資本是鑲嵌在整個社會關係當中，不是個人所擁有的財產，它是一種無形的資產（intangible assets）。因此，政府的重要公共政策，如社會福利、醫療照顧、產業關係到底是能創造或破壞社會資本，需視政府政策的設計內容（Productivity-Commission, 2003）而定，因為社會資本或智慧資本若「投資」或「運用」不當，也會被消耗殆盡的，故西方國家有計畫的研發如何發展老人人力資源，以再創高齡國家的社會發展。第三年齡（U3A）的定義眾說紛紜，以Peter Laslett的定義被廣為接受，他將人類的生命期分為四種年齡，其界定並非按照年代順序、生理年齡或社會年齡（曹俊德，2008）。就其四種年齡的定義區分如下：

1. 第一年齡：是指為成人生活做準備的階段，其特性為依賴、社會化以及學校的年齡。
2. 第二年齡：是指出社會工作後，成家立業，進入婚姻關係及扶養子女的階段，其特性為成熟、獨立，擔負生活家計以及社會責任的年齡。
3. 第三年齡：是指退休或離開工作場所（主要指不再從事全職的工

作），並且停止許多家庭的責任，個人得以自由地追求、滿足自己的想法、興趣和需要，其特性是屬於個人成就的年齡。

4.第四年齡：指依賴、衰老，以及死亡的年齡（劉伶姿，1999）。但依照人口老化的發展狀況，第三年齡屬於老老人的人口族群，其特性應為人生另一個學習的開始，生活重心在維持個人的健康和服務社會，而這個人口族群在長壽社會將會愈來愈多。

西方高齡國家的「第三年齡」大學（U3A），是指退休後再去老人大學上學，學習新知識，開啟人生的第二春，並創造高齡社會的新資源。老人依年齡和身心狀況可細分為：初老（60～69歲）、中老（70～79歲）、老老（80歲以上）三類型的老人，各類型的老人生活需求異質性高，例如初老者（又稱年輕老人）身體健康，生命充滿活力，是發展生命內涵的最佳階段。退休的英文retired，並非指不工作，而是要做自己喜歡做的事、愛做的事，是人生的「再出發」。老人在心智功能的運作和反應速度，可能不如年輕時快速，但憑著長年累積下來的豐富人生經驗，在某些工作領域的表現仍不輸年輕人，甚至超越年輕人。研究發現，僱用高齡者工作的經驗是成功的（McNaught & Barth, 1992）。他們以美國第三大的連鎖飯店：美國朝日飯店（Days Inns of America）為例，進行實證研究，研究結果發現，有價值的、可解決重要人力資源問題的新人力來源就是老人，僱用老人在淨收入上確實比僱用一般人來得高。因此如何善用和發展經驗豐富的老人人口，從事適當的工作，是未來先進國家的人力資源開發重點。

總之，第三年齡教育學習亦泛指已退休，無任何家庭及工作負擔，但身體健康之人士。法國於1973年首創第三年齡大學，以教育老人為目的，現今全世界超過三十幾個國家設有老人大學，經營型態有的附屬於正式大學，有的獨立設校，有的附屬於社會團體。隨著壽命的不斷延長，「第三年齡」是人生中一個既自由又獨立的黃金歲月，這個階段的人士不需要照顧別人，也不需要別人照顧，他們有著健康、活力及時間去做自己喜歡的事情，故在面對人口老化需求和多元化學習階段，如何積極引導老人學習興趣，為老人學習內涵和權益做好準備與行動，提供更佳的服務策略，是老人的教育推動者應有的新思維、新作為。Williamson（1997）也認為應將第三年齡的生活及學習概念整合進入終身學習，故終身學習是一個「年齡統合」（age-integrated）的教育方案，而非以年齡作為區隔（age-segregated）的教育方案。故邁向高齡社會老人教育之願景，就是追求健康老化的目標，需達成四大願景：

1.健康快樂：促進老人的生理健康、心理快樂，使老人享受健康快樂的生活。
2.終身學習：保障老人終身學習的權利，使老人享有終身學習和成長的機會。
3.社會參與：鼓勵老人社會參與、世代參與（與不同年齡層的人有交流分享的機會），建立老人的自信心，肯定老人的自我存在的價值。
4.自主與尊嚴：尊重老人的自主權、維護老人的尊嚴，滿足老人自己想要的生活型態與應有權利。

聯合國在國際老人年的宣言中，主張老人教育是一項「基本人權」，教育政策應將老人的教育學習納入政策考量（黃富順，2004）。而從人口結構的改變事實，老化國家必須對人力資源的重構具有新思維，才能因應社會人口結構轉型的問題，如何在老化社會中提供老人充分的學習，創造新人力資源，成為社會新生產力和新消費力，都是高齡社會照顧產業的新契機、新商機。鼓勵老年人積極參與社會活動，可以提高老年人的自養人力和精神文化，還可以紓解沉重的醫療負擔，是一種「雙贏」的策略（楊風雷、陳甸，2012）。西方先進國家為因應人口老化問題，積極投入和發展第三年齡大學的教育工作，以面對人類壽命延長後的生活需求。高齡化社會將有更多健康的老人，他們需要更充實的生活安排，而樂齡學習正提供充實老年期發展任務的核心，達成「成功老化」、「活躍老化」的重要養老目標。

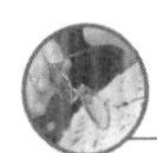

第四節　兩岸推展的老人教育

老人教育政策白皮書目的就是希望透過老人教育、樂齡學習和退休規劃，達成健康老化之目標（陳燕禎，2009）。至於老人教育政策白皮書最重要的施行意義在於：

1.老人學習權益，提升老人生理及心理健康，促進成功老化。
2.老人退休後家庭生活及社會的調適能力，並減少老化速度。
3.老人再教育及再社會參與的機會，降低老人被社會排斥與隔離的處境。
4.建立一個對老人親善及無年齡歧視的社會環境。

目前台灣辦理有老人教育的單位相當多元，例如由內政部社會司（社政單位）主辦的稱為長青學苑，由教育部（教育單位）推動的稱為樂齡學習資源中心、樂齡班，由農委會（農政單位）主辦的稱為高齡班，還有鄉鎮公所、民間團體或宗教團體辦理的稱為市民大學、松年大學、社區大學等等名稱，名稱雖多元而複雜，但都是為提供老人各種學習的管道和機會，鼓勵老人再接觸社會新知識。一般較常聽到且較易理解的名稱是老人大學，其實也就是最早由社政單位辦理的「長青學苑」，在政府多年的推動與鼓勵之下學員人數不斷增加，從2005年的264所，上升至2009年的387所；學員總人次也從2005年的115,861人，增加到2009年的125,821人次（內政部統計處，2011）。另教育部為落實邁向高齡社會的老人教育學習需求，乃制訂「老人教育政策白皮書」，並於2008年提出「樂齡中心」實施方案，該實施計畫預計自2008年起，結合地方之公共圖書館、社教機構、社區活動中心、里民活動中心、社區關懷據點及民間團體等場地，分三年規劃設置368個鄉鎮市區的「樂齡學習資源中心」，以建立一個終身學習的健康社區。而中國大陸近幾年在此方面的推廣也相當重視，尤其在都會地區，如上海市的老年大學課程更是供不應求，經常需漏夜排隊，才能有機會。作者到上海市的老年大學學術交流參訪，就看到其設施設備充足，各班（如烹飪班、書法班、國畫班、音樂班、古箏班等等）均座無虛席，學習互動極為熱絡，而老年大學還設有餐廳，方便老人用餐，用一句大陸常用的話就是很「給力」，其市場需求成長之快，令人驚訝。未來以老人為主軸的課程或才藝班，將形成高齡社會的新市場、新產業。

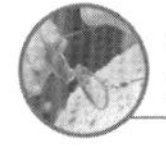

第五節　老年志工人力資源之發展現況

現代國家無不注重各種人力資源的培育、開發與運用，以減少人力閒置造成另一種資源浪費，因此開發中高齡志工人力已成為社區發展的主流。國外文獻已證實參與志願服務有助於提升個人主觀的生活幸福感（subjective well-being）（Morrow-Howell et al., 2003; Baker et al., 2005）。DeSimone和Harris（1998）認為人力資源發展是組織設計一套系統性和計畫性的活動，提供成員必要的知能，以迎合現在和未來的工作需求。因為一個企業或組織構成的要素有三：(1)人力；(2)經營；(3)制度；而組織活動能持續維持主要需靠「人力」來運作。志願服務已逐漸邁向專業服務時代，服務過程必須隨時進行檢討與評估，針對問題不斷提出具體改善行動和發展策略，才能有效解決問題，並提出前瞻性的服務規劃。因此志工人力資源急需新的人力資源加入行列，以傳承人力資源和智慧資本，否則將面臨人力斷層及斷炊的窘境。

依台灣內政部於2009年辦理「老人生活狀況調查」，就志願服務的調查資料結果顯示：女性參與志願服務活動比例為13.09%，略高於男性之11.96%；平均每週志願服務時數，男性以一至未滿二小時者占36.9%，女性以二至未滿四小時者占29.0%之比例稍高。志願服務項目，男性以「環保及社區服務」、「義警、義交、義勇刑事警察、義消等民防團隊」、「消防及救難服務」較多，女性以「教育服務」、「社會福利服務」、「醫療衛生保健服務」較多，所以男性投入社會福利服務的相當有限，此方面志願人力資源值得再深入探討與開發。至於志願服務活動的參與途徑，近八成的國民主要以本身是志願服務團體的成員，或經由團體成員的介紹而加入服務活動。由此可見，社會福利的志工人力資源的開發和服務內涵還有很大的發展空間。

依據內政部社會司公布2011年志願服務成果資料顯示，志工人數和服務時數的資源力量增長快速，總計全年志工服務總時數為2,291萬小時。目前以彰化縣19,484名志工人數最多，但平均每萬人口參與志願服務之人數，以花蓮縣461.83人最高，而平均每位志工每週服務時數，則以新竹縣6小時最多。又依據志工志願服務數按服務項目分類，以綜合福利服務占27.26%最多，老人福利服務占25.08%次之，社區福利服務占16.59%居第三，服務總時數為2,015萬小時（內政部統計處，2012b；見**圖**6-1；**附錄**6-1）。

第六節　志願服務的經營模式

專業志願服務的組織經營是全球化發展的趨勢，因此國內對志願服務組織的管理也日漸重視，除引用企業管理之理念於志願組織，也希望透過評鑑輔導制度引導往專業的方向發展。首先，我國在2001年頒布「志願服務法」，除象徵志願服務邁向法制化的里程碑，也開啟專業志工的「認證」新時代。「社會工作師法」、「心理師法」都推動專業證照制度，而志願服務工作亦無例外，以法令規範志工必須受過內政部規定的基

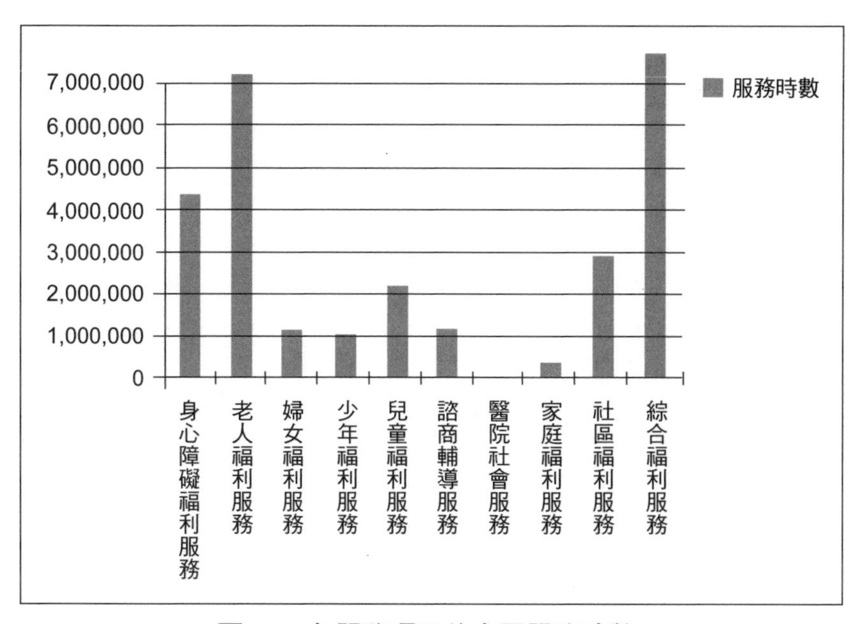

圖6-1　各服務項目的志願服務時數

資料來源：內政部統計處（2012b），作者整理製作。

礎訓練和特殊訓練等，通過志工合格的訓練，並取得認證後，才具有專業志工的身分資格服務社會。不過由於志願服務是出於自由意志，因此志工組織之管理運作確實較具難度，因此志工組織之領導者、幹部都必須有更高使命、智慧、修練和專業，需要更高度的付出，才能成為志工團體成員的典範和標竿，並不斷營造組織之氛圍和動力，落實服務的使命，創造志願服務成為現代社會的新資本。

就筆者多年參與評鑑的社會福利團體、機構等志工團隊之經營管理現況，將其發展歸類為三大類型：

1.傳統救濟型：這類型團隊以宗教性質的團體居多。它是人民團體的組織型態，具有宗教信仰、行善助人、造福社會和服務熱誠等特質，但其服務只提供急難救濟，停留在早期團體成立時的宗旨，服務者也多以義工稱呼，較少參加志工專業教育訓練，因此專業服務的人力和成果呈現不足。因此如何加強志工專業訓練和教育，是需要鼓勵引導的，逐步帶領他們服務知能的提升，讓服務團隊隨時代轉型，並因應時代需求，擴展多元的服務項目，發揮更大的服務效益。

2.孤軍奮鬥型：此類型的服務志工已成立志願服務隊，和組織會員有所區隔，並訂有年度計畫和相關管理、獎勵辦法等，不過服務過程都是以「自我摸索」、「邊做邊學」為主，志工隊的幹部雖充滿熱誠，但因孤軍奮鬥，成員未能向外擴展，因此在獨力奮鬥下，所投入心力和產出效益均有限。故如何加強「同業結合，異業整合」的資源管理概念就顯得相當迫切而重要。

3.外展結盟型：這類型的志工組織大多具有相當歷史、規模和制度。組織成員和志工成員是專業且分離的，所以服務已由內向外擴展，提供社區的外展服務，並且願意分享組織發展過程的甘苦，提供其他單位之觀摩學習。此外，在志工經營管理具有完善管理專業訓練、獎勵制度、督導制度和退場機制等，所以志工的士氣高昂，資深志工均能成為新進志工的督導者或學習楷模，經常集思廣益推出創新的服務方案，服務表現具有一定的專業水準。

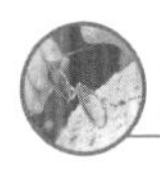

第七節　老年志工人力變成社區互助網

志願服務已成為全球化發展的世界潮流，它因應社會變遷，滿足民眾需求，強化社會關係，促進社會和諧與發展。從志願服務人力的發展趨勢，對社區人力資源發展的啟示是，必須從消極的管制，走向積極人力資源開發，從靜態的人力規劃，走向動態的人力調配、運用，以追求永續經營社區的理想（朱芬郁，2004）。人力資源的本質上是「動」的資源，而高齡社會老人正是建構新人力資源的再生資源。日本是長壽國家，相當重視老年人力資源的運用，從老人就業、教育學習到志願服務，都積極促使老人參與社會，融入社會，並成為社會的生產人口和服務資源。日本政府對老人人力資源的運用與推動方式，乃配合民間事業團體，協助退休老人的生涯發展，例如訓練退休者成為居家服務員，直接成為社區服務的人力資源，提供社區服務；又如成立銀髮人力中心，它是由一群退休人員所組成經營的，由勞動省負責監督、管理，在人口每超過十萬人的城市，就設立一個銀髮人力中心，直接供應工作機會給會員，這種以人口數量作為設立的標準，符合以社區生活圈為建構的理念。另老人志願服務團體，也是以高齡者為核心作為社區人力資源，以市或町為單位而組成，設立目的主要在運用退休老人的專長或經驗，發展社區服務活動。人力銀行是以退休老人人力的求職為主，登錄、建檔求職之需求，再委由一般的就業安定所，提供就業諮詢、安置就業服務，它具老人人力資源管理的功能（涂永泰，1993；李瑞金，1998）。近年來，日本為因應雙薪家庭照顧幼兒人力不足的問題，退休人力更提供社區幼兒的臨托服務，讓退休人力變成一個社區互助的人力資源網絡。此外，在英國的社區照顧服務亦運用退休人力提供各項社區服務，如社會福利、醫療、環保、文化服務等，其對於老人的教育更設有聞名的空中大學，提供成人學習環境和退休後的學習機會，形成社會的新人力資源。法國亦設立「第三年齡大學」，提供老人教育機會，除協助老人身心發展和社會參與外，更針對高齡人力資源做前瞻性的規劃。

台灣為積極推動志願服務，於2001年訂頒「志願服務法」，希望結合社會資源辦理社會福利事業，擴展退休志工服務計畫到各個領域的運用，更希望志工服務在地化和全球化同時發展，從在地志工推廣到海外志工的服務。尤其社會福利的志工人力資源以中高齡者居多，社會服務項目以老人福利服務的投入最多（內政部統計處，2011）。整體而言，中高齡的社會資源是不容忽視的力量，善用他們就成為高齡社會的新力量。反之，若忽略他們還會成為國家的負擔，所以開發第三年齡的人力資源，並引入社會生產行列，強化社會服務的內涵，將成為高齡社會的新資本。

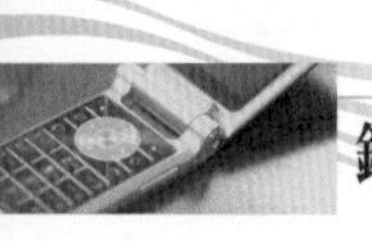

專欄　年老心不老　250歲志工樂在服務

苗栗社大公館學習中心有三位高齡志工，年齡加總超過250歲，他們每週都排班到學習中心輪值，招呼來客、接聽電話……大小事務打理得妥妥貼貼，一有空閒就學習電腦、開拓視野，他們樂於服務、樂於學習的精神，讓許多民眾都自嘆弗如。公館學習中心因專職人力有限，每週一到週五上午由志工輪值，其中陳孝祿、陳富樹、陳海英三位長者，年齡雖然已經分別是88、85、78歲，但服務精神卻不落人後，每週都輪班到學習中心幫忙。一看到這些長者在學習中心神采奕奕、熱心服務的模樣，雖然確知他們是上了年紀的長輩，但絕對猜不到他們已是如此高壽；譬如有一次，社大主秘初次和陳富樹聊天，得知他已86歲時，一臉狐疑不信，要了他的駕照一看，這才咋舌不已。

陳富樹常說，他是人老心不老，如果心老了，就不可能到公館學習中心服務、學習；陳富樹早年從商，個性平易近人，超愛跟人聊天，有次聊得開懷了，他還語帶哲理地說，聊天的「聊」字可以改成治療的「療」，因為聊天可以讓心情開朗，具有療癒效果。而高齡88歲的陳孝祿，以前擔任國中老師，退休之後安排許多學習活動，生活多采多姿，他尤其熱愛拍攝影片，最近還經常到社大進修，學習影像剪輯。另一位高齡78歲的陳海英，也是老師退休，個性和藹可親，是公館學習中心工作人員最喜歡的可愛媽媽，在公館衛生所擔任十多年志工的她，可有公館「包打聽」之稱。因孫子遠在美國難聯繫，愛孫的她就到學習中心擔任志工並學習電腦，期望能用網路與孫子聯絡。這三位高齡志工，都是因為到學習中心學習電腦，而與公館學習中心結緣，今年七月起，學習中心因為計畫眾多、人手不足，招募值班志工，三位長輩立即報名參加，讓中心工作人員感動不已。公館學習中心的最終目標是要成為「公館人的學習中心」，成為志工主導發展的學習中心，該中心不論大小事務，都非常強調開放參與，任何想法都有可能在這裡提出、實踐，歡迎喜愛學習、喜愛參與的公館鄉民，一起效法三位長輩，加入這個能夠充實自我又能關懷家鄉的共學園地，一起來將公館打造成獨具魅力的學習之鄉。

資料來源：吳季昕（2011）。「年老心不老250歲志工樂在服務」。NOWnews。2011/7/26。網址：http://www.nownews.com。檢索日期：2011/12/25。

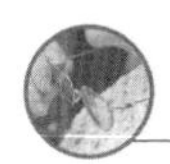

第八節　結論：老人人力資源是高齡化社會的永續資本

一、戰後嬰兒潮世代是高齡社會的新「使能」族群

依台灣平均壽命80歲計算，60歲退休後，仍有二十年以上的餘命，加上即將進入老年期的戰後嬰兒潮世代，擁有較佳各項生存能力、社會經驗、社會規範、自律性、情感、承諾、責任感、抗壓力等，因此如何加以教育、訓練、發展轉化成資源，借力使力，使之成為高齡社會的新「使能」（enable）族群，將原本被視為依賴人口再轉變成被依賴人口或獨立人口，成為社會的生產財、人力財。有計畫的培育老人，再運用其寶貴的人力資源，將是社會新資產，尤其鼓勵其服務社區，不但延續老人角色和活動舞台，更是達到成功老化的重要途徑。人力資源的本質是屬於動態資源，而高齡社會的老人人口他們在年輕時，曾是創造國家經濟起飛的重要力量，今日他們年紀雖然大了，但大多數老人仍身體健康、智慧飽滿且抗壓力強，學習狀況或工作投入完全不輸給年輕人，更重要的是必須藉助長期累積的綿密、社會網絡，因為強韌的社會網絡正是推展社區發展的基石。社區發展或社會文化的傳承需要全面且長久的資源投入，而且若未能將老人志工資源納入，難以享有長期的成功。

二、台灣社區發展依靠老人志工人力資源

目前台灣的社區發展，幾乎依賴老人志工撐起一片天，因此有人開始擔心未來社區志工和資源將形成人力斷層，由此可見，老人人力資源對社區發展的貢獻。推動老人志願服務和社會參與，對老人而言具有多重功能，如促進心理、情緒、生理各方面的健康，達到成功老化之目標。而老人具有豐厚的社會資本，是建構互惠與合作的社會網絡、規範、與社會信任的基石，而社會資本的核心理念認為社會網絡是社會的重要資產

（Field, 2003）。尤其在現代資訊科技的社會，人類的疏離感增加，並以匿名性的網路互動來建立社會關係，因此資訊科技社會若要建立一個相互信任的社會互動模式，需要建立終身教育制度和終身志願服務的生命內涵。

三、投資老人教育，形成高齡社會的新資源

社會資本與社區發展是互有關聯的，若能妥善運作，社區發展可進一步地促進社會資本的能量，「良性循環」（virtuous circle）的現象。善用老人的價值體系和豐富的社會經驗，並投資老人的教育學習，將形成高齡社會新資源，而倡導利他主義的社會服務，將傳承新世代「善循環」的因果理念，這些都是高齡社會必須積極發展的社會資本。

四、高齡國家必須建立「老人人力資源庫」

從日本、英國、法國等都是高齡國家，早已有計畫、有組織的投入和開發老人資源的培養和運用，從就業、教育到志願服務都有前瞻性的規劃，以增進老人社會參與的知識，融入當代的社會生活。而中國文化向來具有老人「養志」文化，因此如何把握機會，連結世代間的情感和知識，將傳統彼此相互信任的情感和道德規範等無形的社會資本傳承下去，才能維繫強韌的社會支持網絡力量。故高齡國家必須建立「老人人力資源庫」，將老人的人力、知識再運用於社會，讓龐大的老人人口，由原本已是社會的依賴人口經過教育和再轉變成可以獨立自主的人口，並成為高齡化社會的新生力軍。

問題與討論

一、老人生活需求有哪些面向？

二、請簡述社會資本之理論內涵？

三、第三年齡（university of the third age, U3A）的定義和內涵為何？

四、老人教育政策白皮書的施行意義為何？

五、老人參與志願服務的社會效益為何？

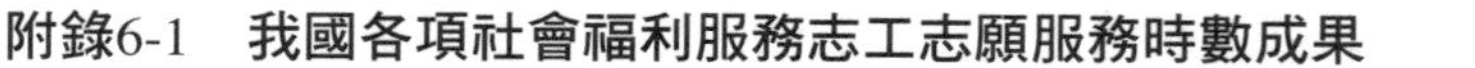

附錄6-1　我國各項社會福利服務志工志願服務時數成果

年別	志工志願服務時數 （小時）										
	合計	身心障礙福利服務	老人福利服務	婦女福利服務	少年福利服務	兒童福利服務	諮商輔導服務	醫院社會服務	家庭福利服務	社區福利服務	綜合福利服務
1996	3,091,765	321,502	384,299	106,530	268,785	426,296	683,852	328,901	150,110	157,745	263,745
1997	3,853,518	230,728	351,507	89,564	322,725	458,268	390,871	1,484,987	57,005	204,166	263,697
1998	4,076,612	271,515	463,353	175,414	68,341	349,318	439,835	1,571,356	63,974	287,125	386,382
1999	4,432,240	294,450	641,942	139,925	208,570	486,117	592,466	1,337,156	47,449	239,138	445,028
2000	5,626,344	381,693	971,334	145,129	143,375	373,395	534,670	1,980,177	69,538	382,803	644,230
2001	5,427,450	324,647	1,022,467	152,905	132,065	386,231	355,255	2,016,604	55,328	371,314	610,634
2002	4,388,410	411,188	1,255,028	156,397	154,428	372,305	365,753	358,010	49,579	556,653	709,069
2003	4,938,201	388,724	1,521,887	203,406	152,034	338,723	439,695	—	71,616	752,897	1,069,219
2004	5,528,318	375,186	1,503,852	190,283	156,795	475,874	403,878	—	74,707	791,356	1,561,789
2005	6,731,795	571,208	1,677,911	266,627	191,122	632,809	402,575	—	108,149	765,759	2,115,635
2006	8,648,918	676,453	2,281,145	486,101	250,329	703,422	483,041	—	130,100	908,082	2,730,245
2007	11,691,062	1,037,881	3,052,572	442,322	481,619	1,474,485	544,860	—	189,345	1,719,067	2,748,911
2008	15,512,030	1,638,879	4,293,765	539,763	531,867	1,194,597	684,026	—	297,010	2,053,672	4,278,451
2009	20,157,333	1,559,573	5,057,059	977,830	699,426	1,689,629	830,796	—	501,470	3,345,264	5,496,286
2010	27,014,735	3,184,324	5,606,963	996,283	1,042,509	1,815,407	850,522	—	1,207,952	4,588,447	7,722,328

資料來源：作者整理製作自內政部統計處（2012b）。

參考文獻

一、中文部分

內政部統計處（2009）。《老人狀況調查報告》。網址：http://sowf.moi.gov.tw/。檢索日期：2011/4/5。

內政部統計處（2011）。《老人福利服務：長青學苑辦理成果》。網址：http://sowf.moi.gov.tw。檢索日期：2012/3/5。

內政部統計處（2012a）。《育齡婦女生育率》。網址：http://www.moi.gov.tw。檢索日期：2012/5/3。

內政部統計處（2012b）。《內政統計通報：2011年社會福利志願服務成果統計》。網址：http://www.moi.gov.tw。檢索日期：2012/5/3。

文匯報（2007）。《勞動力大萎縮遲退休變趨勢》。網址：http://paper.wenweipo.com。檢索日期：2010/4/20。

朱芬郁（2004）。〈社區高齡智者人力資源發展及其實施策略〉。《社區發展季刊》，第107期，頁348-359。

余嬪（1999）。〈休閒活動的選擇與規劃〉。《學生輔導通訊》，第60期，頁20-31。

吳季昕（2011）。〈年老心不老　250歲志工樂在服務〉。《NOWnews》，7月26日。網址：http://www.nownews.com。檢索日期：2011/11/27。

吳震環譯（2006），Marlee Alex原著。《銀髮族的全人關顧》。台北：台灣基督文藝。

李瑞金（1998）。〈退休老人人力：社會潛存資源再運用〉。《社會建設》，第78期，頁73-82。

林巧雁（2008）。〈75%台灣人不擔心退休生活〉。《經濟日報》，2008/6/17。

林招禎（2009）。〈養不起的未來：高齡、少子化對台灣勞工老年經濟安全制度之衝擊與改革建議〉。《國政研究報告》，社會（研）098-013號。

林茂昌譯（2007），Alan Greenspan原著。《我們的新世界》。台北：大塊文化。

袁緝輝、張鍾汝（1994）。《社會老年學教程》。台北：水牛。

張文華（2007）。《健康老人：銀髮族的生理、心理、疾病》。台北：華成。

曹俊德（2008）。〈老人類型在生涯規劃上之應用與分析〉。《朝陽人文社會學刊》，第6卷，第1期，頁323-338。

陳燕禎（2007）。《老人福利理論與實務：本土的觀點》。台北：雙葉書廊。

陳燕禎（2009）。《老人服務與社區照顧：多元服務的觀點》。台北：威士曼文化。

游家翔、陳燕禎（2009）。〈高齡者田園耕種休閒生活之研究〉。載於陳燕禎編著，《老人生活福祉與社區休閒教育》，頁167-209。台北：威士曼文化。

黃富順（2004）。《高齡學習》。台北：五南。

黃源協、劉素珍（2009）。〈社會資本對台灣社區發展之政策意涵〉。《行政暨政策學報》，第48期，頁155-191。

楊風雷、陳甸（2012）。〈社會參與、老年健康與老年人力資源開發〉。《勞動保障世界：理論版》，第1期，頁34-37。

經建會（2012）。《人力資源與社會福利》。網址：http://www.cepd.gov.tw。檢索日期：2012/1/9。

葉家興譯（2005），Laurence J. Kotlikoff & Scott Burns原著。《世代風暴：人口老化即將引爆新經濟危機？》。台北：左岸文化。

劉伶姿（1999）。〈英國的第三年齡大學〉。《成人教育雙月刊》，第49期，頁8-14。

蔡旭明（2008）。《人口結構轉變對勞動參與率及經濟成長的影響》。東吳大學國際經營與貿易學系碩士論文。

謝高橋（1994）。《邁向二十一世紀社會福利之規劃與整合：老人福利需求初步估報告》。台北：內政部。

鍾肇騰（1999）。〈邁向學習社會的自我導向學習概念分析與策略〉。載於中華民國社區教育學會編著，《社區終身學習》。台北：師大書苑。

涂永泰（1993）。《台灣地區老人人力運用之研究》。中國文化大學勞工研究所碩士論文。

二、英文部分

Abdoli, B., Modaberi, S., & Shamsipour, D. P. (2012). Comparison of the quality of life for healthy active and sedentary elderly and with osteoarthritis. *Annals of Biological Research, 3*(5), 2343-2348.

Baker, L. A., Cahalin, L. P., Gerst, K., & Burr, J. A. (2005). Productive activities and subjective well-being among older adults: the influence of number of activities and time commitment, *Social Indicators Research, 73*, 431-458.

Bourdieu, P. (1977). Outline of a theory of practice. Cambridge: Cambridge University Press.

Bourdieu, P. (1986). The form of capital. In J. G. Richardson (ed.), *Handbook of Theory and Research for the Sociology of Education*. pp. 241-258. NY: Greenwood Press.

Coleman, J. S. (1988). Social capital in the creation of human capital. *American Journal of Sociology, 94*, 95-120.

DeSimone, R. L., & Harris, D. M. (1998). *Human Resource Development*. Harcourt Brace College Publishers.

Field, J. (2003). Civic engagement and lifelong learning: Survey findings on social capital and attitudes towards learning. *Studies in the Education of Adults, 35*(2), 142-156.

Giddens, A. (2000). The role of the third sector in the third way. Paper presented at the Third Way- Third Sector. London School of Economics and Political Science.

Hooyman, N. R., & Kiyak, H. A. (2008). *Social Gerontology: A Multidisciplinary Perspective* (8th ed.). US: Allyn and Bacon.

Kay, A. (2006). Social capital, the social economy and community development. *Community Development Journal, 41*(2), 160-173.

Labonte, R. (1999). Social capital and community development: Practitioner emptor. *Australian and New Zealand Journal of Public Health, 23*(4), 430-433.

McNaught, W., & Barth, M. C. (1992). Are older workers good buys? A case study of Days Inns of America. *Sloan Management Review, 33*, 53-62.

Morrow-Howell, N., Hinterlong, J., Rozario, P. A., & Tang, F. (2003). Effects of volunteering on the well-being of older adults, *The Journals of Gerontology, 58B*, S137-S145.

Productivity Commission (2003). *Social Capital: Reviewing the Concept and its Policy Implications*. Canberra: Productivity Commission.

Putnam, R. (2000). *Bowling Alone: The Collapse and Revival of American Community*. N.Y.: Simon & Schuster.

Williamson, A. (1997). You're never too old to learn! Third-age perspectives on lifelong learning. *International Journal of Lifelong Education, 16*(3), 173-184.

Chapter 7

銀髮族的消費型態與市場發展

第一節　前言

第二節　閃耀銀髮消費市場和社會經濟

第三節　台灣中高齡者的消費力

第四節　銀髮族的相關產業市場發展趨勢

第五節　台灣戰後嬰兒潮人口的消費特性與型態

第六節　銀髮族的消費力與社會支持

第七節　銀髮族的退休與消費之難題

第八節　結論：開發新時代的老人商品

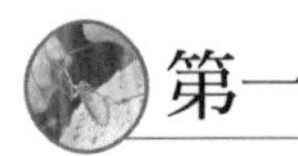

第一節　前言

「老人潮」是世界的趨勢，「人口高齡化」是全球化的熱門話題。戰後嬰兒潮出生的他們不但教育程度高、觀念較新且儲蓄力強，在他們進入65歲大關，龐大的人口數量與雄厚的消費能力，使得全世界都不得不關注他們在這個閃耀銀髮消費市場的商機和對社會經濟的影響。在台灣二次大戰後出生的戰後嬰兒潮人口，他們除了感受大戰留下的傷痕，也實際參與了社會變遷的過程，但同時亦為個人與社會創造大筆財富，成為各世代裡儲蓄力和消費實力最雄厚的一個世代，他們過去累積的財富也轉為巨大的消費力，目前這批戰後嬰兒潮正要跨入「老人潮」之際，更加凸顯其當前消費市場的地位，其對市場影響力和重要性不得不去重視。台灣的高齡產業市場，依據推估2025年可增加至1,089億美元，相較2001年的246億美元，成長4.4倍，中高齡者相關產業除需關注該高齡者的健康照護等福利措施外，所帶來的商機如科技輔具、休閒旅遊、養生飲食、照護保險、銀髮住宅等需求勢必大量增加，其消費型態、消費商品、消費內容、金額、模式及消費歷程都產生相當的變化，是當前發展銀髮產業市場必須要關注和掌握的資訊。

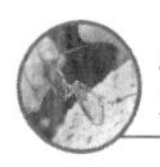

第二節　閃耀銀髮消費市場和社會經濟

台灣因工商社會的高度發達，以及社會生活型態的改變而產生人口結構的變化，年齡結構由金字塔型快速趨向於保齡球瓶形狀，加上晚婚人口的增加以及生育子女數的減少下，逐漸產生高齡化的現象，而二次大戰後，人口快速增加的嬰兒潮世代，也稱為「戰後新生代」（1946年到1964年出生者），他們除了感受大戰留下的傷痕，也實際參與了社會變革的過

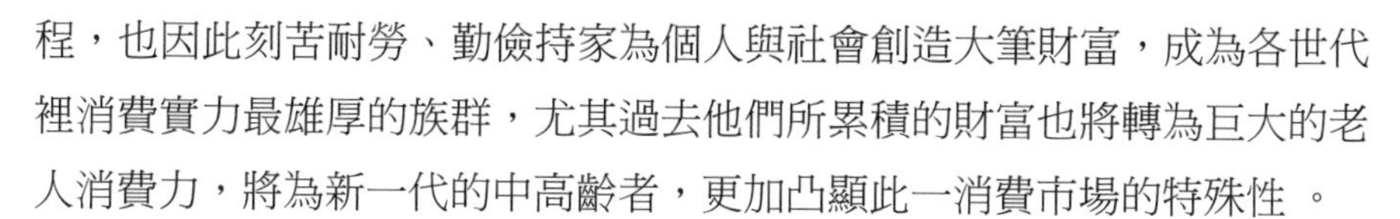

程，也因此刻苦耐勞、勤儉持家為個人與社會創造大筆財富，成為各世代裡消費實力最雄厚的族群，尤其過去他們所累積的財富也將轉為巨大的老人消費力，將為新一代的中高齡者，更加凸顯此一消費市場的特殊性 。

台灣高齡者家庭的比率，近年來不斷上升，已占全體家庭30.8%（內政部統計處，2010）。台灣65歲以上老人所占比例持續攀升，老化指數為73.91%，雖仍較歐美及日本等已開發國家為低，但卻較亞洲其他國家為高（南韓58.82%、大陸42.11%、新加坡50.00%、馬來西亞12.50%、菲律賓11.43%）（內政部統計處，2012）。又根據內政部統計台灣歷年的人口結構，公布除65歲以上的老人人口比例逐年急速上升外，0～14歲的幼年人口比例也因出生率下降而逐年降低，預估至2030年，台灣每四個人中，就有一位是老年人（內政部統計處，2010）；《天下雜誌》在2009年的報導亦提出，未來公車與捷運上「至少」（外加婦孺與身障）有六分之一的位子應該設為博愛座。

老人潮已是世界的趨勢，中高齡者人口不斷增加，世界各地的人口壽命也愈來愈長，因此世界各國都必須以主動且積極的態度來面對高齡化的人口問題（陳燕禎，2007）。台灣產業除了關注該相關中高齡者健康休閒之福利措施外，從經濟層面來看，另一方面則帶來中高齡者相關產業商機，老人照護、居家輔助器材等需求將會大量增加，故應把握隨之而來的商機，開創相關產業市場。台灣的高齡產業市場，依據推估2025年可增加至1,089億美元，相較2001年的246億美元，成長3.4倍（林妙玲，2007）。二十一世紀老年經濟的相關產品和服務已出現，中高齡者相關產業龐大商機也吸引國內外廠商積極投入，相關投資的領域大致包括：中高齡者用品、銀髮健康與醫療照顧、中高齡者金融與保險、休閒與中高齡者教育等項目（顏建賢，2008）。總之，中高齡者的消費型態已與過去有很大的不同，金額龐大、消費模式不同、消費商品也呈現較過去多元化的模式。

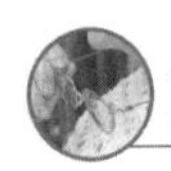第三節　台灣中高齡者的消費力

中高齡者市場潛力無窮，目前國內外有許多專屬為中高齡者設計的各種產品與服務，如保健產品、專業看護、益智玩具、老人手機、銀髮住宅、養生飲食、休閒旅遊、長期保險和生前契約等。目前市場為中高齡者開拓的商品愈來愈多，不斷推陳出新，顯見其市場的發展性和其消費力。老人的消費行為需視其身體健康狀況。基本上可簡單分類為：健康老人與不健康老人，而休閒娛樂與醫療支出形成其龐大的消費數據。根據內政部2010年的老人狀況調查結果，65歲以上老人經濟來源中，依靠自己的比率在2005年為11.78%，2009年降為7.91%；「靠儲蓄、投資所得者」，2005年調查結果，占10.78%，至2009年增加至14.93%；「靠退休金給付者」，2005年為14.15%，2009年增加至17.37%；至於「靠保險、子孫奉養者」，由2005年的53.37%，至2009年時降為48.29%；而「靠政府或津貼者」的比率也由2005年的33.34%，至2009年時降為%29.66（見**表**7-1）。整體而言，老人依賴政府和子女經濟來源的比率愈來愈低，而依賴自己的儲蓄和退休金等的比率愈來愈高，所以老人可以獨立自主運用的經濟已愈來愈高。然而，又根據內政部調查統計，會使用電腦的老年人，只有6.67%；而其中曾上網購物的中高齡者，占其中的6.14%（內政部統計處，2010），而中高齡者的購物習慣還是偏向傳統通路居多，多年來也只有一個針對老人的「樂齡網」的網站通路而已。因此，老人的消費行為除了電腦與網路使用的不便外，其軟硬體的設計和通路也都影響老人的使用能力與需求。

台灣老人的消費力是相當驚人的。老人愈來愈多，代表銀髮商機也愈來愈大了，因此市場不斷出現迎合老人需求的產品，只是在教育學習方面，還有很大的發展空間。目前國內大多數以中高齡者的社會福利、醫療保健、休閒活動為主，但不可否認的已朝向市場化的老人消費特性、習慣

表7-1　65歲以上老人之經濟來源（%）

	自己	儲蓄、投資所得	退休金給付	保險、子孫奉養	政府或津貼
2005	11.78	10.78	14.15	53.37	33.34
2009	7.91	14.93	17.37	48.29	29.66

資料來源：內政部統計處（2010）。

和相關產品的開發和研究，希望為創造中高齡者有更好的消費產品與消費空間、環境。

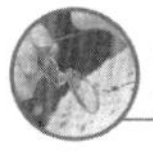

第四節　銀髮族的相關產業市場發展趨勢

高齡化產業發達的日本，「高齡化」已是媒體不時出現的話題，中高齡者親自改寫大家對老人的刻板印象，他們不再是行動緩慢、反應差的人，他們已擺脫「沒用」的刻板標籤，呈現的是活得有活力、有生命力的族群。

一、日本的銀髮產業蓬勃發展

日本的銀髮產業蓬勃發展，舉凡食衣住行育樂，皆有專以中高齡者（熟齡）為目標的產品；吃的方面，各地有愈來愈多所謂的「elder cafe」，提供優美的音樂、浪漫的燈光，同時還有健康的飲食，鎖定家庭市場；健身市場也瞄準了他們，「Curves」從美國跨海到日本，相中了此一商機，為中高齡女性打造適合她們的健身課程。此外，還有結合醫療的健身俱樂部，有專業的醫生和營養師，提供醫療的支援課程，讓中高齡者能立即檢視自己的身體狀態，進行保養。日本的廣播節目「早安一直線」，由清晨五點三十分開始播放，大談熟齡關心的健康話題，廣受好評，也因為熟齡的聽眾增加，讓日本的廣播脫離了廣告的冰河期（林冠

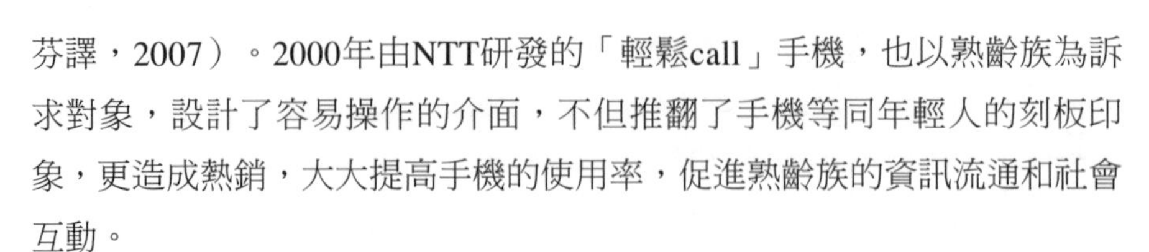

芬譯，2007）。2000年由NTT研發的「輕鬆call」手機，也以熟齡族為訴求對象，設計了容易操作的介面，不但推翻了手機等同年輕人的刻板印象，更造成熱銷，大大提高手機的使用率，促進熟齡族的資訊流通和社會互動。

針對中高齡者市場，日本任天堂也推出了一系列的腦力訓練遊戲程式，搭配DS掌上型遊戲機，內容從簡單的算術、拼圖、英語學習到腦筋急轉彎遊戲應有盡有，還號稱具有減少腦部年齡的功能。這台任天堂DS給老人玩的遊戲十分簡單易懂，不需要閱讀厚厚的說明書，很快就能上手，更無須強記複雜的攻略或祕技（林冠芬譯，2007）。可見得想要搶進中高齡者的遊戲商機，使用步驟簡單、容易操作，都比強大的功能來的更重要（莊芳，2007）。近年來，日本更針對以家庭為單位的休閒娛樂市場，推出老人小孩都能一起使用的Wii遊戲，其中的健身瑜伽或各種運動的功能，都簡單實用又有趣，同樣在全球熱賣，這股熱潮也吹到台灣。目前Wii遊戲已被運用在訓練老人身體平衡力和反應力的重要工具，其運動的成效也被肯定。

二、日本專門為熟齡族而設計的「便老商店」

在日本，老人們讓企業僱用他們，他們也努力工作，以增加收入，然後再將此收入轉為更強的消費力。依據亞洲消費力報告指出，在十二個亞洲地區中，日本旅客是第一大消費群，海外旅遊中，有20%是超過60歲的老人，可見其商機的龐大。又如7-11便利商店在日本發揚光大，且今日日本還推出所謂的「便老商店」，專門為熟齡族的身體功能和生活需求來設計，如商品擺放的高度、蔬菜的處理都符合高齡者的需求。例如「Lawson Plus」在2007年就正式推出便老商店，由原本的便利商店形式，改變以符合高齡者需求設計的便老超商，不僅在商店的陳設、路徑針對行動不便的老人家而調整，也找來更能理解顧客、同是中高齡的店

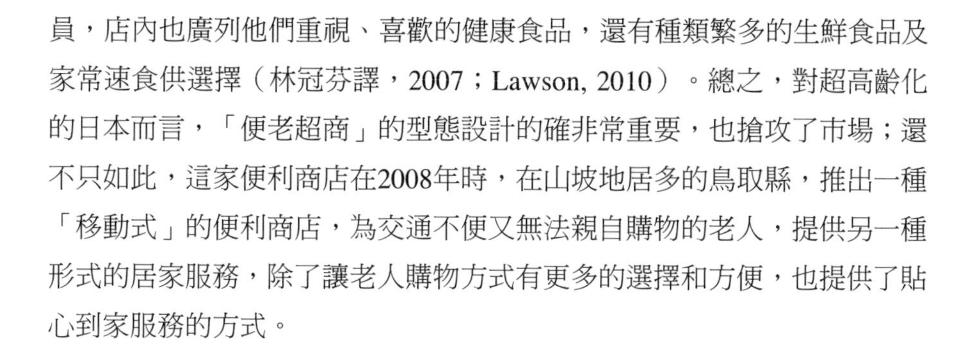

員，店內也廣列他們重視、喜歡的健康食品，還有種類繁多的生鮮食品及家常速食供選擇（林冠芬譯，2007；Lawson, 2010）。總之，對超高齡化的日本而言，「便老超商」的型態設計的確非常重要，也搶攻了市場；還不只如此，這家便利商店在2008年時，在山坡地居多的鳥取縣，推出一種「移動式」的便利商店，為交通不便又無法親自購物的老人，提供另一種形式的居家服務，除了讓老人購物方式有更多的選擇和方便，也提供了貼心到家服務的方式。

三、銀髮族的藍海市場：休閒旅遊與周邊商機

銀髮族服務相關產業的快速成長，帶動許多商機，也增加許多就業機會，為台灣注入另一股活力，但到底有哪些蓄勢待發或蓬勃發展的銀髮商機呢？例如在台北自行車展最熱門的是電動車，巨大、美利達、中華汽車、日本三洋電機等紛紛推出多樣新款的電動自行車，甚至首度參展的中國大陸自行車廠商，也主打電動自行車，每台單價從約台幣3萬元到750萬元不等的產品，巨大去年全球就賣出了30萬台，廠商們瞄準的，就是有代步需求的中高齡者，他們預估，今年電動車內銷市場可望大幅成長3～7倍（曾麗芳、沈美幸，2010），這可說是驚人的價格、驚人的銷售量和驚人的成長率。此外，高齡社會帶來醫療照護問題，也是一個龐大商機，目前銀髮照護市場在台灣有多大呢？答案是750億。報導指出，2009年熱買的保險中，其中一支就是長期看護險，讓中壯年在未邁入老年前，及早為自己健康醫療和長期照護規劃（孫彬訓，2010）。尤其近年來還推出牙齒保險，如「從齒健康」保險的推出。另醫療美容中心的成長更是快速，形成火熱市場。中化製藥也看準這點商機，由製藥公司轉投資照護市場，預計五年內要設置30個據點。中化表示，單個照護據點只要有80位客戶，即可損益兩平，若依每個長者在醫療保健方面的支出來看，每個月保守估計為2,500元，一年就可以帶給高齡產業近750億的商機（杜蕙蓉，2010）。可

見，推出健康醫療和長期照護保險，已形成市場新商機所在。

另台灣社會向來秉持著「年少打拚、老來享福」的觀念，因此不少工作一輩子的人都是退休以後才開始旅行，社團法人台灣無障礙旅遊發展協會理事長鄭淑勻帥氣的說：「就算不能用雙腳走、就算膝蓋不舒服，也可以用輪椅走世界。」（黃麗如，2010）動輒20萬元起跳的團費，再加上需要超過20天以上的旅行時間，誰有如此寬裕的時間與金錢？因此，台灣不少旅行社，專為退休族設計旅遊行程，價錢好談，距離更不是問題，無論會不會走路，在旅遊品質不斷地改善下，都能讓老人們環遊世界，而且業者也將休閒旅遊結合相當夯的醫療美容，形成銀髮族新的產業市場，其市場商機和產業成長驚人。另雅虎奇摩拍賣、PAYEASY都是目前熟知的網路拍賣通路，但是其他90%的藍海市場，被嚴重忽略，這是2007年樂齡網成立的緣起（樂齡網，2010），它不但是全國第一家中高齡者網路百貨，還在2008年至2010年間相繼於百貨公司設立熟齡新生活概念館；樂齡網操作的介面相當簡單，且每一個項目都有圖示說明，這是其他拍賣業者沒想到的做法，日前也成為全國第一家獲日本安心服務介助員認證的企業。

四、人生最後一次莊嚴的消費：生前契約

新時代的銀髮族群已不再避諱談自己身後事的安排，認為在生前就應為自己規劃。現代人都想打算人生最後一刻能由自己來安排自己的身後事，一來可以決定自己身後事的處理方式，讓自己選擇自己想要的；二來不必造成子女的負擔。在中高齡人口的快速成長之際，也創造殯葬服務相關產業的市場，如購買生前契約、擔任禮儀師等。殯葬業在日本是第二大的服務業（李文龍，2003），他們的喪禮隆重莊嚴，走進殯儀館就像走進五星級飯店，整個喪禮過程莊嚴肅穆，所有的禮儀師均受過嚴格訓練且得到執照，而從事殯葬服務業的人也都很受人們尊敬。台灣目前的殯葬改革

專欄　高齡化商機！大陸2030年老年人口規模將翻倍

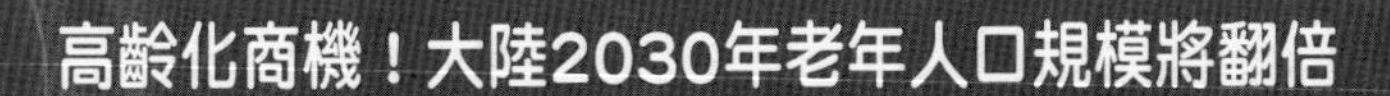

大陸國務院今（23）日發布《老齡事業發展十二五規劃通知》，十二五期間，高齡化事業發展主要任務，包括老年社會保障；完善基本醫療保險制度；加大老年社會救助力道；完善老年社會福利制度等。通知中指出，十二五時期，隨著大陸第一個老年人口成長高峰到來，大陸人口高齡化將進一步加快，全國60歲以上老年人將由1.78億人增加到2.21億人，平均每年增加老年人860萬；老年人口比重將由13.3%增加到16%，平均每年遞增0.54個百分點。未來二十年，人口高齡化日益加重，到2030年老年人口規模將會翻1倍。

根據通知，十二五高齡事業發展目標，包括建立應對人口高齡化戰略體系基本框架，制定實施高齡事業中長期發展規劃；健全覆蓋城鄉居民的社會養老保障體系，初步實現全大陸老年人人人享有基本養老保障；健全老年人基本醫療保障體系，基層醫療衛生機構為轄區內65歲及以上老年人開展健康管理服務，建立普及化健康檔案。

另外，該通知將建立以居家為基礎、社區為依托、機構為支撐的養老服務體系，全大陸每千名老年人擁有養老床位數達到30張；全面推行城鄉建設涉老工程技術標準規範、無障礙設施改造和新建小區高齡設施配套建設規劃標準；增加老年文化、教育和體育健身活動設施，進一步擴大各級各類老年大學規模；加強老年社會管理工作。至於在發展老齡產業方面，要完善大陸高齡產業政策；促進老年用品、用具和服務產品開發；加強老年旅遊服務工作。

資料來源：余美慧（2011）。高齡化商機！大陸2030年老年人口規模將翻倍。精實新聞網。網址：http://www.moneydj.com。檢索日期：2011/9/23。

大多師法於日本，雖然目前市場還是以傳統業者為主，但生前契約在混亂的市場中，已開出了另一片天，相信在未來會被愈來愈多人接受和購買。一份針對生前契約現況與改革為目的之研究指出，訪談殯葬業者與有購買經驗之消費者，結果發現業者推行契約的主要原因在於銷售量的擴充及預占市場，利潤是主要的原因，殯葬改革是其行銷的手法，卻非主要的目的（黃昭燕，2002）。消費者購買契約主要的原因是來自於過去辦喪事不好的經驗，在服務品質及費用方面也是主要影響因素，消費者為了解決這些問題，再加上業者針對契約的加強行銷方式及參考團體意見的影響，也是讓消費者接受並購買的重要原因。研究發現，對於生前契約的購買意願，以年齡介於30～50歲的消費者為最高，宗教信仰以信仰佛教者意願最高，此外，獨居者與折衷家庭之消費者購買意願最高（王薇，2009）。在台灣1990年時，死亡人數約10.5萬人，2000年為12.6萬人，2009年則為14.3萬人，2012年1月截至6月底止為11,719人（內政部統計處，2012），而隨著人口老化的速度和老年人口大量的增加，未來生前契約的市場還會不斷的擴大。

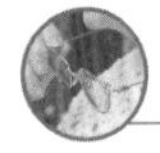

第五節　台灣戰後嬰兒潮人口的消費特性與型態

台灣之65歲以上老人所占比例不斷攀升，雖仍較歐美及日本等已開發國家為低，但較其他亞洲國家為高；根據行政院經建會（2012）每兩年進行一次的人口推估，2018年將達14%，2032年會快速增加到25%，成為超高齡社會；2033年進入人口負債期，至2060年時，65歲以上老人將達到39.4%，見**表**7-2。

一、中高齡者之人口特性分析

(一)戰後嬰兒潮世代的經濟獨立

生於1946-1964年間，面臨高齡的嬰兒潮世代，正式成為退休潮，他們的出現，是台灣人口的轉捩點，除了意味著未來勞動人口會急速退出市場，退休給付制度將面臨重大挑戰，台灣人口會加速老化，健保、社福等財政壓力大增之外，戰後嬰兒潮還被稱為建造者，是累積財富的一

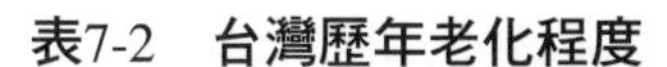

表7-2　台灣歷年老化程度

年（月）底別	總人口數（人）	65歲以上人口數	65歲以上人口占總人口比例（%）	老年人口依賴比（扶老比）（%）	老幼人口比（老化指數）（%）
1989	20,156,587	1,201,321	5.96	8.96	21.67
1993	20,995,416	1,490,801	7.10	10.48	28.24
2004	22,689,122	2,150,475	9.48	13.31	49.02
2005	22,770,383	2,216,804	9.74	13.60	52.05
2006	22,876,527	2,287,029	10.00	13.91	55.17
2007	22,958,360	2,343,092	10.21	14.13	58.13
2008	23,037,031	2,402,220	10.43	14.36	61.51
2009	23,119,772	2,457,648	10.63	14.56	65.05
2010	23,162,123	2,487,893	10.74	14.59	68.64
2011	23,224,912	2,528,249	10.89	14.70	72.20
2012.06底止	23,261,747	2,554,988	10.98	14.81	73.91

資料來源：作者整理自內政部統計處（2012）。

代（林燕翎，2005）；隨著嬰兒潮的退休，他們成為新的消費族群，居住、看護、旅遊、退休理財需求大增，這是新的商機，不少企業競相投入經營老人市場。經濟能力是決定老年人口消費行為的重要因素之一。社會結構與觀念的變遷，再加上半生辛勤工作所攢下的積蓄，這個世代的中高齡者之經濟情況已獲得大幅度的改善。

從2005年的「老人生活狀況調查」就發現，50～64歲國民目前有工作者占52.92%，65歲以上老人目前有工作者占15.65%，有工作者為家計負責人占40.79%，平均計畫退休年齡為74歲（內政部統計處，2005）。由於這一群長者他們擁有財富，甚至仍在就業，不但能夠自己負擔生活費，不需依賴子女供養，也擺脫了貧窮、弱勢等老年人的代名詞，在經濟上不再只是被動消極者。除此之外，他們對於「養兒防老」也不再有太多迷思和期待，他們在退休後的生活安排上，逐漸不再以子女為主，以自己或和配偶作為老年生活的主要規劃重心。根據東方消費者行銷資料庫（Eastern Integrated Consumer Profile, E-ICP）2001年的調查，各年齡層認為「養兒防老的觀念已不符現代社會」的比例，全體平均有78.3%的水準，尤其是60～64歲的老年人口，在觀念轉變上的比例絲毫不比年輕一輩來得低（楊玉婷，2004）。從這群進入退休潮的中高齡者，不但人口眾多，而且擁有經濟獨立能力，因為他們的前半生努力工作，有大量儲蓄，不但養活自己無後顧之憂，而且他們退而不休的觀念也在調整，自己安排自己的休閒教育和娛樂生活。

(二)老人居住狀況與養老模式的選擇

從最近兩次內政部老人生活狀況調查之比較，理想的居住方式，與子女同住的比例大幅下降，1992年有72.53%，2005年下降至59.95%，但2009年上升為68.49%，與子女同住雖然還是他們的第一選項，但比例已逐年減少；而希望只與配偶同住、甚至獨居的比例，反而有增加的現象，1992年與配偶同住有18.98%、獨居有8.17%，2005年上升至20.01%與11.32%，但2009年與配偶同住有15.57%、獨居下降為6.85%；由於中高齡者的人數眾多，市場上因應他們的喜好需求，推出了二代宅等選擇；政府也開始計畫推行「以屋養老」、「養屋防老」，以回應中高齡者的生活消費需求（內政部統計處，2005；2009）。由於社會型態與家庭結構逐漸轉變，加上老人自主性與獨立性的需求，因此有不少老年人會選擇不與子女同住，選擇住進特別為老年所設計的「銀髮住宅」，以降低世代間在生活習慣或教育下一代的觀念衝突，而老人選擇住進專為老人設計的智慧住宅，也可以享有更高的自主生活。銀髮住宅主要在於強調老人住宅的特殊產品定位，在設計規劃時，會事先考慮老年人的特殊需求，如老人之休閒娛樂、居住安全、醫療保健、交通便利、照顧安養、勞力運用、教育問題等功能。而這樣的老人住宅，由於結合了有形、無形資產，混合了不動產與服務，軟硬體兼備，銀髮住宅正蔚為風潮。台北市50歲以上之民眾進行影響銀髮社區之選擇的研究，其研究結果顯示「保險狀況」、「獨立性與自主性」、「舒適與便利」為影響中高齡者住進銀髮社區意願的主要因素；而「醫療設施與服務」則可能因為台灣醫療資源豐富且可接近性高，而呈現出對選擇銀髮社區的意願無顯著的預測能力（邱慧寧，2002）。以高雄長青學苑的學員作為分析對象，探討老年人對住宅之需求及影響需求之因素，並推估老人住宅市場之潛在需求。該研究之結論認為在針對老年消費市場推展銀髮住宅時，須得在「產品策略」、「價格策略」、「通路策略」及「推廣促銷策略」上，以無重要性順序之排列，即不可側重某一構面來進行行銷策略之擬定（涂玉山，2001）。針對高雄市銀髮產業的研究顯示，不與子女同住，並在房地產的市場機制中，選擇適合自己的住宅，不但沒有安養機構的限制，也是中高齡者選擇「擁有自己的窩」的最大因素（余嬪，2009）。根據上述研究，愈來愈多的中高齡者會為自己選擇理想的養老方式，在家養老在專業先進的老人住宅風行下，與傳統有別、選擇不與子女同住的比例還會不斷上升。

二、中高齡者的生活型態變遷

有研究探討老年人生活型態對其生活滿意之影響，以台北市65歲以上的老年人為對象進行訪問，研究結果將老年人的生活型態區分為四類（鍾思嘉、黃國彥，1987），分別為：

1.家庭型：與子女、孫子女較常往來，有的與子女同住，也會幫忙家務。
2.興趣型：偏好發展自己的才能，從事社團活動及發展個人興趣。
3.社交型：與朋友、鄰居有熱絡的互動，彼此的往來更甚於家人、子女。
4.工作型：熱衷工作與從事宗教活動，許多屆齡還未退休，甚至退休後又再覓事業第二春。

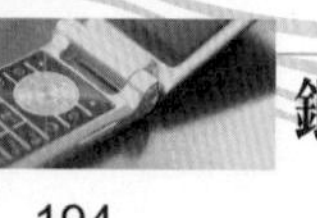

故大部分的老年人仍以家庭為核心，生活型態大都偏向家庭型和其他型的共同組合模式。而從老年的休閒活動研究文獻發現，老年人的生活型態可歸納為五個構面：積極主動、一般滿意、保守謹慎、焦慮不安、家庭導向（林宗毅，1994）。研究老年人生活型態、疏離感程度和電視觀賞行為的關聯，該研究利用因素分析找出八個生活型態的因素，分別為：關懷社會、重視家庭、社會接觸、生活規律、思想科學、金錢價值、外出活動、滿意現狀（陳譽馨，1995）。該研究並檢視背景變項在生活型態上的差異，研究結果發現受訪的老年人中，女性較男性迷信，反之，男性對無法以科學解釋的事物持較不信任的態度；在「金錢價值」上，女性較男性更加重視；而教育程度較高者在「關懷社會」之生活型態的平均值上顯著高於不識字者（楊玉婷，2004）。另外，自認為社經地位中等者，在「關懷社會」之生活型態的平均數上高於下層階級者；在居住狀況方面是與配偶同住、與子女同住或子女輪流奉養者，其在「重視家庭」之生活型態的平均數上顯著高於獨居者。

研究老年人生活型態與圖書消費行為，以積極閱讀、交際活動、外出活動、意見領袖、代溝隔閡、不服老因素、金錢價值、家庭倫理、注意飲食、勞動參與、投資理財、安養院因素等十二個構面進行研究，發現他們的生活型態可分為四個集群（張鍊生，1995）。此四個集群分別為：

1.傳統保守群：重視金錢價值，不愛外出和交際、不歡迎晚輩來請教問題。
2.理性現代群：重視投資理財、積極閱讀、不服老、認為自己還能工作、有主見、和子孫沒有代溝。
3.活潑外向群：重視交際活動、不忌口、不排斥安養院、不認為子孫應照顧長輩、認知自己年紀大了，許多事不能去做。
4.疏離固執群：與子孫有代溝、排斥安養院、喜歡子孫重視他們、不依賴他人、重視飲食節制、否定金錢價值。

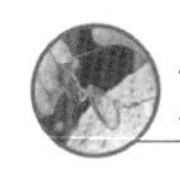

第六節　銀髮族的消費力與社會支持

一、社會支持網絡決定消費資訊和購物行為

社會支持的分類表面上看來紛歧，其實主要離不開兩大類：感情性支持與工具性支持。感情性支持包含關懷、尊重、陪伴；工具性支持則包含服務提供與金錢協助。社會支持的來源，簡單的可分兩大類：(1)非正式社會支持（informal helping support networks）來源：包括初級團體的家人、親戚、朋友、鄰居及社團朋友、同事；(2)正式社會支持（formal helping networks）來源：包括提供服務性支持的政府部門、社會福利的工作者及非營利的服務團體等。

Bennett和Morris（1983）將社會支持依來源分為：(1)初級支持體系（the primary support system）：指由家屬、朋友和認識的人透過接納、服務和情緒支持，以幫助個人維持生活的功能；(2)次級支持體系（the secondary support system）：指由非私人所組織的正式支持體系，如醫療機構、社會團體、宗教機構等（引自洪秀珍，2000）。Felner（1984）認為社會支持的來源應有三種來源：(1)正式支持來源：如老師、諮商員；(2)非正式支持來源：如朋友、同事；(3)家庭支持：如有血緣之親的親戚。故社會支持是一組人的人際接觸，透過這些接觸，個人可以維持社會身分，得到情緒上的支持、物質上的幫助與服務，以及對社會接觸的相關訊息。至於社會網絡是一種結構，而社會支持則是一種功能性的行為（陳肇男，1999）。不同的來源提供不同形式的幫助，有情緒性支持、物質支持及問題解決。社會支持性的社會網絡是包含一組人之間存在一種特定支持關係的取與給。社會網絡之存在並不見得會有社會支持，而社會支持的提供與感受，得藉由社會網絡之結構關係方能運作。

對老人而言，社會支持可定義為人際之間所存在的一種訊息的交換。它是指人與人之間的互動，傳達對其行為、情感、知覺的肯定看法，同時提供實質的或象徵性的協助過程（Kahn, 1979）。Simmons（1994）則認為，社會支持是人際間的互動關係，此互動提供心理的支持及問題的解決，這些幫助的人員主要來自個人的社會網絡而非陌生人，尤其是家人更是社會支持的主要來源（引自石泱，2009）。而社會網絡是由一群人或團體所組成，與個人維持社會接觸、形成社會連結，個人的社會網絡一般是由家人、鄰居、親戚、朋友、同事或其他相識的人所組成，這些人會影響個人的思考行為和反應，是一種社會的互動關係（Pender, 1996）。社會支持是提供一個引導個體解決現階段的問題，並提供回饋給個體，經由其解決問題的技能的提升，並促進所處情境的控制能力。Sarsfino（1994）和Barrera（1996）將社會支持歸納為社會網絡、實際接受的社會支持、感受的社會支持等三類（引自沈桂枝，2001）。至於社會支持滿意度是指個體對於社會支持型態的主觀評價，依實際接受社會支持的行為類型，可再細分為五類，其類型與內涵為：(1)情感性支持：係支持老人面對老人生活的改變與調適；(2)尊重性支持：尊重老人表示意見的權利與給予適度肯定；(3)工具性支持：提供設計適合老人參與互動的支持工具；(4)訊息性支持：給予老人有獲得與參與社會互動所需的資訊；(5)網絡性支持：透過老人個人的社會網絡的建構，支持其持續參與社會活動（見表7-3）。除此之外，作者在多年實務工作上發現，還有一項支持，可稱為「能力性支持」，這項支持對老人或子女而言，是最基本、最重要和最務實的支持需求，然而在現實環境中，子女常為了照顧年

表7-3　老人社會支持的分類

情感性支持（emotional support）	支持老人面對老人生活的改變與調適。
尊重性支持（esteem support）	尊重老人表示意見的權利與給予適度肯定。
工具性支持（instrumental support）	提供設計適合老人參與互動的支持工具。
訊息性支持（information support）	給予老人有獲得與參與社會互動所需的資訊。
網絡性支持（network support）	透過老人社會網絡建構，支持其持續參與社會活動。

老失能的父母和經濟的壓力，出現「心有餘而力不足」的現象，因而呈現能力性支持的不足。

總之，社會支持來自個人的社會網絡，而社會網絡是由個人以直接或間接的方式，結合一群人形成一個網狀體系，它提供個人精神性、物質性的協助，增加個人的幸福感及生活適應力。而老人也因社會支持強度和網絡的密度而獲得消費資訊和購物之決定。

二、老人消費與社會支持網絡之互動

Kahn和Kamerman（1978）研究老人社會支持網絡互動的關係發現，老人社會網絡中的成員數目較年輕人少得多，而且呈現「受」比「施」多，所接受的又多偏向工具性支持，缺乏情感性支持與資訊提供；Cantor（1980）指出不論是哪一個國家，當老人需要被照護時，非正式支持系統是老人最初也最常尋求的資源；亦即當老人無法獲得非正式支持系統，或是過度負荷，無法繼續提供照顧時，非正式支持系統才會尋求正式照顧服務的協助（曾竹寧，2001）。Hvinden（1994）指出成員間的關係可能呈現出一種「鬆散連結」而非「緊密連結」（tight coupling）的狀況。由家人等非正式支持體系是老人的主要照顧選擇（吳淑瓊、朱昭美，1995）。而老人的正式照顧服務協助的內涵則包括了老年年金、救助與安養的協助等（陳肇男，1999）。老人所需的社會支持要具有愛心（affection）、肯定（affirmation）與扶助（support），其中扶助又可分成日常活動、工具性日常活動、財務及物質等扶助。老人的子女、親戚、朋友在老人的非正式支持中扮演不同的角色。當人們年齡增長，朝向另一個人生階段時，與社會的互動顯得益發重要，須靠網絡成員的扶助，此成員不在於量的多寡，要之能提供工具性、實質性、情感性的支持。非正式支持體系，是目前老人們最普遍的資源，他們在進行消費活動時，非正式支持體系提供了許多幫助。但未來之消費環境，如無障礙設施、失業救助金、老人年金等，則需要正式支持體系提供進一步的協助，藉由社會支持以提高其消費意願，並提高生活的滿意度。

中高齡者之個人特質中的年齡、性別、婚姻狀況和社經地位都會影響其社會支持網絡。另在老人情境特質與社會支持關係研究中發現，子女數愈多，獲得社會支持亦愈多；而且男性有較多的金錢協助，女性則有較多的情感支持和事物支持（鄭淑子，1997）。羅凱南（2001）研究採用Ryff的心理幸福滿足感架構，探討社會支持，人格特質、個人屬性與老年人的心理幸福滿足感的關係，結果發現社會支持體系愈強及家庭生活狀況較佳者，整體老年的心理滿足感較佳，且情感、情緒支持與老人生活士氣、心理健康、生活滿意關係最為密切，對健康狀況（身體機能、疾病數目、身體健康）具有決定的關鍵，也就是老人主觀幸福感的來源。人們習慣與自己年齡相近的結為朋友，當人們身體老化、健康每況愈下時，其行動力的喪失會減少與朋友相聚的機會；反之，若其健康、經濟、社經地位愈佳者，愈可能結交更多的朋友，在文化資源中，對性別和婚姻狀況之規範亦會影響朋友的支持功能，且老年期的退休、喪偶、遷移等事件，也會波及友誼的發展（陳峰瑛，2003）。年齡愈長者，除退出職場外，喪偶、朋友相繼死亡，社會網絡就愈少，加上老化所伴隨而來的體力、能力、智力的衰退，強迫他們進入社會生活的緊縮階段，導致朋友、同事等非正式網絡僅存少數的忘年之交（引自Adams, 1987；陳燕禎，2005）。國內近期的相關研究也顯示，男性在死亡率或生病率上高於女性（何長珠，2008），顯示性別與死亡率間，隱藏著性別與社會支持的極大關聯性，且不同性別的老人之社會支持不同，所以性別也會間接透過社會支持來影響健康。社會支持的程度直接影響了中高齡者之社會參與，社會支持伴隨著老人的年齡、健康、社會情境等因素而不斷改變，所以對老人的照顧策略也必須隨著網絡的改變而給與不同的介入與增強，如此不斷的互動，才能充分發揮社會支持體系的功能（王冠今，2010）。故老人的消費行為會受到社會支持程度的影響。

「消費」與「生產」為相對的兩個名詞，消費雖沒有固定的模式，惟可以肯定的是生產絕不是消費。Walters（1978）則認為，消費者行為是指人們購買和使用產品服務時，所有相關的決策和行為；Kotler（2000）曾以「刺激—反應」為起點，探討行銷與環境刺激，及消費者特徵與決策過程所產生的購買決策；Bauman認為消費意味著耗用某些東西，如吃掉、穿戴、玩弄這些東西，或是讓它們滿足人們的需求或欲望，而且也包含著占用的意味（引自王志弘譯，2003）。Engel（1990）等人則認為，消費者行為是指產品與服務的獲取、購買、使用和處理等行為（引自曾慈惠等，2003）。而李玉瑛（2006）認為只有在消費者直接使用商品或接受服務之行為的情形下，方屬消費行為。所以消費者行為指的是最終消費者在選購和使用產品時，所表現的一些行為或活動。而對老人而言，具有消費實踐意味之逛街購物、觀光旅遊、收藏，包含了購買物品或服務等行為，均謂之消費行為，購買行為模式依其購買刺激、特徵、決策過程之內涵，以**表**7-4分析之。

國內針對消費者行為的研究提出，消費者購買決策過程可分為五個過程：

1.問題認知：消費者之所以購買某一種商品，是為滿足或解決某一問題。
2.資訊收集：中高齡者除了有購買力也會使用網路、報章雜誌來做商品資訊的收集。

表7-4　購買行為模式

行銷刺激	其他刺激	→	購買者特徵	購買者決策過程	→	購買者的決策
產品	心理		個人	問題認知		產品選擇
價格	個人		心理	資訊收集		品牌選擇經銷選擇
通路	科技		社會	方案評估		購買時機
促銷	經濟		文化	購買決策		購買數量
				購後評估		

資料來源：Kotler (2000)；引自王志弘譯（2003）。

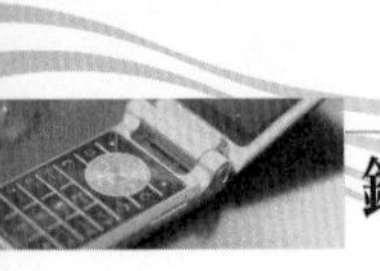

3.方案評估：消費者於買前為符合需求，對於商品的選擇進行評估。評估準則是指消費者用來評判選擇方案的構面或產品的屬性，每個消費者對產品的評估項目不同，亦對評估項目有不同程度重要性，如在購買房子時，我們考量的也許是大小、房價等，而中高齡者則是需要考量到安全、移動的便利性等，這些評估項目對於對象不同，重要性不同，自然會影響對於居住的選擇。

4.購買決策：消費者對不同產品、品牌或選購地點產生偏好，進而產生購買意願與購買行為。如今日在競爭激烈的3C通路中，「燦坤」主打的消費族群是年輕人，而「全國電子」則打出溫馨牌，吸引中高齡族群，形成市場區隔。

5.購後評估：消費者對購買或使用產品後，依據所獲得的售後服務及反應等，以確定是否做了正確的購買行為（余朝權，2001）。這如同現在市場推出銀髮商品，如維骨力、葡萄糖胺液等就是因為中高齡者在購買使用後的反應良好，彼此的口耳相傳而造成市場的熱賣。所以，市場產品可以刺激消費，消費者接觸媒體或廣告的刺激後，會引起消費需求，並依驅力進行資訊的收集，而購買動機和驅力的強弱會在購買產品之前，產生收集或不收集相關資料之行為。例如老人因為眼睛退化的老花問題需購買老花眼鏡、放大鏡或字體放大版的手機，這些都是為了解決同一個問題，具有同樣的驅力。又如老人選購手機希望介面上能夠簡單、好用、好閱讀、能為自己帶來方便、安心的滿足感（陳雅婷，2012），也是一樣是具有同樣的驅力。因為老人選購產品需要的驅力、認知和接觸廣告刺激的來源多樣化，有可能導致最後選擇解決的行為方式產生差異性的效果。

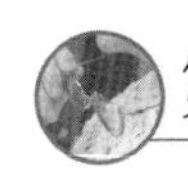 第七節　銀髮族的退休與消費之難題

Hamermesh於1984年提出「退休—消費難題」（the retirement-consumption puzzle），他指出大部分的人在退休後，消費會立刻減少，但是這個情況到了二十一世紀的今天，有了很大的改變，尤其戰後嬰兒潮人口，進入了中高齡之後，他們的消費行為和整個消費環境與傳統老年人的環境是截然不同的。面臨高齡的嬰兒潮世代，中老年生活型態將會徹底改變，不同以往較沉靜、保守的父母輩，嬰兒潮世代即使到了60多歲，仍想過著積極、優質的生活，勇於追求新的體驗（李文龍，2003）。加上醫學科技的進步，平均壽命的增加、身體也更硬朗，因此他們選擇的生活方式，無疑打破了老年人就是遲鈍、消極的刻板印象。

根據美國退休人士協會（American Association of Retired People，簡稱AARP）所執行「嬰兒潮人士對退休生活的展望」調查顯示，有73%人士計劃花更多時間在自己的嗜好或特別興趣上，例如旅遊；且有近乎一半（49%）人士預期會在退休後撥更多時間參與義務工作（Verma & Lichtenstein, 2003）。台灣方面，老人日常生活主要活動以「與朋友聚會聊天」占24.72%最多，「從事休閒娛樂活動」占14.18%居次，「從事養生保健活動」占12.12%再次之（內政部統計處，2010）。2005～2010年滿65歲的老年人，他們見證了台灣由貧致富的過程，他們受惠於過去半個世紀的經濟成長，目前有許多都是中所得的階級；根據2005年台閩地區老人調查報告，台灣老年人目前自己或配偶擁有資產者，占43.01%，其中自己擁有資產者更高達39.93%（內政部統計處，2010），這些老人不但自己擁有資產，更有8.78%還能提供子女經濟援助，在經濟上不再只是被動消極者。又從亞洲消費力報告，可以看出在2005年時，退休空巢族與退休獨居族的家庭總消費力是7,299億新台幣，年平均成長率高達2.7%，王月魂（2007）預估，這個情況到達2015年時將會更明顯，總消費力將高達

1兆2,573億元（見表7-5）。

在消費市場的區域方面，也受到都市化趨勢的影響，偏遠地區與鄉村的人口比例持續下降，根據統計，截至2009年年底，65歲以上居住於北部地區的高達100萬人，其中台北市就占了32萬人（內政部統計處，2010；見表7-6）。王月魂（2007）預估，2015年時會有三分之二的台灣人口住在都會區，屆時，台灣的老人消費市場將會高度集中在北部及都市地區。又以每人平均消費力來看，台灣老年消費者的消費力驚人，根據亞洲消費力報告，2005年退休空巢族的每人平均消費力達36萬元，退休獨居族則是27萬元，兩大老年族群未來消費力均會穩定增加，每年增幅預估為4.4%與5.4%（見表7-7）。

表7-5　台灣老年家庭總消費力　　單位：10億美元

	2005年	2015年	年平均成長率
退休空巢族	13.4	27.6	7.5%
退休獨居族	9.3	19.9	7.9%
總金額	22.7	47.5	7.7%

資料來源：作者整理自王月魂（2007）。

表7-6　北部地區65歲以上的人口數

	台北市	基隆市	新竹市	台北縣	宜蘭縣	桃園縣	新竹縣	北部地區
人口	328,416	42,543	38,571	311,354	60,050	161,945	57,605	100,484
結構比	12.60%	10.96%	9.37%	8.04%	13.01%	8.18%	11.28%	9.78%

資料來源：作者整理自內政部統計處（2010）。

表7-7　台灣老年家庭每人平均消費力　　單位：美元

	2005年	2015年	年平均成長率
退休空巢族	11,200	17,250	4.4%
退休獨居族	8,460	14.200	5.4%

資料來源：作者整理自王月魂（2007）。

曾有一份探討老人的消費行為的研究結果指出，老人在旅遊、文康休閒活動、健康保險、退休保險、醫療復健器材及家事服務等六個項目有較高的消費意願（萬育維，1993）。有一份探討台灣地區中高齡者旅遊市場與傳統旅遊市場差異性和其旅遊消費行為的研究發現，根據這些差異性探索中高齡者旅遊消費行為，中高齡者市場是提供旅行業者淡季最佳的營收來源，且穩定出團的旅遊消費者（黃榮鵬、蔡憲唐，2002）。又根據研究推估，未來十年台灣將成為一個完全都市化的社會，各大都會區都將蘊含著具有活力老年消費市場（王月魂，2007）。所以台灣的中高齡者儘管在性格、行為上，有著個別的細微差異，實際上卻仍有著共同的特色，反應他們活躍又健康的生活方式。故中高齡者購買商品時的考慮因素，價錢並不是第一考慮因素，而是服務態度和實用性，例如購買休閒和旅遊，他們認為最重要的是「服務」，至於在購買醫療器材方面，其最重要考慮因素是滿足實用性的需求。上述研究文獻顯示，中高齡者不但擁有充裕的生活費用可用於旅遊，而在消費選擇方面，也較偏向「服務態度」與「實用」。故老年人的消費行為歸納有以下的特質（石文典等人，2002）：

1.消費內容主要集中在飲食、醫療保健和文化娛樂方面。

2.消費習慣較穩定，對產品品牌的忠實性程度較高。

3.追求方便實用性，注重產品的品質和功能。

總之，老人的消費行為需視其身體健康狀況，可簡單分類為：健康與不健康兩類，此兩類的身心狀況又以休閒娛樂與醫療支出占較多的消費支出。而老人的消費能力何在？主要來自平時的儲蓄。根據內政部統計處（2009）的調查報告又顯示，65歲以上老人的收入主要來自「子女」，占48.29%；「靠自己退休金、撫卹金或保險給付」，只占17.37%。就此，收入來源是否與消費能力有關，還有待進一步的探討。

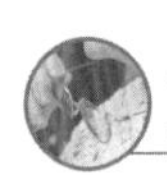

第八節　結論：開發新時代的老人商品

面對急速老化的社會，老人生活需有新時代的產品設計。目前正逢新科技「.com」和「e-mail」時代，銀髮產業市場如何依據老人需求開發新的服務產業，並且「以需求為導向」（need-led）、「以顧客為中心」的服務專業，已成為現代老人服務的主軸（陳燕禎，2007）。銀髮族期待晚年歲月仍能維持獨立自主的生活模式，並擁有健康且便利的消費系統，因此福祉科技系統的介入，能協助其達到智慧生活之目的，幫助他們過著獨立尊嚴的日子。但他們對科技產品的使用問題卻一直存在，在無法便利操作使用之下，往往又回到傳統的生活模式，導致生活愈來愈和社會脫節，造成獨居隱蔽。而Bronswijk（2009b）指出，老人福祉科技的範疇涵蓋了輔助科技，是支持高齡者ADL、IADL與EADL再延伸的生活產品（Bronswijk, 2009a; 2009b），因此老人福祉科技最終目的在於照顧老人的日常生活需求。

一般而言，中高齡者的購物習慣還是偏向以傳統通路的方式居多，但近年來，台灣已有成立針對中高齡者生活商品需求的「樂齡網」，是採網路行銷的通路商店。根據內政部調查統計，會使用電腦的老年人，只有6.67%，其中曾上網購物的老年人，只占其中的6.14%（內政部統計處，2010）。老人因身體退化、眼睛老花，因此電腦與科技網路的操作較為不便，但現在已有許多科技產品採用「通用設計」，軟硬體的功能設計是依據老人的身心發展與需求而設計，希望達到「全齡」都可以使用操作之目的。近年來研究發現，老人者雖然不像年輕人可以到處移動，但網上購物可能會成為他們最重要的購物管道之一，尤其大多數網站設計主要是為方便消費者使用而設計（Kuo & Chen, 2011）。有研究發現，目前中高齡者使用科技產品的接受度雖然不高，但科技產品或3C產品若能符合老人身心功能發展的操作，老人就願意購買使用，因為老人也希望能有世代溝通的機會，達成世代融合（Chen, 2010；陳燕禎，2010）。而為了滿足老人對互聯網的需求，近來有專門設計簡便的平板電腦互聯網瀏覽器，廣泛用於平板電腦的Android操作系統上，經驗證確實提供了老人更容易和方便使用的瀏覽體驗（Geng et al., 2012）。台灣中高齡者的儲蓄力和消費力是驚人的，因此促使市場推出適合銀髮族群的產品、商品，就連在教育方面，市場上也推出適合銀髮族的才藝班和相關課程。總之，老年人口將持續增加，且老人對學習需求和適應現代社會的能力愈來愈大，再加上其消費的需求和消費的潛力，銀髮市場的發展是一個可預見的廣大空間。

問題與討論

一、何謂銀髮消費市場？

二、老年人生活型態對其生活滿意之影響，老人的生活型態可分為哪幾類？

三、對老人而言，其社會支持的定義為何？

四、老人社會支持的分類有哪些？

五、請簡述你所預測未來可看見的銀髮商機還有哪些？

參考文獻

一、中文部分

內政部統計處（2002）。《老人狀況調查摘要分析》。網址：http://www.moi.gov.tw。檢索日期：2010/5/17。

內政部統計處（2005）。《老人狀況調查摘要分析》。網址：http://www.moi.gov.tw。檢索日期：2010/5/17。

內政部統計處（2009）。《老人狀況調查報告》。網址：http://sowf.moi.gov.tw。檢索日期：2011/11/16。

內政部統計處（2010）。《2009年底人口結構分析》。網址：http://sowf.moi.gov.tw。檢索日期：2010/5/17。

內政部統計處（2010）。《主要國家老化指數》。網址：http://sowf.moi.gov.tw。檢索日期：2010.05.22。

內政部統計處（2012）。《現住人口按五歲年齡組分》。網址：http://sowf.moi.gov.tw。檢索日期：2012/7/15。

內政部統計處（2010）。《重要內政統計指標》。網址：http://www.moi.gov.tw。檢索日期：2010/5/17。

王月魂（2007）。《閃耀中的銀髮市場：亞洲消費力報告》。台北：財訊出版社。

王志弘譯（2003），Zygmunt Bauman原著。《工作、消費與新貧》。台北：巨流。

王冠今（2010）。〈台灣社區老人的社會支持改變、健康狀況改變與社會參與之縱貫性研究〉。台灣師範大學健康促進與衛生教育學系博士論文。

王薇（2009）。〈國內生前契約購買因素之探討〉。清雲科技大學暨經營管理研究所碩士論文。

石文典等人（2002）。《市場營銷心理學》。台北：揚智文化。

石泱（2009）。〈不同居住型態老人社會支持與生活適應影響因素之研究〉。《東吳大學社會工作學報》，第21期，頁27-54。

行政院經濟建設委員會（2012）。《2012年至2060年台灣人口推計報告》。台北行政院經建會。

何長珠（2008）。〈悲傷影響因素之初探〉。《生死學研究》，第7期，頁139-192。

余美慧（2011）。〈高齡化商機！大陸2030年老年人口規模將翻倍〉。《精實新聞網》，9月23日。網址：http://www.moneydj.com。檢索日期：2011/11/17。

余朝權（2001）。《現代行銷管理》。台北：五南。

余嬪（2009）。《高雄市發展銀髮產業之可行性研究》。高雄市政府研究發展考核委員會委託研究。

吳淑瓊、朱昭美（1995）。〈民眾對老人長期照護安排之態度：1994台灣地區社會意向調查之發現〉。《中華衛誌》，第14期，第4卷，頁369-382。

李文龍（2003）。《抓住3000億老人商機》。台北：知本家文化事業有限公司。

李玉瑛（2006）。〈Shopping、血拼、瞎拼：逛街購物研究的初探〉。《台灣社會學刊》，第37期，頁237-256。

杜蕙蓉（2010）。〈中化卡位銀髮照護 加盟店成立 搶攻每年750億商機，今年預計開放3個加盟據點，5年內預計布建30個據點〉。《工商時報》，4月3日，B5／上市櫃3。

林妙玲（2007）。〈更新式的照護、陪伴、生活協助 銀髮寶藏，商機上兆元〉。《遠見雜誌》，第252期。網址：http://www.gvm.com.tw。檢索日期：2010/5/17。

林宗毅（1994）。《台中市老年人休閒活動之研究》。東海大學企業管理研究所碩士論文。

林冠芬譯（2007）。博報堂生活綜合研究所、熟齡事業推進室原著。《搶占熟齡市場》。台北：臉譜。

林燕翎（2005）。〈戰後嬰兒潮老了 大退休潮來了〉。《經濟日報》，2月21日，A3版／焦點要聞。網址：http://udndata.com。檢索日期：2010/9/9。

邱慧寧（2002）。《影響台灣地區民眾選擇銀髮社區因素之研究》。中山大學人力資源管理研究所碩士論文。

洪秀珍（2000）。《高雄縣單親婦女社會支持、社會參與與生活適應之關係》。高雄師範學院成人教育研究所碩士論文。

孫彬訓（2010）。〈熱門3保單〉。《工商時報》，3月14日，A12／保險天地。

涂玉山（2001）。《大高雄地區中老年人對老人住宅之分析及老人住宅行銷策略之探討》。義守大學科學管理研究所碩士論文。

張錬生（1995）。《老年人生活型態與圖書消費行為之研究》。國立交通大學傳播科技研究所碩士論文。

陳肇男（1999）。《老年三寶：老本、老伴與老友：台灣老人生活狀況探討》。台北：中央研究院經濟研究所。

陳峰瑛（2003）。《獨居老人的社會支持與生活適應之探究：以高雄都會區的獨居老人為例》。南華大學生死學研究所碩士論文。

陳雅婷（2012）。《都會區高齡者之日常生活資訊需求與行動電話使用行為》。世新大學資訊傳播學系碩士論文。

陳燕禎（2005）。〈社區老人照顧支持體系及政策探討〉。《社區發展季刊》，第110期，頁158-175。

陳燕禎（2007）。《老人福利理論與實務：本土的觀點》。台北：雙葉書廊。

陳燕禎（2010）。〈台灣都會區中高齡者使用科技產品接受度之研究〉。國科會研究報告。

陳譽馨（1995）。《老年人生活型態、疏離感程度與電視觀賞行為之關聯性研究》。中國文化大學新聞研究所碩士論文。

莊芳（2009）。〈商務人士理想品牌大調查〉。《今周刊》，第674期，頁84-86。

曾竹寧（2001）。《失能老人社區照顧服務網絡建構之研究》。東海大學社會工作學系博士論文。

曾慈惠、蔡淑惠、許鳳玉（2003）。〈女性中高齡者之特性、服飾類別偏好與選購評量因素之研究〉。《老人保健與啟能發展論文集》，頁135-154。台北：實踐大學。

曾麗芳、沈美幸（2010）。〈台北自行車展 電動車最熱門〉。《工商時報》，A19／產業商業，檢索日期：2011/3/18。

黃昭燕（2002）。《國內生前契約研究：從殯葬業者與消費行為談起》。南華大學生死學研究所碩士論文。

黃榮鵬、蔡憲唐（2002）。〈銀髮族旅遊消費行為之研究：以北高兩市老人活動中心為例〉。《旅遊管理研究》，第2卷，第1期，頁77-98。

黃麗如（2010）。〈中高齡者 世界玩透透 如果老到要撐著拐杖或是坐著輪椅，那還可以玩嗎？答案當然是可以的！〉。《中國時報》，檢索日期：2010/5/1。

楊玉婷（2004）。《中年與老年人消費行為因果模式與世代差異之研究》。淡江大學企業管理學系研究所碩士論文。

萬育維（1993）。〈台北市老人消費行為與老人福利產業之研究〉（第四科）。

陽明醫學院社會局。

樂齡網（2010）。《關於樂齡》。5月17日。網址：http://www.ez66.com.tw。檢索日期：2011/11/17。

鄭淑子（1997）。《農村老人的社會網絡與社會支持之研究》。國立台灣大學農業推廣學系研究所博士論文。

鍾思嘉、黃國彥（1987）。《老人生活型態對其生活滿意之影響》，行政院國科會專題研究報告。

顏建賢（2008）。〈農業轉型新天地：看休閒農場的中高齡者商機〉。《農訊雜誌》。第25卷，第2期，頁12-20。

羅凱南（2001）。《社會支持、人格特質、個人屬性對老年人心理幸福滿足感影響之研究》。國立政治大學心理學系碩士論文。

沈桂枝（2001）。《活動型老人之社區參與行為與社會支持之相關研究》。國立台北護理學院護理研究所碩士論文。

二、外文部分（英文、日文）

Adams, R. G. (1987). Patterns of network change: A longitudinal study of friendship of elderly women. *The Gerontologist, 27*, 222-227.

Bronswijk, J. E. M. H. V. (2009a). The importance of 'fun technology'. Paper presented at the meeting of the 2009 International Conference and Master Class on Gerontechnology and Service Management, Nan Kai University of Technology, Taiwan.

Bronswijk, J. E. M. H. V. (2009b). Defining gerontechnology for R & D Purposes. Paper presented at the meeting of the 2009 International Conference and Master Class on Gerontechnology and Service Management, Nan Kai University of Technology, Taiwan.

Cantor, M. H. (1980). The informal support system: Its relevance in the lives of the elderly. In McClusky & Borgatta (eds.). *Aging and Society: Research and Policy Perspectives*. CA: Sage.

Chen, Yen-Jen (2010). A study of the acceptance of technology products among the elderly people in urban Taiwan. Paper presented at the Age-Friendly Cities with Cooperation & Participation. The Asian Pacific Perspective Regional Conference. 2010/11/19-2010/11/20.

Felner, R. D. (1984).Vulnerability in childhood: A preventative framework for understanding children's efforts to cope with life stress and transitions. In M. C. Roberts & L. Peterson (eds.), *Prevention of Problems in Children: Psychological Research and Applications*, pp. 133-169. N.Y.: Wiley-Interscience.

Geng, L., Yuping, Z., Bingli, J., & Timo, K. (2012). Design of easy access internet browsing system for elderly people based on Android. *Lecture Notes in Computer Science, 7096*, 64-72.

Hvinden, B. (1994). *Divided Against Itself: A Study of Integration in Welfare Bureaucracy*. Oslo: Scandinavian University Press.

Kahn, A. J., & Kamerman, S. B. (1978). The course of personal social services. *Public Welfare*, (Summer). pp. 29-42.

Kahn, Alfred J. (1979). *Social Policy and Social Services* (2nd.). New York: Random House Inc.

Kuo, M., & Chen, C. (2011). A study of merchandise information and interface design on B2C website. *Journal of Marine Science and Technology, 19*(1), 15-25.

Lawson (2010).《コーポレート》。網址：http://www.lawson.co.jp/index.html?ca=com_glo_101。檢索日期：2010/5/17。

Pender, N. J. (1996). *Health Promotion in Nursing Practice* (3ed.). Stamford CT: Appleton-Lange.

Simmons, S. (1994). Social networks: Their relevance to mental health nursing. *Journal of Advanced Nursing, 19*(2), 281-289.

Verma, S. K., & Lichtenstein, J. H. (2003). Retirement Plan Coverage of Baby Boomers and Retired Workers. Analysis of 1998 SIPP Data. 網址：http://www.aarp.org/。檢索日期：2012/7/31。

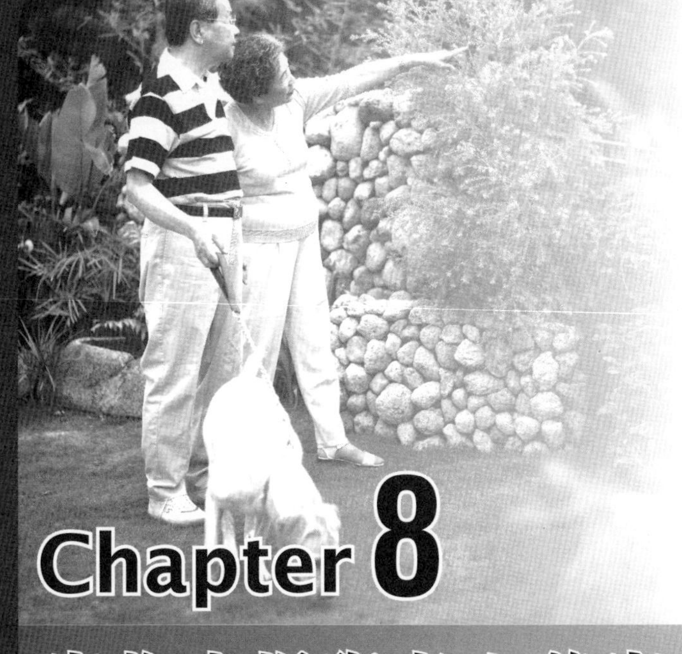

Chapter 8

寵物市場與老人養寵物的情感依附

作者：陳燕禎　江玉玲

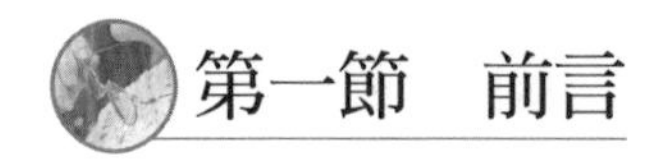

第一節　前言

隨著科技、醫藥衛生發展的進步及經濟生活的改善，人口老化目前已是全球共同的趨勢。二十一世紀全人類必須共同面對人口老化的問題，據內政部統計在2012年底，我國65歲以上的人口數已達2,554,988人，占總人口數10.98%（內政部統計處，2012）；而男性之平均餘命為75.98歲，女性之平均餘命為82.65歲（內政部統計處，2012）。而邁入老化國家之林，價值觀亦隨之改變，除了生育率下降，社會出現不婚、不立（不立業）、不養的新家庭結構，社會的人際關係也變得複雜，甚至疏離，許多人因而感到心靈空虛，轉養寵物換取陪伴，因此寵物的功能也從過去的只是看門的狗、捕捉老鼠的貓，已成為現代人重要的情感依附伴侶，寵物市場成為新興的熱門產業。

「人口快速的老化」，意味著社會對照顧老人的負擔，家庭結構的快速變化，子女為了工作也無法在家陪伴父母，因此許多老人心理出現寂寞空虛感，每天除了看電視還是看電視，長期下來寂寞感更為嚴重，因此社會掀起「寵物風」，養寵物的目的或為居家安全，或為了相互陪伴，或為了炫耀、時尚，或為了愛心呈現等等。養寵物已成為新時代的新時尚，寵物的功能已不同於昔日，尤其在高齡化社會寵物扮演相當重要的功能和任務，寵物市場已成為新銀髮產業，尤其台灣的市場上已出現寵物公園、寵物旅館、動物醫院，都是促進寵物市場的極大發展效益。基此，本章主要探討老人與寵物的情感依附關係，以及寵物在照顧產業市場上所扮演的功能和角色。

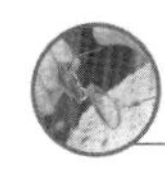

第二節　人類與寵物互動關係之發展

一、人類與寵物關係之發展與演進

原先人類的打獵活動和飼養動物之目的，是視為食物的來源，後來人類漸漸發現所飼養的動物還可以具有幫手、伴侶和娛樂的功能。在人類馴養的過程，最普遍的家庭寵物有貓、狗和其他馴養的家畜，尤其在馴養的過程中，發現狗對人類的服從性及忠誠度最佳，因此激起人類想飼養照顧牠們。人與動物之間的關係不斷改變，從狩獵、游牧到農業時期，幫忙主人管理牛羊或是幫忙看家，到今日工商資訊社會，許多動物已成為寵物，人們所養的寵物不只是常見的本土的貓和狗之外，人們所飼養的寵物可說無奇不有，就作者所見還有許多改良或進口昂貴的貓狗、變色蜥蜴、黃金蛇、果子狸、楓葉鼠、麝香豬、羊駝、鳥、魚、水母、蟋蟀等等，甚至到電子雞、電子狗，通常詢問飼主其飼養的目的，飼主多表示很可愛，可以作伴和娛樂等等，當然也有些是為了炫耀、流行時尚，不過即使其目的是炫耀或時尚，背後也是因為人們的心靈寂寞、空虛。總之，在社會變遷的每一階段人們飼養寵物都有其目的和功能，但寵物的功能與角色已趨向多元化。

二、寵物之定位功能與重要性

台灣的經驗對寵物飼養觀念的轉變，主要從1950年代開始，在不同時期對人們生活中所扮演的角色開始有了不同的重要性。寵物在家庭中的角色從過去的「看家」、「富裕」、「陪伴」、「情感」、到「精神」象徵，代表著社會型態的轉變，寵物成為人類精神寄託的心靈伴侶，也是飼主家不可或缺的家庭成員。在台灣飼養動物也伴隨社會的演進，對於動物的飼養有不同程度的轉變，在這過程中主要受到社會轉型影響、家族鄰里結構瓦解及人群之間情感連結的逐漸減弱，於是轉向靈性動物尋求補償，因此寵物地位也因而提升（莊慧秋，1985）。Gail（2001）研究指出，美國於1985年進行有關一項地區性隨機調查的研究中，有80%的家庭顯示寵物是「家中非常重要的成員」；隨後在1997年全國性的調查結果中，另顯示飼養狗、貓、鳥、寵物鼠等寵物主人，大部分會在寵物的生日、聖誕節或「只因為我愛你時」，送禮物給他們的寵物。由此可見，隨著社會的變遷，寵物的定位、功能和象徵意義已不同（見**表8-1**），牠們已成為飼主的家人，而且是家庭重要的一分子，因為牠們提供了人類情感的補償和情感依附的功能，寵物的地位、角色和功能已不可同日而語。

三、人類生活與寵物的互動關係

在現代的社會理，由於家庭功能日漸萎縮，原來肩負照顧成員責任的家庭，逐漸將重擔交付給社區。過去在農業社會裡父慈子孝、兄友弟恭，父母年長了自有子孫滿堂承歡膝下。但如今隨著子女數的減少，以及工業化社會，無法三代同堂，所以老人的照顧，特別是獨居老人，照顧責任就可能委由社區幫忙（黃旐濤等，2006），雖然政府透過社會福利政策推動老人年金，可望紓解多數老人在年老時可能碰到經濟困窘之情形，避

表8-1　寵物之定位及其功能

年代	象徵	人類飼養動物之目的與功能	代表性動物
1950	工具性	偏重於實用及繁衍下一代，如看門、捕捉獵物。	牧羊犬、台灣土狗
1970	財富	飼主得以炫燿，彰顯飼主的社會地位。	博美狗、狐狸狗
1980	陪伴	人們願花錢購買、飼養的伴侶就像生活上的伴侶。	拉不拉多犬
1990	情感	飼主視寵物為家中的一分子，能提供家人情緒的慰藉。	貴賓狗
2000	精神	從電子雞到機器狗的研發，以及網路虛擬寵物的出現，可探究現代人既想享有養寵物的樂趣，但又不願承擔養寵物所需的責任。	Facebook寵物

專欄 寵物市場重洗，五年產值400億

受金融風暴影響，去年9月迄今年3月台灣有一成左右的寵物店、動物醫院倒閉，市場重新洗牌；中國生產力中心則發現整體產業雖然受到波及，但市場規模卻微幅成長，未來五年產值將從250億增加到400億元，前景可期。中國生產力中心服務事業部休閒產業服務組研究員梅國華指出，部分寵物店、動物醫院雖然受到金融風暴影響倒閉，其中又以規模較小、缺乏經營特色的業者最多，但整體產業規模卻呈現微幅成長。以日本為例，經歷泡沫經濟十年，寵物產業卻以每年4%的幅度成長，主要是因為他們已將寵物當成了伴侶、家人，景氣差可以將寵物飼料從進口貨改成本土製，但因飼養者不減反增，市場規模緩步成長，反觀國內，在政府推行產業優化下，寵物未來將逐漸從看門狗變成親密的伴侶，有很大的成長空間。

全台目前有30萬隻寵物，每一寵物年消費額15,000元，市場規模就有250億，民間估算，五年後全台寵物數將暴增為200萬隻，平均每隻年消費額20,000元，市場規模就有400億元，因而金融風暴只是使得整體產業重新洗牌，未來整體市場仍有相當大的潛力。陳道杰預估，寵物產業今年第三、第四季落底並逐步復甦，消費者在這段沉潛期之後，消費會更趨精打細算，要求更多更好更便宜的服務。另一方面，在重新洗牌後，動物醫院面臨傳統寵物業壯大、財團加入市場、大中華地區同業崛起、連鎖動物醫院成形等因素挑戰，未來勢必要轉型，除了專科化、加強行銷、提升服務項目及品質相當重要。

資料來源：馮惠宜（2009）。〈寵物市場重洗，五年產值400億〉。《中時電子報》。2009/07/06。網址：http://www.laa.org.tw。檢索日期：2011/12/15。

免老人晚年生活困頓，但在老人吃飽穿暖之餘，還需要家人及其重要他人的關心，這是金錢與物質所無法補償與代替的。

近年來在老人與動物的研究領域中，陸續有學者在寵物對老年生活之影響此層面做多方研究，期能以其研究之結果協助老人適應老年生

活。現代寵物乃人類與寵物之間發展出一種娛樂感，而對寵物非僅是商業利用的層面而已，人與寵物彼此間的情感，在某種程度上其實是具有喜愛與依賴的交互作用（詹勝利，1995）。而根據李瑞金（1996）的調查研究我國老人較喜歡的休閒活動中發現，老年活動其特性需要具有休閒性、知識性、運動性與聯誼性，而其中「飼養寵物」之活動，屬於在多種休閒活動中具有多樣功能，並且飼養寵物所帶來的陪伴之功能，更是其他休閒活動所不及的。鄭日昌（2005）則對北京的空巢老人的研究發現，「空巢養犬父母」比「空巢不養犬父母」在生活上更為健康，且生活滿意感更高。這都顯示越來越多的獨居老人或空巢老人開始飼養寵物作伴，與寵物發展出更多生活上滿足陪伴的快樂，以填補無法從子女身上獲得的依附情感。

寵物的飼養活動也是一種社會支持，Cole和Gawlinski（1995）針對寵物與老人的健康進行研究，其結果顯示擁有寵物者自覺健康較好、較不憂鬱，有些飼養者與寵物出現安全依附關係，心靈上感受到愛、陪伴及安全感，進而降低寂寞感。而養寵物是一種社會支持的原因乃動物會有耐心的「等待」行動緩慢的老人，這種社會支持可以減輕老人的壓力，進而促進心理與生理健康（傅納、鄭日昌，2003）。在台灣進行寵物與老人的健康研究中提出，擁有寵物者自覺健康較好、較不憂鬱（劉清華，2000）。Smith（2012）研究指出社區孤獨的老人應對寂寞的做法包括：與人互動、從事志工幫助有需要的人士和尋求與寵物的陪伴。現代社會已有研發「寵物狗」的商品，就像真狗一般，經過實驗免費給老人和機器寵物生活一段時間後，一樣會產生情感，因為機器寵物狗也會對主人叫、會笑、會撒嬌，當實驗者將機器寵物狗收回後，老人會產生對該機器寵物狗的思念，而當實驗者對老人表示可以在市場上買另外一隻機器寵物狗時，老人就說：「又買不到原來陪伴的那一隻機器寵物狗……。」由此可見，養寵物對老人而言具有「陪伴」和「心理支持」的功能，可減少老人生活的寂寞，並促進健康活動。故老人飼養寵物能滿足心理需求，透過寵物飼養，寵物可擬人化家中成員的互動功能，在不同的功能和內涵中，可填補老人心理的寂寞感。

從研究文獻也發現，養寵物帶給現代人的功能甚多，而且現代人養寵物和傳統社會養寵物的功能、目的已經大不相同。過去飼養寵物的主要功能，乃因看家、看門、狩獵活動的需要而飼養；但現代人們對寵物的飼養功能需求更多化，其多元化的功能分述如下：

1.增進休閒娛樂活動：寵物主人陪伴寵物進行遊玩、散步，使飼主在一定的時間下，進行帶有規律性、人際性、互動性的室內外活動。
2.具生理體能的維持：寵物陪伴飼主外出活動，在散步遊玩過程中，達到生理與體能的活動，若能帶有規律性的活動量，將更能增進飼主的生理及體能維持，此功能對老人而言更具有促進健康的效益。
3.具心理支持功能：透過飼養寵物的活動，寵物會刻意的與主人產生互動，如舔手、搖尾、聽主人說話、期待主人擁抱等刻意的活動，讓飼主感到窩心、可愛、有訴說的對象、有可以關心的對象，使飼主感到心理被支持，並且有心理宣洩的管道。
4.具社會支持功能：寵物的陪伴、傾聽、互動、遊玩帶給人們的感受，使人在不同的情境下，產生不同的感覺，例如寵物部分時候可以帶給人安全感與價值感，減輕人們在生活中的壓力，帶給人們身心壓力的適時調適，間接達到如同社會支持的功能。
5.具家庭角色補充功能：寵物的角色逐漸取代家庭的角色成員，尤其是在空巢家庭，面對年輕成員的外出或消失，心理所面臨的低潮、孤寂與寂寞，更需要一定的角色加入，以維持家庭成員間的情感互動，因此，寵物的飼養滿足了空巢家庭的角色維持需求。
6.紓解生活的鬱悶：老人透過飼養寵物的過程，可以陪伴寵物「談天」、「吃飯」、「玩耍」等互動，透過寵物有意、無意的回應，令飼養主人得以放開心胸，紓解心中鬱悶，達到紓解生活壓力之效。

7.帶來生活樂趣與歡笑：寵物的飼養功能最直接的就是帶給飼養者生活上的樂趣與歡笑，陪伴飼主遊玩，這也是人們喜歡飼養寵物的原因。

8.協助守護家庭：寵物協助守護家庭，通常以養大型犬為主，尤其農村家庭養大型犬除了能與老人作伴外，還能兼具提供獨居老人家庭的生活安全感，例如幫忙老人看家、看守果園，嚇阻小偷等功能（見表8-2）。

四、人類與寵物互動之研究

Veevers（1985）研究曾探討伴侶和年邁的飼主之間相互影響且相互依賴的關係，這種微妙的關係幫助老人在身心和情緒上獲得更佳的健康，所以養寵物的老人比較不會憂鬱、沮喪，而且比不養寵物的人活耀。寵物對於人類，特別是在空巢家庭的老人們而言，寵物就像孩子般，是一種精神替代物，人們透過飼養寵物的過程，建立起寵物與飼主之間的互動關係（陳怡安，2005）。Sharkin和Bahrick（1990）也指出，在一個變動較高的環境下，寵物常能給予人們無條件的愛與支持，人們則可從寵物身上獲得心理、生理上的安慰及安定的安全感。Messent（1983）表示飼養狗對人際關係的影響有下列五點：

1.到公園散步可以獲得較多與人對話的機會。

2.帶著狗與他人的互動時間，較沒有帶狗時的互動時間更久。

表8-2　老人飼養寵物的功能

寵物功能	
1.增進休閒活動	5.家庭角色補充
2.生理體能維持	6.紓解生活壓力
3.心理支持	7.生活樂趣與歡樂
4.社會支持	8.帶給獨居老人安全感

3.狗能扮演人際「破冰」的角色，幫主人開拓人際關係。

4.帶狗出外散步，可以增加主人被喜愛的程度。

5.若是養寵物狗，其最基本的工作就是促進主人的社交互動。

現代社會中飼養的動物能提供人類「陪伴」與「寄情」作用，寵物的伴侶作用提供如同人類社會重要的情感支持作用，可降低缺乏社會支持與壓力紓解的致命危險，帶給現代人健康的效益；而撫摸動物所獲得的舒適感與撫慰，及與寵物間的相處也提供飼養者良好的情緒互動，所以養寵物對於人類心理情緒的穩定性具有重要的角色（王乃玉，2000）。

Levinson（1978）認為寵物能增益人類生命力、自我尊重及他人互動關係。Serpell和Paul（1994）的研究發現，寵物是超越社會及經濟和情感等因素所飼養的動物，因此如果人們與所飼養的動物有感情，其心理平靜的效果會更大。而Wilson還認為養寵物是現代人人際互動網絡的重要一部分（鄭和萍，2000）。故養寵物能夠為老人生活帶來情感上的支持、依附，提供娛樂的來源，並促進人際互動。

Albert和Bulcroft（1988）研究指出，寵物被人們視為家庭的成員，尤其在城市家庭更扮演顯著的情感支持和心理角色，他們更認為對於離婚、未婚和失婚、新婚和空巢期的家庭型態，寵物是其情感依附的重要來源。所以寵物於現今家庭已經具舉足輕重的家庭功能和角色，提供了情感與娛樂的來源（袁翠萍，2007）。尤其許多老人把寵物當作老朋友，認為寵物對主人的忠誠度令人感到溫馨，甚至家庭成員也無法取代的角色功能。

飼養寵物也能夠為人們的健康帶來益處，增進生理及心理的健康。Friedmann等人（1980）的研究發現，急性心肌梗塞者出院一年後，有養狗的病患存活率高於未養狗的病患；在心血管健康方面，女性40～49歲及50～59歲這兩個年齡群當中，擁有寵物者的血壓顯著低於未擁有寵物者的血壓，而有寵物的男性，其血壓、膽固醇及三酸甘油脂皆明顯低於未養寵物者。Serpell（1991）做了十個月的研究，觀察三組人，對照組無

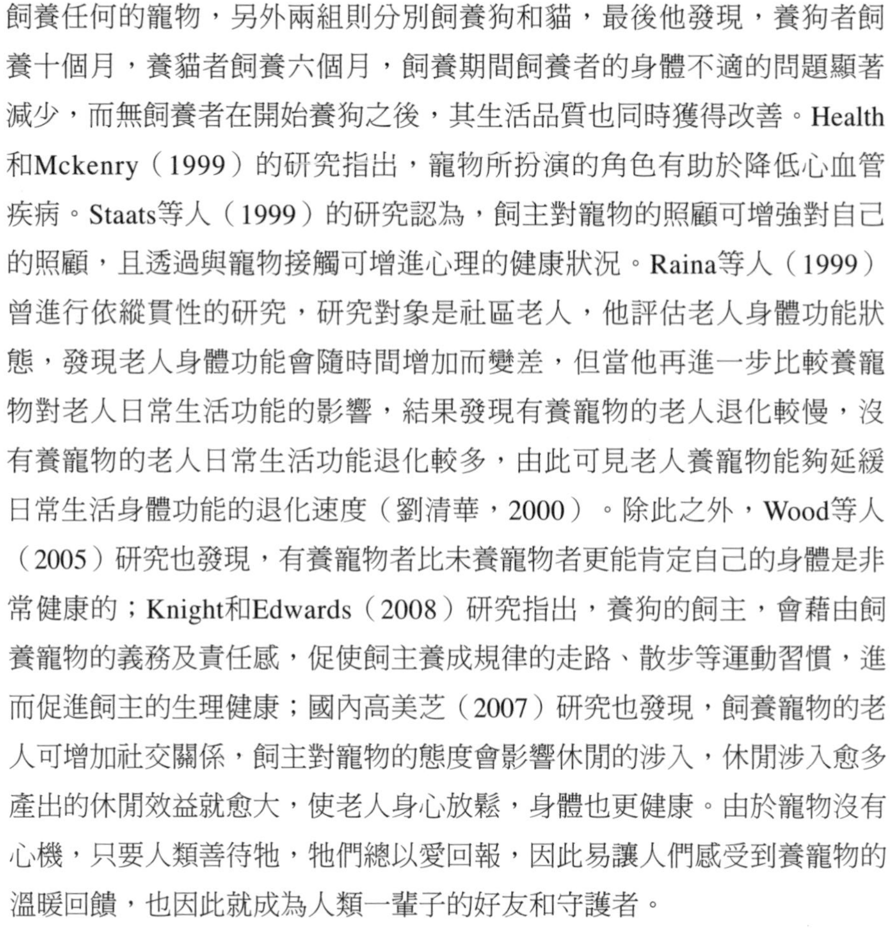

飼養任何的寵物，另外兩組則分別飼養狗和貓，最後他發現，養狗者飼養十個月，養貓者飼養六個月，飼養期間飼養者的身體不適的問題顯著減少，而無飼養者在開始養狗之後，其生活品質也同時獲得改善。Health和Mckenry（1999）的研究指出，寵物所扮演的角色有助於降低心血管疾病。Staats等人（1999）的研究認為，飼主對寵物的照顧可增強對自己的照顧，且透過與寵物接觸可增進心理的健康狀況。Raina等人（1999）曾進行依縱貫性的研究，研究對象是社區老人，他評估老人身體功能狀態，發現老人身體功能會隨時間增加而變差，但當他再進一步比較養寵物對老人日常生活功能的影響，結果發現有養寵物的老人退化較慢，沒有養寵物的老人日常生活功能退化較多，由此可見老人養寵物能夠延緩日常生活身體功能的退化速度（劉清華，2000）。除此之外，Wood等人（2005）研究也發現，有養寵物者比未養寵物者更能肯定自己的身體是非常健康的；Knight和Edwards（2008）研究指出，養狗的飼主，會藉由飼養寵物的義務及責任感，促使飼主養成規律的走路、散步等運動習慣，進而促進飼主的生理健康；國內高美芝（2007）研究也發現，飼養寵物的老人可增加社交關係，飼主對寵物的態度會影響休閒的涉入，休閒涉入愈多產出的休閒效益就愈大，使老人身心放鬆，身體也更健康。由於寵物沒有心機，只要人類善待牠，牠們總以愛回報，因此易讓人們感受到養寵物的溫暖回饋，也因此就成為人類一輩子的好友和守護者。

現代年輕人還有不結婚但寧願養寵物作伴，寵物就是他人生寂寞空虛時的重要伴侶，就將情感轉移到寵物身上。而現代老人多為和子孫居住在一起，或子女需外出工作，因此將養寵物為伴侶。過去人們組成家庭，其目的在於創造經濟共同體，並擁有傳宗接代之功能，現今社會型態結構的轉變，使得寵物進入家庭地位，成為家庭重要的成員，甚至代替子孫的地位，這種趨勢也促使家庭的生育、撫養的功能逐漸喪失。李鴻昌（2006）研究家庭休閒中寵物所扮演的角色，認為在未與子女同住的家庭，養寵物除被當作重要人際關係的潤滑劑外，也增加他們的休閒娛樂機會。養寵物也常是飼主自我意識的反應，反射出飼主的期待，寵物在家庭中扮演的角色就如同子女角色，投射了他們自我的期望，也會隨著家庭生命週期各階段有所變化，並成為獨居家庭的小孩替代品。

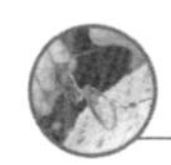

第三節　老人養寵物與情感依附連結

一、依附情感理論的發展

依附情感理論於1958年由Bowlby提出，依附一詞原本指幼兒與經常互動對象（通常是母親）之間強烈而持久的情感關係（劉敏珍，2000）。在人類正常發展情況下，嬰兒的第一個依附的對象通常是母親，依附對象就如同安全堡壘，可以促進個人對環境探索的勇氣，增強其認知及社會勝任感方面的發展。Bowlby認為依附關係是一種持續性的情感連結，但依附情感的發展過程會出現正向和負向的依附關係和不同的發展類型，若內在自我模式（依賴）和內在他人模式（逃避）都呈現「完全正向」的依附關係，代表是「安全型」（secure）的依附類型，彼此之間感覺親密和自主，這種類型是最成功的依附發展類型；若出現內在自我模式呈現正向，而內在他人模式呈現負向時，則依附情感類型為「拒絕型」（dismissing-avoidant），出現抗拒親密和有條件的依賴情感需求。反之，若是呈現偏執型（preoccupied）的依附關係，則希望努力維持關係，若是呈現害怕型（fearful-avoidant），就會害怕親密關係的建立，並且會逃避社交的互動（見圖8-1）。

內在自我模式（依賴）

內在他人模式（逃避）

	正向	負向
正向	安全型（secure）：感到親密與自主	偏執型（preoccupied）：努力維持關係
負向	拒絕型（dismissing-avoidant）：抗拒親密、有條件的依賴	害怕型（fearful-avoidant）：害怕親密關係、逃避社交互動

圖8-1　成人依附模式

資料來源：引自楊書毓、連廷嘉（2009）。

二、情感連結關係影響心理健康

人與人之間的情感連結關係，是影響一個人心理健康的最大因素，有些行為偏差的兒童與父母之間的關係十分緊張，而且似乎在嬰兒期的時候，主要的照顧者與孩子之間並未建立一種品質良好的互動關係。發展心理學家Ainsworth（1979）把孩子與母親的依附關係分為三類：第一類是「安全依附型」，一個安全依附型的小孩在陌生情境中，當媽媽在身邊的時候可以自由地探索環境，和陌生人互動，當媽媽離開時可能會難過哭泣，當媽媽回來時，小孩會很快地靠近媽媽尋求安撫。安全依附有助社會及情緒的發展，嬰兒才能適應與母親分離，致力於探索環境，而發展出自我概念。第二類是「逃避型」，此類型的小孩會迴避和忽視母親的存在，在母親離開或回來不表現出其情緒，陌生人出現時亦無特殊反應，小孩面對陌生人和母親的情感是一樣的，此類型的幼兒會表現出退縮、孤立、對學習沒興趣、缺乏動機，不易交朋友。第三類為「焦慮矛盾型」，此類型的小孩即使當母親在身旁時，面對探索和陌生人時依然會感到焦慮，當母親離開時，孩子會非常的沮喪，當母親回到身旁時，孩子又變得很矛盾，明明想跟母親保持親近卻充滿憤怒，當母親開始注意他時又會想要抗拒。根據一些心理學家的研究發現，此類型的嬰兒母親特性為照顧能力差、不懂得如何滿足嬰兒的需求、不一致的行為（謝宜芳，

2008）。Erikson（1963）也提出與他人建立親密關係是成人重要的發展任務，「親密」（intimacy）一直被認為是人類的基本需求，也被視為是維持身心健康的重要因素，一個人渴望被撫觸、擁抱、愛撫與親吻的需求是持續終身的，不論年齡增長，這些親密的身體肌膚接觸可讓人們心情舒暢（陳燕禎，2007）。故依附關係的發展與人類發展的各階段，都具有密切的關係。

三、不同人際依附風格會影響人際互動的品質

依此Bartholomew和Horowitz於1991年，將平均19.6歲的大學生為研究對象，沿用「依附理論」探討人類的情感依附需求，依「自我模式」及「他人模式」兩個向度分析，將成人時期的依附理論分為四種類型，分別是：(1)安全依附；(2)焦慮依附；(3)逃避依附；(4)排除依附（葉肅科等人，2010）。正向自我模式傾向自我肯定，認為自己值得被愛，而負向自我模式則呈現自己是無價值的，無法肯定自己，故正向他人模式面對他人時，感受溫暖且值得信賴，而負向他人模式則認為他人是冷漠的、拒絕的。由此觀之，安全依附型之風格不論是對自己或是他人，所顯現出的人際行為較屬於健康的，且對自己的看法也屬於健康的，樂於親近他人，對自己有自信、不會害怕親近他人。反之，焦慮依附、逃避依附及排除依附都屬於不安全型的依附風格，需要更多的輔導和支持協助。總之，不同成人個體的人際依附風格，會影響其人際互動的關係和品質。

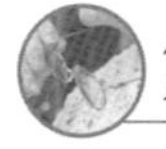

第四節　台灣養寵物家庭的現況

老人養寵物經常將寵物視為家庭生活的重要成員，這在國際上已經得到理論和實驗的支持。老年人因退出職場，伴隨老伴或是老友死亡，加

之孩子成長離家就學或就業或自立門戶，此時的老人特別感受到孤獨與寂寞，透過養寵物，把寵物當作家庭的成員，並全心照顧視為重要的精神寄託。而不論是城市還是在鄉村，當年輕人在為生計奔波時，有越來越多的孤單老人在家中，等候子女的照顧與陪伴，在少子女化的家庭人口結構，老人愈來愈難享受膝下承歡之樂，只有透過與寵物的親密關係，建立有利於恢復個人自尊心、恢復獨立性，並改善人與他人的互動關係，並藉由與寵物接觸的機會，增進身體活動，促進自我照顧能力。

寵物在人類生活中的影響，從人類古文化迄今，顯示了寵物一直是人們心靈上慰藉非常重要的一分子，寵物的重要性，在於牠可能也代表家庭的一分子，在家庭中具有不可取代的角色，此種「寵物家人」的角色地位，無論在國內外的家庭都具有同樣重要的角色。就目前台北市寵物登記數字資料發現，台灣養寵物數維持在家戶20%左右（見**表**8-3），占了

表8-3　台北市狗貓總數趨勢（1999-2009年）

年（西元）	台北市總戶數	養狗戶%	養貓戶%	合計	家狗總數（隻）	家貓總數（隻）	合計
1999	879,156	20.5%	未做	20.5%	184,248	未做	184,248
2000	888,560	19.1%	未做	19.1%	185,221	未做	185,221
2001	894,763	17.1%	2.0%	19.1%	188,410	26,201	214,611
2002	906,988	17.5%	3.9%	21.4%	193,341	52,013	245,354
2003	914,716	18.9%	3.3%	22.2%	216,683	52,311	268,994
2004	923,325	15.2%	4.1%	19.3%	165,108	53,228	218,336
2005	933,110	12.5%	3.9%	16.4%	142,863	52,953	195,816
2006	934,899	13.6%	3.7%	17.3%	145,412	56,629	202,041
2007	940,299	13.0%	3.8%	16.8%	138,057	56,009	194,066
2008	948,331	13.0%	4.9%	17.9%	147,570	64,325	211,895
2009	958,573	13.2%	5.3%	18.5%	149,164	74,267	223,431

資料來源：台北市動物保護處／統計資料。網址：http://www.tmiah.tcg.gov.tw。檢索日期：2012/1/17。

家戶數的五分之一，養寵物已成為家戶的主流。另一在台灣養寵物的特徵之一，為傳統以來中國人將狗視為人類最忠心的寵物，因此傳統以養「狗」的家戶最多，但在近年來，家戶養狗的比例有逐漸下降之趨勢，而養貓的比例家戶則有逐年上升之趨勢。

另就台灣寵物市場之發展，在台灣的寵物史中，寵物在不同的階段有著不同的定位與功能。大致上寵物的象徵性與台灣的經濟與科技發展有關，例如在1970年代前，台灣經濟普遍尚未發達，因此寵物的飼養偏重於工具與實用性角色，具有擔負實質作用功能，1970年代後，隨著台灣經濟起飛，寵物的角色開始轉為經濟上的炫耀，甚至經濟達一定程度後，人們開始重視精神生活，寵物的角色也開始陪伴著進入人們的情感生活中，其中以女性未婚族群比率較高，一般企業職業者居多，學生為第二大族群（劉明泉，2010）。因此，台灣寵物的定位隨著經濟發展有顯著的不同。至於台灣寵物的數量，目前難以得知實際的寵物數量數據，豐田生技資訊股份有限公司（2012）2012年（4月23日止）全國寵物晶片登記數計有1,007,444隻寵物，其中台北市寵物登記數計有225,766隻，約略占整體登記總數22.41%（見**表**8-4），即台北的寵物數量將近整體的五分之一。若以台灣行政區五大都會區（台北市、新北市、台中市、台南市、高雄市）為計算數量，則全台五都寵物登記數為727,792隻，占整體登記數為72.24%，將近為登記總數的四分之三，顯現台灣五大都會區的寵物飼養數逼近全台。都會區養寵物的數量冠居全台。劉明泉（2010）的研究也指出，影響連鎖寵物店發展的三項因素為：(1)地點便利；(2)商品種類多樣化；(3)價格。

由此可見，目前都會區因地點便利，商品種類具有多樣化且被展示給客人挑選，價格方面都市地區的人也較負擔得起，且相關養寵物的服務措施較多，如寵物專賣店及專業的接送服務、寵物醫院、寵物公園、寵物餐廳、寵物旅館等，因此寵物市場在都會區的蓬勃發展指日可待，是具有相當大的市場發展潛力。

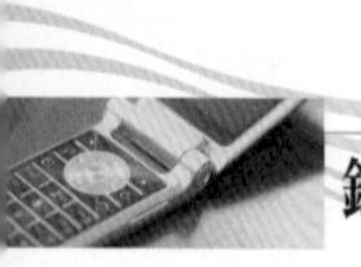

表8-4　台灣寵物登記數

縣市	登記單位數	寵物登記數	絕育率	變更數	轉讓數	死亡數
新北市	264	141,072	30%	9,463	4,047	8,352
宜蘭縣	17	22,364	23%	16,782	907	9,927
桃園縣	123	72,930	47%	6,058	3,044	1,813
新竹縣	27	14,504	17%	916	394	420
苗栗縣	21	11,911	22%	470	86	303
彰化縣	45	23,330	21%	1,808	653	1,408
南投縣	13	10,833	38%	1,292	458	1,030
雲林縣	26	15,552	55%	1,031	320	556
嘉義縣	16	10,164	38%	357	220	511
屏東縣	48	17,133	33%	1,320	308	593
台東縣	10	6,818	29%	206	55	258
花蓮縣	22	19,030	25%	2,489	758	2,223
澎湖縣	5	4,726	18%	161	330	273
基隆市	18	15,129	21%	1,185	464	434
新竹市	35	14,988	40%	605	479	408
台中市	224	129,483	45%	13,575	7,056	4,282
嘉義市	33	14,086	27%	606	390	1,183
台南市	130	87,047	27%	8,758	4,668	4,060
台北市	280	225,766	36%	51,980	13,405	32,466
高雄市	234	144,424	33%	15,555	4,586	5,868
連江縣	1	1,317	35%	88	66	15
金門縣	1	4,837	27%	1,048	664	1,155
合 計	1,593	1,007,444	34%	135,753	43,358	77,538

資料來源：引自豐田生技資訊股份有限公司（2012）。〈縣市辦理登記查詢〉。網址：http://www.pet.gov.tw。檢索日期：2012/4/23。

據此，在多數家庭養寵物的情形下，也造就了台灣有關寵物市場的巨大產值。李有德（2006）指出飼養犬隻所需之飼料、疾病疫苗以一年基本消費5,000元來計算，到了2012年4月23日止，寵物產值即50億元規模。整體而言，台灣經濟在不斷發展過程中，寵物伴隨發展不同的角色地位，被飼養的數量也維持在相當的數量，相關的寵物支出成長也未消退，且有逐步擴大的跡象，顯示國人對於寵物的飼養與關注，早已超脫飼養寵物的工具性功能，已出現情感性功能和依附關係，也因此促使國人願意為心愛的寵物提供更好的照顧模式與飼養品質，這些都連帶促使台灣的寵物經濟市場發展的商機所在。

專欄　台灣寵物市場年產值驚人

2000年後，寵物相關行業在台灣，成為少數逆勢高成長的熱門行業，寵物店、寵物美容、寵物學校和獸醫院，業績一路長紅成長，特別是過去醫學院最吃不開的獸醫系，頓時成為火紅科系……。

獸醫最搶手，工作有彈性，月薪過六位數

回到現代台北微風百貨，一進門在能見度最高處，赫然有家可將狗、貓等寵物相片印製為各種皮件外觀的個性精品店，訂貨到收到成品要個把月，訂價雖動輒五位數，但仍讓寵物主趨之若鶩，廠商接單至手軟，門庭若市。擁有自家寵物相片皮件的台灣人，突然像海東青玉帶環一樣，成為一種高貴流行，自我認同的象徵。

2000年後，寵物相關行業在台灣，成為少數逆勢高成長的熱門行業，寵物店、寵物美容、寵物學校和獸醫院，業績一路長紅成長，特別是過去醫學院最吃不開的獸醫系，頓時成為火紅科系，因為全台灣大學只有台大和中興有獸醫系，排山倒海而來的需求成長，讓獸醫奇貨可居，特別是獸醫工作有彈性，醫療責任相對較一般醫生小，學長、學弟合組獸醫院，月薪仍輕鬆過六位數，生活品質佳，成為科技新貴後，女性最想嫁對象的多金理想行業。

年產值兩百億元，寵物太得寵，親人都被冷落

根據農委會資料，全台灣光是有登記晶片的犬隻，目前就超過60萬隻，市場預估全台灣的犬隻至少有百萬，依據每隻犬隻飼料、每年一次八合一和狂犬病疫苗必須注射等基本消費5,000元估算，年產值就有50億元。此外，除了舊勢力爆炸性擴張，寵物還帶動無中生有的新需求，還包括寵物餐廳、寵物旅館、寵物攝影、寵物保險、寵物手工糕餅店，甚至寵物靈骨塔等新行業。市場估算光以犬為例，加計衍生寵物商機，年產值可有百億元，如果再加計其他貓等寵物，寵物業年產值應該有挑戰200億元實力。

藉由哈士奇GOGO的現況，可以幫助我們瞭解寵物業如何在台灣蓬勃發展。GOGO男主人（GOGO爸），非常羨慕GOGO的生活，GOGO的生活只有三部曲，就是吃、玩、睡。「GOGO媽會幫她準備SOGO百貨超市最貴的松阪豬肉，我則常吃來路不明，可能是黑心豬肉的豬排便當；GOGO的休閒牛肉乾，一包200元，GOGO媽，眉頭也不皺一次每個月一次就買五包，因為買五包送一包，我在大賣場買包不到百元牛肉乾，還要偷偷摸摸；GOGO雨衣是兩件都是來自日本高檔貨，實用的黃色那件標榜透氣功能，穿了不悶，要價3,000多元台幣，紅色那件醒目招搖，是和其他狗友一起出去的炫耀品，5,000元台幣而已，至於我買了件達新牌雨衣就被罵到臭頭，因為GOGO媽說有穿就好，況且人穿的雨衣太好容易被偷；為了GOGO健康，很少看書的GOGO媽，家中有日文、英文、中文各類哈士奇書籍，並且都在重點部分畫上螢光筆註記，對台北市各知名獸醫生專長和寵物店價廉物美商品，更是如數家珍；GOGO媽堅持每天早晚都要溜狗一次，即使強颱和西伯利亞冷氣團來襲，也不退縮，每次我用上班很累，不想溜狗或是溜狗不力，就會被唸到爆；GOGO的玩具，多到在家裡到處滾動，我買個遙控玩具，就被嫌浪費；還有就是兩人口角時，我還會被威脅掃地出門，當然是自己一個人出去，狗子、車子、房子都是她們母女的。」GOGO爸略帶哀怨地表示，自己在家中地位，人不如狗。

互動性情緒撫慰：寵物不記恨，老人最佳夥伴

GOGO父母親是標準的中產階級，年近四十，膝下無子，也沒打算生小孩，對他們來說，GOGO等於就是他們的小孩。自從有GOGO後，GOGO媽和她母親向來互動不佳、緊張關係，因為有共同話題，關係改善。也因為GOGO關係，假日一家三口，不是要到郊外，就是要參加狗聚會，認識了一些來自四面八方，沒有利益衝突的新朋友。

活躍於女性交友網站的GOGO媽說，養了狗無心插柳的結果，認識了很多新朋友，還有了好幾個好朋友。……GOGO媽家以狗為尊的情形，在狗友圈中，算是滿普遍，更有的狗主人有錢沒閒，沒空溜狗，把狗帶到五星級寵物店室內游泳池，每月動輒價位5、6千元，更別說包月2千元定期送洗。也是哈士奇狗主奇寶爺爺插嘴說，以他家為例，奇寶原來是女兒養的，但女兒工作愈來愈忙，去年嫁人後，家裡常是兩個老人，奇寶就像他們家的孫女，更是開心果，有小孩智力的狗和人會親密互動，上廁所時，奇寶會在廁所外忠心等待，天氣冷時，還會偷偷爬上床，就跟古代的孝子黃香溫床一樣，最重要的是，奇寶不會記恨，狗永遠都是想要巴結主人，即使主人有時會有壞情緒。

至於養了奇寶後，朋友圈真的更寬廣，特別狗友們很都是六年級，甚至七年級的年輕人，以前他們想和年輕人多親近，總是有些距離，但參加狗聚後，更明白年輕人想法，也接近他們和子女間的話題和想法。特別是狗友往往來自社會各個階層，男女老少都有，甚至很久都不知道對方姓名，因為都習慣以狗爸媽、爺爺、奶奶稱呼，沒人在意你從事什麼職業、性別、年紀、婚姻狀況，大家都是因愛狗才認識，合則深交，不合則是點頭之交，交往完全沒有任何前提。

飼養寵物，更是解除壓力的有效方式。英國金融郵報不久前為走出十五年經濟泥沼的日本，做過專題報導發現，這段時間全日本養寵物的人口穩定增加。過去十五年，日本自豪的終生僱用制成昨日黃花，經濟景氣不振讓年輕夫婦不敢消費，更不敢生小孩，加上日本是七大工業國，人口老化嚴重國家，去年日本更是破天荒成為人口負成長國家，整個國家內部壓力愈來愈大，不分年紀的各階層，飼養寵物特別是狗和貓，成為解壓的最佳途徑，所以最近兩年，日本人認為是最有創意必備用品是狗語翻譯機，一點都不令人意外。2000年後網路科技泡沫後，民進黨政府開始執政，台灣經濟腳步停滯，和取代美國成為東亞經濟火車頭的中國漸行漸遠，台灣人對於未來經濟前景憂心忡忡，隨著台灣人口老化，預計2025年人口也會變成負成長，寵物業成長在台灣已是趨勢力量。

資料來源：李有德（2006）。〈台灣寵物市場年產值驚人〉。《新新聞》，第986期。1月26日。網址：http://n.yam.com。檢索日期：2011/12/25。

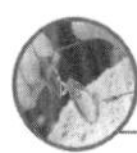

第五節　個案研究：老人養寵物的情感依附分析

一、研究方法與研究對象

在人類生活的歷史脈絡發展中，動物與人類生活關係密切，乃相互影響的關係，本研究從依附理論探討老人飼養寵物之因素及歷程，對老人生理、心理及社會支持的影響。因此，本研究主要採質化研究的深度訪談法進行資料收集，藉此研究方法深度瞭解老人養寵物的主體經驗，及在時代變遷下養寵物的心路歷程和變化。本研究受訪對象以居住北部地區的台北市、桃園縣、新竹縣、宜蘭縣市為研究範圍。本研究訪談對象分為三類：第一類為有養寵物的老人，並以飼養一年以上者，訪談人數共10人（樣本代號：OF1-OM10）；第二類是照顧者，是老人直接接觸的對象，也是與老人相處時間最久的人，訪談人數有3人（樣本代號：FF1-FF3）；第三類為獸醫及開寵物店家老闆和政府主管、專家學者，訪談3人（樣本代號：VF1、VM2、VM3）；寵物店家訪談2人（樣本代號：BF1、BM2），訪談內容針對老人養寵物對身心健康的影響，及寵物醫療照顧問題等，共計完成訪談18人。

二、研究資料分析

本研究資料分析主要針對老人飼養寵物之現況、動機、目的，以及城鄉老人飼養種類與態度差異、老人養寵物之因素、歷程，並分析老人與寵物互動對身心健康的促進。

(一)老人養寵物的原因與動機

從訪談老人、家屬、寵物店家及獸醫、學者發現，飼養寵物的原因，有年紀達退休階段者，因面臨空窗期以致無聊者，以收養流浪動物為寵物者，或是因為原先的主人無法再飼養，老人接手繼續飼養者，另外是因家居偏遠地區，或是家中有廠房，倉庫等，飼養狗為看顧家門者。此外，這些老人對他們所飼養之寵物因動機不同，而分為養貓與養狗為大宗，養貓則以作伴為主，反觀飼養狗者其動機以陪伴和看門為其功用。以下將從「老人養寵物的原因」、「老人養寵物的現況分析」進行分析。

◆老人養寵物的原因

①退休無聊養寵物作伴，得到情感的回饋

貓狗等寵物與飼主因日久相處與互動，飼主帶牠們散步，跟牠們說話，每天與寵物互動，寵物扮演著老人宣泄感情排解寂寞的角色，給老人一些心理上的寄託，也彌補了子女或孫輩不能陪伴在身邊的遺憾。BM2說起：「貓或是狗，他們都可以給老人一些心理上的寄託，如果夫妻兩個人都在，兩人生活上還有一些樂趣，萬一其中一方不在了，基本上，老人在生活上需要一個伴，寵物剛好填補了這個缺，而且老人在照顧寵物的過程中，也能從寵物身上得到情感的回饋。」

②收養流浪動物，結果流浪動物變成家庭一分子

談到為何想養狗，FF2女兒在放學的路上撿到流浪狗，當時狗兒瘦巴巴，全身髒兮兮的，看著狗兒皮包骨的樣子，她弄了一些飯菜給狗吃後，就想趕牠走，最後在3位女兒苦苦哀求下動了惻隱之心將狗留下來。FF2說：「狗狗搖著尾巴很高興的嗅著小朋友，我家的小朋友一直央求我們養牠，小朋友跟我說『狗狗好可憐喔！』、『我們養牠好不好？』，從家裡吵到學校，放學後又繼續說服我，保證她們三姊妹一定會負起責任照顧好狗狗，婆婆也覺得家中養隻狗也不錯……我就隨緣啦！牠不嫌棄我家，我們會接納牠成為我家的一分子。」

③接收他人的寵物，不忍心讓牠流離失所

OF3是年紀78歲的阿嬤，兒子愛養動物，兒子上班期間要幫忙看狗，另外住在台北的女兒，受限於居家鄰居的反感，只好將白文鳥送來媽媽這裡，平常也會打電話來向媽媽問問白文鳥的近況，OF3說：「我兒子說

動物是很奇特的，像狗很有靈性，很忠心主人又會顧家，養牠又可以作伴……兒子上班去，我只好幫忙養……白文鳥是以前我女兒先在台北養了一陣子，鳥就每天嘰嘰喳喳的叫，被鄰居嫌臭嫌吵，就送來我這裡。」

④家人不在老人會心慌，有狗作伴才有安全感

鄉下地大人稀，居家與鄰居相隔有一段距離，平日家人去上班，老人家住在偌大的三合院，只有獨自一個人，老人與寵物相處時，可增加老人的安全感、自信心等。所以FF1及OM5都認為養狗可以讓老人家安心，也有安全感：「我每天中午都會睡午覺，不管是陌生人還是郵差，我們家的小黃都會叫的很大聲，讓我聽的很清楚，我就會起來看，平常年輕人上班上學去，只有我一個人在家，有小黃、咪露跟布丁在，我比較不會無聊，家裡有狗叫聲，比較有人氣，又熱熱鬧鬧的。」

從訪談的老人當中我們發現老人所養寵物的來源不外是老人退休無聊，且家人白天上班無法陪伴老人，子女撮合養寵物作伴，老人也比較有安全感，也有收養流浪動物或是他人養一養因故無法繼續養的情形下，老人基於善心接收他人的寵物，不忍讓牠們流離失所，因此我們瞭解到老人所飼養的寵物，來源來自購買的不多，反倒是接收他人寵物的比例較高。

◆老人養寵物的現況分析

家人忙於工作、忙於交際應酬、許多老人意識到他們一天二十四小時都是孤單一人，為了讓生活不再孤單，老人飼養寵物藉以陪伴，寵物也提供給飼主特別的、多層面的依戀，使老人感受到被關心與被需求，不論這些動物是狗、貓、鳥還是一群優游在魚缸內的小魚，他們對於老人而言就像家人一般。

①寵物陪伴老人，成為友伴也成為家中的一分子

工商業社會，農村的年輕人紛紛到大都會區工作，只有老人守著空蕩蕩的家園，孤單又寂寞，FF3、OF3與FF2都認為，有狗陪著家人比較

安心，養狗也給老人家較佳的安全感，狗是老人家的一個依靠，家人不在家時，寵物代替子女陪伴老人，老人也比較不寂寞。「我家養這些狗對老人家真的很好，狗是有靈性的動物，牠們陪老人家，不管在室內或是戶外，都給了老人家安全感，有狗陪著，老人家要去外面走動我們也比較安心。」（FF3）豐富的物質、多元的刺激，社會變遷快速，讓現代人對於人際互動產生更多的不確定感，寵物陪伴老人，成為家中另一個友伴或家中的一分子，寵物適時提供人類另一種安定的情感。

②養寵物增加長者間的人際交流

老人飼養寵物在飼養的過程也能夠增加人際之間的流動，擴大老人的生活圈子。比如，同一區域的貓狗在溜達時有聚在一起的習性，牠們之間的玩耍、交流，間接促進飼主的交流與溝通，有飼養寵物的老人比沒有飼養寵物的老人在一起時有更多的話題，他們可以分享飼養的心得，講述自己與寵物的故事等等，飼養寵物的老人藉由寵物與周圍環境的互動增多，更能擴大往日的社交圈。VM3說：「如果你帶著一隻狗，陌生人會因為狗跟你產生一些話題進而交談。許多主人經常帶著牠們參加各項活動，寵物社交也因此應運而生。桃園寵物公園也是一個很棒的地方，在這裡狗可以自在的在公園裡玩耍，主人也能輕鬆地交談，對狗和飼主來說都是怡情養性的樂事。」

③養寵物提升老人生心理健康

受訪者OF2覺得因為自己在跟寵物貓互動時一直在活動著，身體比較不會有一些老毛病的困擾，她會餵寵物貓，還會逗牠玩，心情開朗，所以她認為老人家生活中真的要養隻寵物，不管遛狗還是養貓，總有一些事讓你忙，不會每天無所事事，胡思亂想。OF2說：「我會跟貓出門去，我會餵牠會跟牠玩，牠會纏著我，至少我不會一直坐著不動，一直坐著會更慘，什麼老人毛病通通來，所以我認為老人家真的要養寵物，不管遛狗還是養貓，總有一些事讓你忙，才不會每天無所事事，胡思亂想，悶出病來。」從訪談中，有6位老人他們飼養寵物的觀念，是由不情願、陌

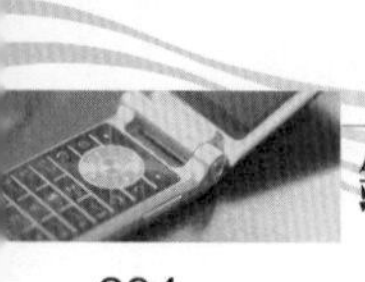

生、無奈漸漸轉為依附的、歡喜的，就如OF1、OF3、OM7、OF6當初從反對養狗到接納的心路歷程，不也是「愛你，也願意愛你所愛」的具體表現。

(二)分析城鄉老人養寵物之種類與態度之差異

◆老人養寵物的種類

老人所飼養的寵物以貓狗為最大宗，其次是鳥、魚、兔子等，根據受訪者經驗整理出老人主要飼養貓狗之原因。

①貓的個性獨立，貓很獨立愛乾淨

從研究資料發現，受訪老人OF2就表示：「會養貓是因為獨立愛乾淨的動物，而且貓也很好養，有結紮不發情，也不會叫個不停，又可以陪我們，也不會吵，我覺得養貓真的很好。」

②狗兒熱情會陪主人運動、狗對主人溫馴和忠誠

狗比貓喜歡與主人互動，個性又熱情，主人與狗之間的互動，當然是建立在兩者的情感與信任上，故主人常遛狗，透過戶外的遛狗活動和其他人聊狗經，增加人際互動，有助於緩解老人的孤寂。OM10說：「狗喜歡與人互動，個性又熱情，遛狗讓老人與他人有更多的接觸，遛狗的時候，可以離開電視，呼吸新鮮空氣與運動，遛狗對老人家是很好的活動。」

狗最受人喜愛的地方就是因為牠忠誠，牠不會在乎你有沒有錢，牠就是喜歡你，想要親近你。「生活在步調快速而緊張的現代社會裡，人們為了減輕緊張的生活壓力，都喜愛豢養一些可愛的動物作為寵物，用來相伴並紓解身心。這些寵物中，以人類最忠實的朋友之稱的狗高居首位。」（VF1）狗雖然不會說話，但飼主從狗的動作、表情，及狗發出的聲響，可以深刻地感覺到狗用牠全部的生命在愛你，你快樂所以牠快樂。

◆**對待寵物的態度**

①視寵物為家中成員

過去我們把寵物當作看門狗、抓老鼠的貓，現在牠們進入家庭，成為家中的一分子，寵物在現代人心中地位大大改變，甚至比家人還要親。BF1就說：「養一隻寵物，不是只給牠吃的喝的，還要陪牠玩、幫牠清潔、教育牠、帶牠看病、有必要時不眠不休陪在牠身邊，一直這樣到牠終老。」越來越多的飼主把寵物視作心靈陪伴甚至比家人還親，開口閉口總不離寵物經，畢竟寵物參與飼主許多的生活階段。

②有些人飼養流浪動物，採取隨緣的態度

有些人飼養流浪動物，採取隨緣的態度，住得下來就繼續飼養，住不下來就放牠自由，像FF2就是相信緣分，FF2常收養受傷的流浪狗，還帶到獸醫師那裡救治，一旦傷口痊癒，她就隨緣隨喜，願意住下來的，她就養，住不慣的，她也不勉強。FF2說：「我就隨緣啦！牠不嫌棄我家，我們會接納牠成為我家的一分子。」

③從原本的拒絕到接納，從無奈到相互依賴

OF6退休前是飯店的清潔人員，每天的工作量很重，因此當先生開始養貓時，她並不想養貓，飼養一段時日後，漸漸被貓的溫情所感化，尤其OF6跟先生共同飼養的美好回憶，當先生往生後，讓OF6更覺得養貓就是一種責任與付出，愛牠，就接納牠成為家中的一分子，因此研究者發現OF6對寵物的心態從拒絕到接納，從無奈到依賴的歷程，交織成OF6對先生永恆的愛。OF6談到：「工作後回到家就要休息了，我才沒精神去當貓奴，所以最好不要養……不知道是不是貓養久了，就會有感情啊，貓很有趣其實貓很溫馴會撒嬌……先生走後，牠們就跟了我，我每天跟牠們說話，逗牠們玩，自己一個人，有貓陪著每天也才不會無聊。」而受訪者BM2是寵物店老闆，當初給母親養寵物是因父親去世，不忍母親一人在鄉下鬱鬱寡歡，乃從店中找了一隻有著穩定性格的台灣土狗帶回苗栗老家陪伴母親，他認為寵物具有「陪伴的功能」，是寵物能升格為家人的因素

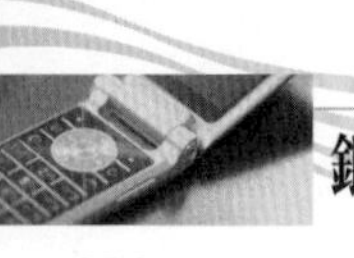

之一。BM2說：「像我媽媽她養的那隻狗，她就把牠看成像一個小孩一樣，或是一個朋友一樣招呼牠。……如果在都會區我們可能看到一個老人，他可能一個人獨居，他養了一隻狗，他會關心他的狗的狀況，我覺得在他們身上我們可以看到情感的問題，大部分是在精神上面，那我們也有遇到一些老人，子女住在外地，就抱了一隻寵物給老人養，他們希望寵物能代替他們陪他的爸爸媽媽。」故對於一些獨居的老人來講，沒有其他家人會在家裡等他，只有貓或狗，在他開門的剎那，有個伴在等他回家，一些人將寵物看成朋友、伴侶、孩子、玩伴一般的照顧與寵愛。

◆寵物往生後老人的心情變化

①面對寵物死亡，宛如失去一個至親好友

老人和寵物的相處時間會影響情感的深厚程度，從受訪資料發現，有人養了一隻貓，經過長時間的相處，當貓年老往生後，全家人都非常失落。OF2與貓朝夕相處十二年，兩者的感情比家人更為深厚，訪談過程中當觸及往生的那一隻貓時，受訪老人就不時亮出手機裡一張又一張貓的照片，看著眼眶泛紅，聲音哽咽，她說：「平常我已經習慣有牠的陪伴，牠（叫吉拉）在我家住了十二年了，突然有一天牠走了，不見了，再也見不到牠了，生活中好像少了個什麼，就像失去一個伴……，好像一個孩子不見了，剛開始還很不適應，但大家好像也都很有默契，不會提起吉拉的名字。牠往生後我就把牠的玩具一起火化掉給牠。」

②寵物在老人心中是永遠無法割捨的回憶

BM2談到一般飼主在第一隻寵物往生時，會覺得沒有一隻寵物可以取代曾經陪伴過自己的寵物狗或貓，即使牠老了、病了、不再可愛、再也跑不動了，看在真心相待的主人眼裡，永遠是割捨不掉的回憶。BM2說：「我的客人認為他的第一隻寵物永遠都是最可愛的，這隻寵物離開了，飼主往往再來店裡購買，指名要買跟第一隻狗的樣子一樣的品種，他最想念的還是那隻狗，因為那隻狗陪他十幾年，不管是過了十年八年他還是記得他的第一隻狗的樣子。」故不管是看門狗或是集寵愛於一身的寵物，一旦因為生病死亡，或是年老往生，飼主都會感到不捨。在飼主的眼理，與寵物相處久了都有很深的情感，一旦面臨寵物過世，飼主也都會祝福寵物黃泉路上一路好走，並且給予安葬或放置寵物納骨塔。

三、研究結果與討論

(一)老人養寵物之主要原因

人口老化是台灣人口發展的趨勢，隨著人類壽命的延長，老年人口的增加，社會環境及觀念的改變和生育率的下降，以及家庭結構的快速變化，讓多數的老人成日待在寂寞空蕩的家裡。研究者發現許多現代人感到心靈空虛時，會轉而衷心養寵物，使寵物從過去的看門狗、捕捉老鼠的家貓，轉變為現代人重要的寵物。就本研究訪談分析，發現OF2、OM9、OM10三位老人從年輕時就有飼養寵物的經驗，因為經驗是美好的、有趣的，所以在退休後，仍然以飼養寵物為其生活休閒的一部分。OF1、OF6、OF3、OF4則因受託於配偶、子女或親密的人，老人秉持著「愛你，也願意愛你所愛」愛屋及烏的心態，因而擔負起飼養的責任，透過飼養的過程對寵物種種心力的付出，除了與寵物間發展出依附關係外，也間接提升了自我價值。OM9、OM10兩位在飼養的過程，能感受到寵物帶給他生活中的樂趣，尤其在生理與心理健康方面，他們覺得老人與寵物互動，可以增加運動量，能減緩老化，也能增進人際關係，更有助於老年飼主紓解壓力。OF3、OM4、FF1、FF2、FF3認為老人退出職場或獨居時，為了排解寂寞因而飼養寵物，寵物成為家中重要的一員。OM4、OF8、OM5、FF1、FF3也認為家居鄉間或偏遠地區，與鄰居相隔一段距離，飼養動物著重功能性顧家門，相對的讓家中老人較有安全感。另外，FF2則認為想養流浪動物為寵物除了陪伴家中老人，也希望給流浪動物一個家，不願牠再流離失所（見**表**8-5）。

表8-5　老人養寵物之主要原因

影響因素		內容
個人因素	興趣	有養寵物之經驗，延續中年期的生活樂趣。
	責任	因為原先的飼主無法繼續養，老人接手表現「愛你，也願意愛你所愛」，因擔負飼養的責任，也間接提升了自我價值。
	健康	老人與寵物互動，增加運動量，減緩老化，增進人際關係，有助於飼主紓解壓力。
家庭因素	陪伴	退出職場，排解寂寞或獨居者，寵物成為家中重要的一員。
	功能性顧家	家居鄉間或偏遠地區，與鄰居相隔一段距離，飼養動物著重功能性顧家門者。
社會因素	領養	收養流浪狗，不忍讓牠們流離失所。

本研究發現飼主與寵物相處時，可增加飼主的安全感、自信心等，等同提供歸屬感，這樣的一個依靠，剛好緩解飼主的焦慮、寂寞及憂鬱的情緒。老年人因退出職場，伴隨老伴或是老友死亡，加之孩子成長離家就學或就業或自立門戶，此時的老人特別感受到孤獨與寂寞，他們透過與寵物的互動，付出情感，不管是購買的、別人送的或是路上撿回來的流浪動物，他們飼養寵物是用來陪伴自己，老人真心對待寵物，寵物也使老人感受到被關心的滿足，故寵物對於老人而言，就像家人。

(二)依附理論與老人飼養寵物之關係

心理學領域中，許多學者針對親密關係提出了一系列精闢的論述，其中John Bowlby為主要代表，Bowlby認為人與人之間的連結關係其實是影響著一個人心理健康的最大因素。Bowlby在他的臨床經驗觀察中發現，那些行為偏差的兒童與父母（尤其是母親）之間的關係十分緊張，而且似乎在嬰兒期的時候，主要的照顧者（通常是母親）與孩子之間，並未建立一種品質良好的依附關係（李政賢譯，2009）。近年來飼養寵物已成為現今社會的一種趨勢現象，人們藉由飼養寵物來陪伴自己，對寵物的情感已由對牠的寵愛轉為情感依附的對象，寵物對飼主而言就像朋友或親人般的重要，受到社會結構改變的影響，人際關係也呈現不穩趨勢，人們渴望保有一個穩定的情感依附，此時寵物更易成為飼主依附及寵愛的對象。從受訪者的訪談中，作者深刻感受到，絕大多數的飼主把寵物看成是家庭成員，無論貓和狗都能與飼主建立特別強烈的依附關係，只要兩餐的飼料，飼主不時的輕撫與關愛，經常到戶外散個步，寵物似乎就是一輩子的依靠。如VM2說，許多獨居老人或是養貓狗的老人也一樣，家人不在，因為有寵物陪伴，至少他們不孤單。BM2也提到，老人在生活上需要一個伴，寵物剛好適時的扮演了這個角色，在照顧寵物的過程中老人也能從寵物身上得到情感的回饋。換句話說，從依附理論的觀念看，寵物對人不只提供了陪伴與心靈的寄託，同時也提升飼主的自我價值。老人養寵物的依賴類型，見**表8-6**。

工商業社會，農村的年輕人紛紛到大都會區工作，只有老人守著空蕩蕩的家園，孤單又寂寞，FF3、OF3與FF2都認為狗是人類最忠實的朋友，狗給予老人家較佳的安全感，有狗陪著家人比較安心。許多的飼主及家人與寵物成了好朋友，小狗也好、小貓也罷，都不只是「小動物」而已，而是親密的家庭夥伴，因此多數老人及家屬都肯定養寵物能穩定老人家身心健康。FF3及OF3認為狗是人類最忠實的朋友，養狗也給老人家較佳的安全感，狗是老人家的一個依靠，家人不在家時，寵物代替子女陪伴老人，老人也比較不會無聊。BF1則認為老人可以透過與寵物的互動，

表8-6　老人養寵物的依賴類型

依附類型	與寵物互動關係	備註
安全依附行	與寵物互動關係親密信任	狗會顧家有安全感。
焦慮／矛盾依附	與寵物互動有焦慮	如OF4想養狗但不願花太多精神與金錢照顧狗。 如OF8家中的狗嚇到鄰人小孩，以致小孩不治死亡。
逃避依附	與寵物互動會害怕	寵物果子狸會咬人、OF3被咬過，以致往後互動中，心存害怕。

生活比較不會寂寞，讓寵物成為家中的一分子。當子女離家就學或就業時、朋友不能常在身邊時，寵物適時地成為飼主安穩的依靠，在穩定老人家的身心、增加生活樂趣等方面，寵物所扮演的角色和功能，也愈來愈重要了。我們在老人身上看到老人飼養寵物，讓老人感受到被愛、被需求的存在感。老人與寵物的互動關係，老人對寵物的情感投射，讓人感動！寵物和人類的關係是非常微妙的，有些飼主認為寵物只是一般的動物，並不會有特別的感情，有些飼主則是視寵物為家人，並與寵物產生依附關係，而成為家庭中不可缺少的成員。除了OF3與OF8同樣在飼養寵物上有喜愛與擔心害怕的事，呈現的是焦慮矛盾依附與逃避依附的情況，探詢結果是過去一段不好的回憶影響所及，但並非之後所飼養的狗會有相同的情形再發生，另外分離焦慮也是一種很重要的問題行為，能造成寵物與飼主雙方情緒上極大的苦惱。當然另外OF3所飼養的果子狸造成她受傷，恐懼害怕的感覺，也是OF3心中永遠的痛。但觀之其他老人與寵物的互動關係良好。寵物和人，兩者的生命產生無形的羈絆，彼此互動，寵愛不是單方面的付出，而是從付出中獲得回饋，被依附者的滿足，回饋成對依附者的愛，寵愛者也成為被寵愛者。

安全依附者的自我效能高、且較能接納別人、與寵物互動關係親密，少有寂寞感、擁有較多的支持，較不會感到沮喪和焦慮。OF1、OF2、OF4、FF2、OM9及OM10都認為他們將寵物當作家庭生活中的重要一員，尤其因退出職場，伴隨老伴或是老友死亡，加之孩子成長離家就學或就業或自立門戶，此時的老人特別感受到孤獨與寂寞，透過飼養寵物，老人多把寵物當作家庭的一員，對其傾注大量的心血並作為重要之精神寄託。

(三)寵物生活在家庭中有陪伴的功能

動物伴侶讓老年人產生具有責任感和價值感的自我意識，並能實現老人之自我增強，這在老年人的自我意識形成過程中也發揮了重要作用，尤其在面對一個活繃亂跳的生命時，老人能看到一種積極向上的生命力（葉明理，2005）。老人對寵物有時傾向於將牠們當作安全的守護者；有時則是他們對話的對象。因為跟任何一隻寵物講話，老人可以完全信任寵物，因為寵物不可能告訴別人秘密，而寵物總是傾聽著老人的說話，似乎毫無條件的支持著，甚至有時還有相當積極的反應，而老人跟寵物對話時，有時還會加入觸摸或擁抱、緊緊的摟住或輕撫，藉此增進與寵物接觸的互動機會。寵物和人，彼此互相依靠產生無形的依附關係，因為寵物對人類的愛單純且意義無窮，寵物也因為人的愛而意義深刻，寵物是長久以來陪伴人類一起進步的好伴侶，寵物們的一顰一笑充滿著魅力，牽動著老人們的喜怒哀樂，老人們像在等待可以和他們對話的靈魂，撫慰著寂寞的心靈，老人有了寵物的陪伴，即使只是靜靜地趴在老人身旁，無形中仍能給予老人愛的情感支持。

(四)老人與寵物產生相互依賴的親密關係

寵物長時期的與人相處，在互動過程中建立了深厚的情感。所以，依附關係與利社會行為的相關是可預期的，本研究從此觀點來探究之。雖然有些寵物沒有黏人的特性，但寵物的忠誠仍能帶給老人強烈的安全感。如魚、烏龜等這類動物與主人的直接接觸不多，除了正常的餵食以外，牠們不需要額外的洗澡、與主人的玩耍等，也不會像狗一樣尋找一切機會與主人黏在一起，長期與主人同住一屋便已經成為家庭的重要成員。不論是城市還是在鄉村，當年輕人在為生計奔波時，有越來越多的老人留守在家中，等候子女的照顧與陪伴，在少子化的年代裡，老人家更難享受承歡膝下之樂，只有透過與寵物的親密關係，建立有利於恢復個人自尊心、恢復獨立性並重建改善人與人之間的互動關係，同時藉由與寵物接觸的機會，增進身體活動及運動，促進自我照顧能力。絕大多數主人把寵物看成是家庭成員，所以無論貓和狗都能與主人建立特別強烈的依附關係。許多飼主藉著養寵物才能輕易地打開互動話題，增進了社交功能，所

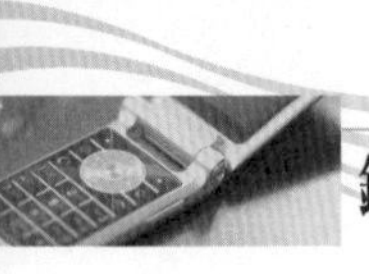

以養寵物可拓展社交圈和增進與他人的情感交流。老人養寵物之功能分析，見**圖**8-2。

研究者根據**圖**8-2老人養寵物之功能分析，發現老人飼養寵物是因為覺得有安全感；再者因為有寵物的陪伴老人比較不會寂寞；平日要照顧餵食寵物，所以飼主必須做一些清理打掃的事物，無形中增加了老人的活動量；還有比如老人帶寵物散步，可增加老人的活力，也藉由帶著寵物外出等拓展老人的社會網路與活絡老人的人際關係。飼主回到家時，牠們在飼主身邊留連，就像一個極需要愛撫的孩子般，寵物也扮演老人宣泄感情排解寂寞的角色。

(五)老人與寵物、家人的互動歷程與模式

在物質豐裕的現代社會裡，人卻日顯孤獨，因此越來越多人找寵物來作伴，讓牠們成為家中重要的一分子。過去，寵物只是看門狗，如今，則是現代人重要的心靈情感寄託，寵物豐富了我們的生活，也溫暖了人們的心靈。飼主帶牠們散步，跟牠們說話，每天抱抱寵物，寵物們性情溫順，人們對於寵物的態度轉變，讓寵物不只是動物而已。老人養寵物歷程之模式，見**圖**8-3。

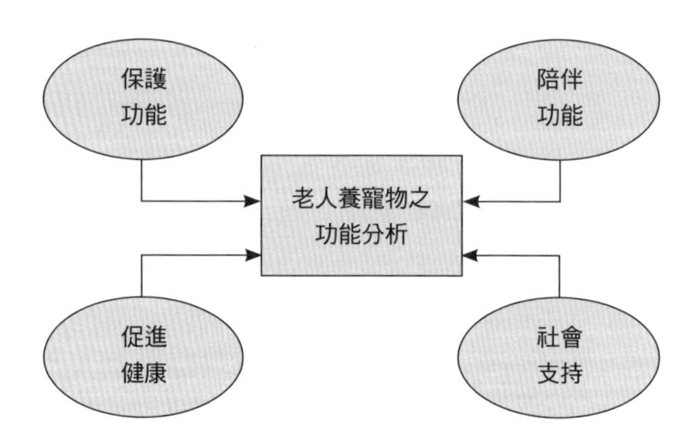

圖8-2　**老人養寵物之功能分析**

寵物所需要的照顧如觸摸、疼惜、玩耍、餵食等互動行為，才會形成這種最初的依附關係，飼主與寵物的互動，真心對待，又如此親密與貼近，老人飼養寵物所顯現的歷程是一個非常典型的例證，許多老人把「人生七十才開始」奉為圭臬，試圖將自己的退休生活，發揮「退而不休」之精神，追求「老有所用」之境界。從訪談資料結果顯示，老人飼養寵物的歷程，從剛開始老人飼養寵物的磨合期，老人因需求而飼養寵物，甚至是因不忍心流浪動物在外流離失所，出自愛心收養，此時期是一段過渡的時期，老人寵物兩者互相瞭解調整彼此在一起的相處模式；過了磨合期，是屬於雙方的適應期，此時期老人因寂寞缺乏親情，進而將其情感轉移到寵物身上，視寵物為友伴；在彼此的關係呈穩定的成熟期時，老人信賴寵物並保有安全的依附情感，視寵物為家中成員、親密的家人，這種依附關係，也讓老人經歷寵物死亡的悲傷反應及為寵物舉行喪葬等歷程。

總之，從本研究結果發現，老人飼養寵物助益之處為：

1.鼓勵老人帶著寵物參與社會活動，可擴增其生活領域和社會接觸，並提升其社交活力。
2.老人養寵物需慎選適合自己依附需求的寵物，子女也須代勞照顧，

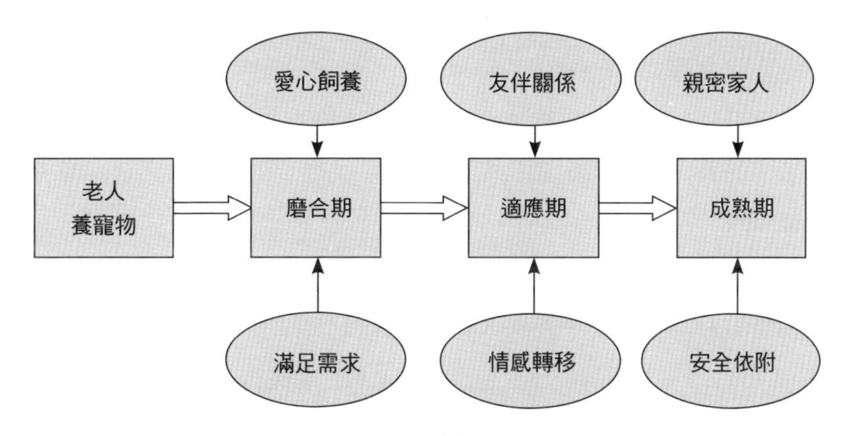

圖8-3　老人養寵物歷程之模式

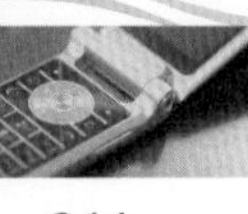

讓老人養寵物輕鬆不費力。

3.老人因身體抵抗力較弱，免疫力下降，飼養寵物必須特別注意衛生習慣。

4.養老院提供老人飼養小動物，可讓老人保持與寵物互動，讓老人有機會維持和寵物互動的情感依附，以及維持熟悉的生活模式。

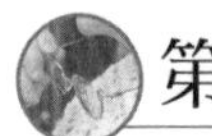

第六節　結論

近年來飼養寵物已成為現今社會的一種趨勢，飼主將寵物當作家庭生活中的重要一員，在國際上也已經得到理論和實驗證實，老年人因退出職場，伴隨老伴或是老友死亡，加之孩子成長離家就學或就業或自立門戶，家中沒有伴，老人感受到孤獨與寂寞，也缺乏安全感，透過飼養寵物，家中多了一個伴，老人把寵物當作家庭的一員，信任寵物，與寵物親密互動也較有安全感，老人並對寵物傾注大量的心血，老人與寵物相依相伴，並做親密的互動，老人能信賴寵物，並視寵物為重要之精神寄託。總之，老人養寵物的需求和寵物市場會發展的原因有：

1.老人缺乏安全感，透過飼養寵物，信任寵物，有寵物的陪伴，老人把寵物當作家中的一分子。

2.飼養過程，老人與寵物親密互動，並視寵物為重要的精神寄託。

3.老人飼養寵物，藉由寵物與他人進行互動，並拓展社交圈，增進社會參與的頻率。

4.老人幫寵物打理清掃，帶寵物出門，感覺有活力，讓老人對退休生活感到有成就感與歸屬感。

高齡化社會是一個老人的社會，也會是一個寂寞的社會。而人的一生進入老年期後，其社會發展任務和危機就是統整或失望，因此要成功老化，適應退休生活，面對可能經歷配偶和親友的死亡悲傷，老人自己需要發展安排自己的退休生活，繼續在社會中建立新人際關係。許多老人因子女各自立業成家，生活寂寞，因此藉由養寵物滿足情感依附的需求，而且老人養寵物還能藉寵物的生活照顧和社會互動，並拓展所需的社會支持，使老人對退休後生活感到較有成就感和有用感，也因為常幫寵物打理清掃，常帶寵物出門運動，也感覺自己有活力和保有生命的尊嚴意義。老人與寵物發展出來的依附新關係，將成為高齡社會之新社會現象，而鼓勵老人養寵物也是照顧老人、善待老人的方式之一。

問題與討論

一、飼養寵物帶給老人的功能和幫助有哪些？

二、何謂依附理論？依附理論和老人養寵物之關係為何？

三、您認為老人飼養寵物的依賴類型會有哪些？

四、現代老人飼養寵物的原因、動機和需求有哪些？和傳統社會有何差異？

參考文獻

一、中文部分

內政部統計處（2012）。《現住人口按五歲年齡組分》網址：http://sowf.moi.gov.tw。檢索日期：2012/1/17。

內政部統計處（2012）。《我國生命表》。網址：http://www.moi.gov.tw。檢索日期：2012/1/17。

王乃玉（2000）。《國小高年級學童：寵物互動行為、兒童寵物信念、兒童—寵物親密關係與非學業自我概念關係之研究》。國立新竹教育大學輔導教學碩士班碩士論文。

台北市動物保護處（2011）。《統計資料》。網址：http://www.tmiah.tcg.gov.tw。檢索日期：2012/1/17。

李有德（2006）。〈台灣寵物市場年產值驚人〉。《新新聞》，第986期。1月26日。網址：http://n.yam.com。檢索日期：2011/12/25。

李政賢譯（2009），Richard J. Crisp, Rhiannon N. Turner原著。《社會心理學》。台北：五南。

李瑞金（1996）。〈高齡者社會參與需求：以台北市為例〉。《社會建設季刊》，頁7-19。

李鴻昌（2006）。《「寵物≠寵物」：家庭休閒與寵物的新共生關係》。國立台灣體育學院休閒運動管理研究所碩士論文。

高美芝（2007）。《從休閒效益角度看伴侶動物對銀髮族的影響》。世新大學觀光學研究所碩士論文。

袁翠萍（2007）。《寵物似如親：經歷寵物死亡之生活經驗探究》。國立嘉義大學家庭教育研究所碩士論文。

陳怡安（2005）。《寵物飼養與社交行為的衍生：以同化與調適的角度論述》。東海大學企業管理研究所碩士論文。

陳燕禎（2007）。《老人福利理論與實務：本土的觀點》。台北：雙葉。

葉肅科、葉至誠、張天鈞、陳燕禎、王淑芬（2010）。《人類行為與社會環境》。台北：空中大學。

黃旐濤、戴章洲、黃梓松、辛振三、徐慶發、官有恒、黃志隆（2006）。《社會福利概論：以老人福利為導向》。台北：心理。

莊慧秋（1985）。〈寵物之愛〉。《張老師月刊》，第96期，第16卷，頁82-87。

傅納、鄭日昌（2003）。〈寵物對人生心理健康影響〉。《中國心理衛生雜誌》，第17卷，第8期，頁577-579。

馮惠宜（2009）。〈寵物市場重洗牌　5年產值400億〉。《中時電子報》。7月6日。網址：http://www.laa.org.tw。檢索日期：2011/12/25。

葉明理（2005）。〈來喜的小把戲：談台灣動物輔助治療的發展〉。《護理雜誌》，第52期，第4卷，頁23-30。

楊書毓、連廷嘉（2009）。〈受督導者依附行為量表之編製研究〉。《新竹教育大學教育學報》，第26期，第2卷，頁23。

詹勝利（1995）。《台灣地區家戶寵物飼養之初步調查》。台灣大學公共衛生學研究所碩士論文。

劉清華（2000）。《社區老人擁有寵物對其健康狀況及生活品質影響之相關性探討》。國立台北護理學院護理研究所碩士論文。

劉明泉（2010）。台灣寵物市場連鎖通路消費行為與競爭分析。新竹：國立交通大學管理學院碩士在職專班管理科學組碩士論文。

劉敏珍（2000）。《老年人之人際親密、依附風格與幸福感之關係研究》。高雄師範大學成人教育研究所碩士論文。

鄭日昌（2005）。〈寵物犬對「空巢父母」身心健康影響的研究〉。《心理科學》，第6期，頁569-571。

鄭和萍（2000）。《健康狀態相關之生活品質與養有寵物間的關聯性》。台灣大學流行病學研究所碩士論文。

謝宜芳（2008）。《老年人個人屬性、依附風格、心理需求與憂鬱情緒之關係研究：以高雄市長青學苑老年人為例》。台灣師範大學教育心理與輔導學系碩士。

豐田生技資訊股份有限公司（2012）。〈縣市辦理登記查詢〉。《寵物登記管理資訊網》。搜尋網址：http://www.pet.gov.tw/countystatistics_user.asp。檢索日期：2012/4/23。

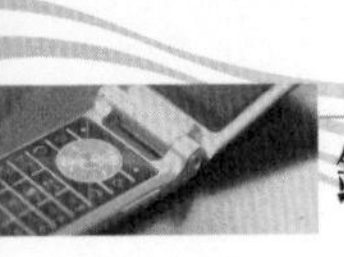

二、英文部分

Ainsworth, M. S. (1979). Infant-mother attachment. *American Psychologist, 34*(10), 932-937.

Albert, A., & Bulcroft, K. (1988). Pets, families, and the life course. *Journal of Marriage and the Family, 50*, 543-552.

Bartholomew, K., & Horowitz, L. M. (1991). Attachment styles among young adults: A test of a four-category model. *Journal of Personality and Social Psychology, 61*(2), 226-244.

Cole, K. M., & Gawlinski, A. (1995). Animals-assisted therapy in the intensive care unit. *Nursing Clinical of North America, 30*(3), 529-537.

Erikson, E. (1963). *Childhood and Society*. New York: Norton.

Friedmann, E., Katcher, A. H., Lynch, J. J., & Thomas, S. A. (1980). Animal companion and one-year survival of patient after discharge from a coronary care unit. *Public Health Report, 95*(4), 307-312.

Gail, F. M. (2001). *Why the Wild Things Are: Animals in the Lives of Children*. Harvard University Press.

Health, D. T. & McKenry, P. C. (1999). Potential benefits of companion animals for self-care children. *Childrenhood Care, 65*(5), 311-314. Abstract retrieved October 21, 2009, from ERIC database.

Knight, S., & Edwards, V. (2008). In the company of wolves: The physical, social, and psychological benefits of dog ownership. *Journal of Aging and Health, 20*(4), 437-455.

Levinson, B. M. (1978). Pets and personality development. *Psychological Reports, 423*, 1031-1038.

Messent, P. R. (1983). Social facilitation of contact with other people by pets dogs. In A. H. Katcher, & A. M. Beck (eds.), *New Perspectives on Our Lives with Companion Animals*, pp. 37-46. Philadelphia: University of Philadelphia Press.

Raina, P., Waltner-Toews, D., Bonnett, B., Woodward, C., & Abernathy, T. (1999). Influence of companion animals on the physical and psychological health of older people: An analysis of a one-year longitudinal study. *Journal of the American Geriatics Society, 47*(3), 323-329.

Serpell, J. (1991). Beneficial effects of pet ownership on aspects of human health and behaviour. *Journal of the Royal Society of Medicine, 84*(12), 717-720.

Serpell, J., & Paul, E. (eds.). (1994). *Pets and the Development of Positive Attitudes to Animals*. London: Routledge.

Sharkin, B. C., & Bahrick, A. S. (1990). Pet loss: Implications for counselors. *Journal of Counseling & Development, 68*, 306-308.

Smith, J. M. (2012). Toward a better understanding of loneliness in community-dwelling older adults. *Journal of Psychology, 146*(3), 293-311.

Strssts, S., Pierfelice, L., Kim, C., & Crandell, R. (1999). A theoretical model for human health and the pet connection. *Journal of American Veterinary Medicine Associate, 214*(4), 483-487.

Veevers, J. E. (1985). The social meanings of pets: Alternative roles for companion animals. *Marriage and Family Review, 8*, 11-30

Wood, L. J., Giles-Corti, G., & Bulsara, M. K. (2005). The pet connection: Pets as a conduit for social capital? *Social Science & Medicine, 61*, 1159-1173.

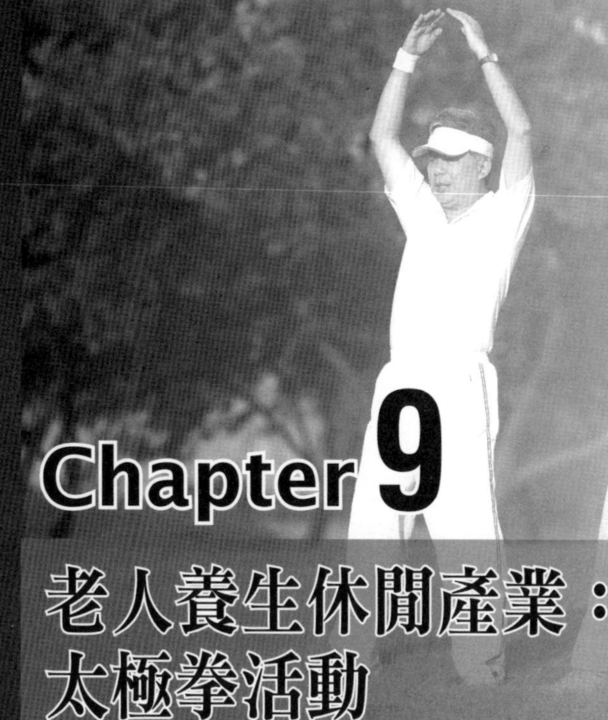

Chapter 9

老人養生休閒產業：太極拳活動

作者：陳燕禎　李承憲

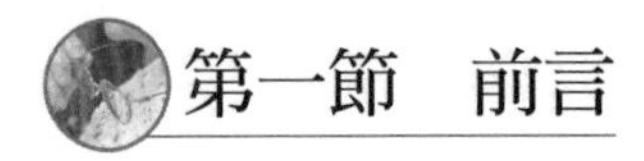

第一節　前言

休閒活動是促進身體健康、心理調適與社會互動重要的要素，並且使人們的生活品質更加提升。太極拳是中高齡者很好的休閒活動，養「氣」又養「生」，對身體有很好的幫助，它強調「精」、「氣」、「神」三合一，有助於心理的調適，更重視「圓」的人生，其義理重視人際互動。尤其中高齡者因為在練習太極拳的情形下，使人身心發達如太極圖一樣，處在最佳狀態，達到精、氣、神三方面都圓滿的狀態，進而發揮個人潛能，開發創造力，提升個體生命的意義與價值，最後達到無為而無不為的境界，是中高齡者適合的休閒活動之選項。

近年來，台灣社會人民的生活水準都大幅提升，開始要求個人生活在身體上、精神上與心靈上，能得到更高層次的滿足。因此，我們常常在公園裡、校園裡、甚至是任何一個空曠的地方，都可以看到有許多男男女女、老老少少在打太極拳（Tai-Chi Chuan）。尤其是現今台灣社會不論在政治、經濟、教育與文化上，憂鬱指數均大幅偏高，打太極拳的人口也愈來愈多，似乎大家都在找尋一個人生的出口，這是很值得我們去探討關心的問題。每人都會老，有人可以輕鬆度過，有人則帶著許多病痛過一生。高齡化的人口來臨，從健康促進的觀點而言，持續而規律性的運動，可以延緩老化，並減少慢性病的發生，近年來有「疾病壓縮理論」（compression of morbidity）的提出，就是為追求將人生有意義的老年健康期延長，將可能臥床的時間壓縮至最短，由臥床三個月壓縮至一週、一天，甚至一小時、一分鐘（陳燕禎，2007）。而針對老年人參加太極拳健康運動的研究發現，太極拳運動確實具有訓練下肢肌力的成效（Lan et al., 1998; Christou, Yang & Rosengren, 2003; Choi, Moon & Song, 2004）。依據Wolf等人（1996）曾針對70歲以上社區老人進行隨機對照研究發現，老人「打太極拳」，確實可以改善平衡力與肌力，且跌倒的相對危險比率降至0.51。Wolf等人（2006）也針對有跌倒傾向的虛弱老人，隨機分組施以四十八週的太極拳訓練或教育指導，結果發現三十秒坐站測驗顯著優於教育組（p=.006）。此外，老年人常因心理（psychological）問題造成焦慮、憂慮及有潛在性的睡眠障礙（Neubauer, 1999），藉助有規律的運動已被視為有助於促進心理健康，以及降低心理焦慮、憂鬱。基此，本文以銀髮族的太極拳休閒活動為探討的主要核心，希望瞭解太極拳的功能，是否能將銀髮族的生理功能層面提升至心理和社會功能層面，達到生命太極圓滿和諧的生命境界。

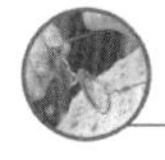

第二節　太極拳：傳統中國老人休閒與養生運動

一、「華人之寶」：太極拳運動博大精深

中國文化——太極拳運動博大精深，是「華人之寶」，應推廣至社會各階層，使普羅大眾更明白「太極拳」的休閒運動之精神。太極拳起源最早傳習於河南省溫縣陳家溝陳姓家族，由陳氏九世陳王廷所創，此拳是吸收明代流行拳法與戚繼光的三十二式長拳，融合古代道家養生修煉術，結合古代的陰陽學說與經絡學創編而成（崔樂泉、張純本，1993）。「太極」一詞源出於《周易・繫辭》，「易有太極，是生兩儀」，兩儀即陰陽，太極之理即陰陽相互對立、相互統一、相互轉化之理。太極拳以此解析拳理，故名。太極拳經過長期流傳，演變出許多流派，其中流傳較廣，特點較顯著的有陳、楊、吳、武（郝）、孫五式太極拳，他們的風格、姿勢雖不相同，但是套路結構與動作順序基本一致，其要領包括：靜心用意，呼吸自然；中正安舒，柔和緩慢；動作弧形，圓活完整；連貫協調，虛實分明；輕靈沉著，剛柔相濟。

二、太極拳中國傳統的養生運動

休閒養生運動已成為傳統中國老年人的保健之道（劉淑娟，1998）。但由於老年族群因年齡增長，導致身體組織機能退化，如關節退化、平衡感減低、視力減退及活動力下降等諸多因素，限制老年人從事運動養身防病的選擇（王鐘賢，2005）。中國傳統養生運動「太極拳」，集競技、養生、哲理於一身，從理論到實踐，觀念到方法，都十分關注於「氣」，注重練氣、運氣與養氣（藍青，2001）。老人可藉由「氣」的運動，而運行全身，達到生理、心理、社會三者和諧均衡的境界，而太極拳正是符合中國文化，適合老人的傳統養生觀念和需求發展，是長久以來促進老人健康不可或缺的休閒運動。

一般而言，休閒可歸納為廣義與狹義兩種解釋：廣義的休閒定義是指有報酬的工作，有家庭責任，宗教與政治上的責任，以自我實現作為最終目的的活動；狹義的休閒定義是較偏重於主要工作、主要責任之外，只限於以自我實現作為其目的之活動，也就是一種心智狀態（江亮演，1993），在此狀態之下，人們從各種必須約束與義務中，獲得解脫而感到完全自由自在，在此情況中的那段時間稱為休閒時間，而在此時間內的活動即是休閒活動。

休閒活動定義為「在休閒時間內，以動態性身體活動為方式，所選擇具有健身性、遊戲性、娛樂性、消遣性、創造性、放鬆性，以達身心健康，疏解壓力為目的的運動」（沈易利，1995）。故休閒活動在於讓一般人無論是否受過體育訓練，都能愉快的從事他所感興趣的運動，藉由這些運動，他們獲得了身心的暢快與滿足。因此其著重在健康、快樂與修養，屬於養生的活動。人們在閒置時間裡，積極自主的、輕鬆愉快的、毫無心理負擔的進行一些娛樂性的健身體育活動。它是一種生活、一種文化、一種教育，它的最終目的是全體人類的和諧發展（陳定雄，1994）。

眾所周知，太極拳的起勢動作宛如雙手環抱一粒大西瓜，在手指的移動中藉由緩慢的深呼吸促進身心的放鬆（Alder & Robert, 2006）。而曾有研究指出，從網路搜尋鍵入「Tai Chi」有超過750,000處符合此關鍵字，其受歡迎程度由此可見一斑（Lavery & Studenski, 2003）。在太極拳操練的過程中，意識集中內心平和，在操練起勢動作時，雙手向外完全打開之際，胸部因深吸氣隨之擴張，而得到身心放鬆的愉快感，激發積極參與課程訓練的動力。太極拳的力與美，身體的伸展與協調，優雅的身體動作及獨特健身效果已推展至國外，普遍受到各地人士的喜好。國內外研究證實太極拳在身心上的健康效益（Wang, Lan, & Wong, 2001）。太極運動課程被發現在健康俱樂部、社區活動中心、老人活動中心、醫院及復健機構等，教學光碟和網路也受到普及利用。

三、太極拳注重「氣」與能量的運轉

太極拳注重氣，強調藉由肢體循環的緩慢移動，使氣循環全身，而「氣」在美國的釋譯為一種能量（energy）或精力（vitality）（Fontana, 2000），因此，操練太極拳可以藉由增強身體能量而改善自覺身體健康狀態。總之，太極拳的特色在於下肢的訓練，過程中兩腳下蹲，雙腳安穩立於地面，並藉由肢體載重移動，如向前推或拉而促進身體的平衡，靜態的站立能訓練單腳站立時間，前後左右的肢體移動能訓練走路速度及反應時間。而太極拳降壓效果逐一被證實，乃因太極拳訓練能降低血管的周邊阻力，增加皮膚的血流和末稍皮膚的溫度（Wang, Lin, & Wong, 2001; Wang et al., 2002）。在操練太極拳過程中，緩慢的深呼吸使全身肌肉放鬆，達到降低肌肉血管的緊張性，因此表現降壓的效果。此外，太極拳採用腹式呼吸法，配合動作的開合，有加大肺活量使氣息深長，可達到訓練心肺耐力之效益。銀髮太極健身操中「海底明堂」招式為彎腰向前雙手畫圓的動作，達到訓練腰部伸展的目的，證實Zhuo（1982）的論點，即太極拳是一種對肌肉、骨骼系統有益的運動，特別在腰椎柔軟度有良好的訓練效果。

四、打太極拳能改善睡眠品質和促進自我健康察覺

Li等人（2004）的研究發現，太極拳能改善睡眠品質，他發現經過二十四週的太極拳訓練後，睡眠狀況大為改善，包括縮短睡眠潛伏期、增加睡眠時數及改善睡眠效率、睡眠品質、白天功能障礙等。太極拳能改善睡眠的可能機轉為：練拳時身體動作移動緩慢而溫和，如行雲流水般的平順，關節移動中節節放鬆，操練到心境平和之處，自然進入冥想境界而感受到內心一種安適感（well-being），如此可能緩解焦慮的情緒，進而改善睡眠品質。因此，持續操練太極拳結果，能增加老人的充權（empowerment）感覺，並且可以促進自我察覺（self-awareness），讓自己覺得有能力去處理自己身體的狀況，進而增進心理健康狀態。

五、太極拳兼具休閒與養生的優點

太極拳除了是適合老人的休閒養生運動，也適合不同年齡層、性別和體質的一種運動。其特別適合老年人選擇使用的特性和原因（Wolf, Coogler, & Xu, 1997），臚列如下：

1.動作緩和。
2.微幅的關節活動。
3.肌肉不用劇烈用力。
4.姿勢柔軟。
5.較少的軀幹旋轉。
6.單腳肢體載重移動。

總之，它兼具休閒與養生的優點，既可增強體能延緩老化速度，又能舒緩身心、愉悅生活，且具有低速度、低衝擊力和高趣味性，能提供良好訓練效應、且不用花費和特殊設備、不受場地及時間限制、易於實施

應用、運動傷害少的休閒運動（呂萬安、郭正典，1999）。因此，晨曦間在公園、廣場或學校的操場上，處處可見一群群的銀髮族在打太極拳的運動，目前國內已將此休閒運動逐步推廣至小學。

六、推廣本土老人之銀髮太極健身操

當然太極拳運動亦有其缺點，就是招式和門派有些複雜，難於記憶學習，因此不易被普遍推廣。基此，陳桂敏乃針對60歲以上老人，發展一套適合本土老人之銀髮太極健身操（Simplified Tai-Chi Exercise Program, STEP），融合了陳、吳、楊、武、孫各家太極拳及競賽套路，運動處方，易筋經，簡易拳術及太極拳基本功等，並進一步彙整40位曾接受六個月太極拳訓練（楊式24式）的機構老年住民（平均年齡75.83±6.08歲）對太極拳之觀感，其焦點訪談結果顯示：老年人較能接受緩慢或大動作之太極拳招式，且他們喜歡以團體約10～20人方式，在清晨或午睡後一起打拳，每週二次，每次約31～60分鐘，而打拳地點選擇寬敞、平坦、通風且不受干擾之處為佳（Chen et al., 2005）。該太極拳健身操的特點為招式連貫、簡單易記，動作大而開展，身體姿勢屬於高蹲姿，較易被老人所接受。研究銀髮太極健身操文獻指出，招式的「撲面掌」及「如封似閉」，具有身體往前推及拉的動作，並配合腳步前後的移動，可達到訓練動靜態平衡之效（洪瑄曼，2006）。太極拳運動或太極拳健身操活動都可達到訓練老人身體平衡穩定的效果，是老年人預防跌倒有效保護機制之一（陳燕禎，2011），再輔以平日自我健康管理（Abreu et al., 1998）和善用科技產品的生活輔助（Scanaill et al., 2011），從個體內部的養身活動和外部生活科技的協助，就能達成健康休閒的老人養生。

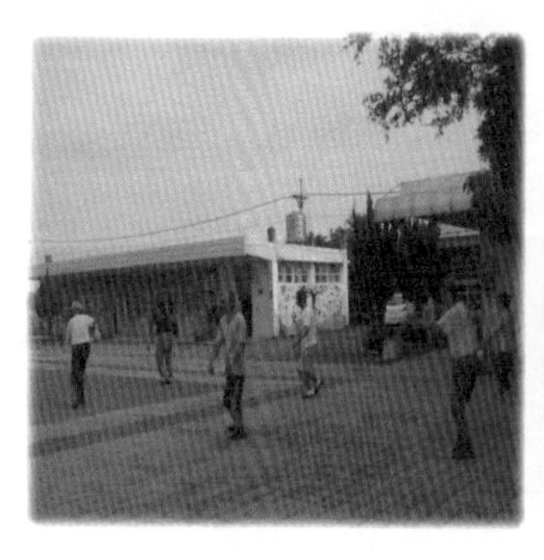
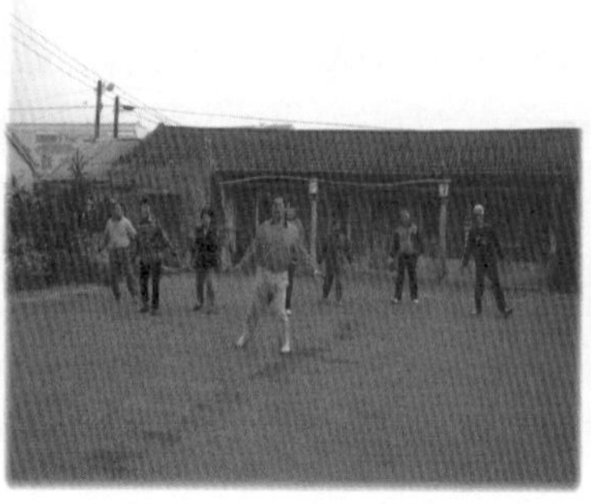
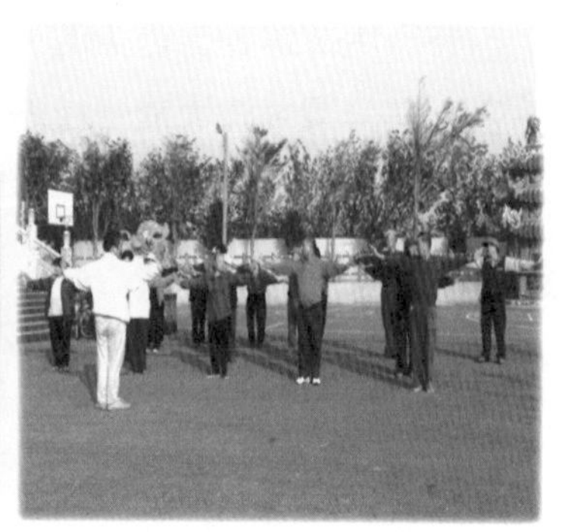

處處可見晨曦中打太極拳、學太極拳的長者
照片提供：雲林縣麥寮鄉楊厝社區

第三節　太極拳與老化理論

太極拳在一般人的印象中演變成在公園裡活動的「老人拳」，很多年輕朋友聽到學太極拳就唯恐被貼上「老」字標籤，避之唯恐不及，即使是中壯年朋友也拒絕承認自己是到了學「老人拳」的年齡，總是推說等到六十五歲退休以後再說吧！事實上，太極拳在過去二、三百年的歷史中，都是以技擊武術作為訓練的目標，甚至在風光的年代裡，還曾被稱為「萬拳之王」；而當許許多多的拳派逐漸擋不住時代的潮流而沒落時，太極拳依然是最普及的運動，不能說是因為它的易學、緩慢或是保健的功能，事實上很多其他的運動都可以達到同等的效果。若指它是「老人拳」，實在有愧我們祖先給我們保存的文化之寶。今日太極拳或改良的太極拳健康操，已成為養生運動和老人重要的休閒活動。

2002年世界衛生組織（WHO）提出「活躍老化」（active ageing）觀念，已成為WHO、OECD等國際組織對於老年健康政策擬定的主要參考架構。為了使老化成為正面的經驗，長壽必須具備持續的健康、參與以及安全的機會，因此活躍老化的定義即為：使健康、參與和安全達到最適化機會的過程，以便促進民眾老年時的生活品質。此一定義正呼應WHO對健康的定義：身體、心理、社會三面向的安寧美好狀態（教育部，2006）。

要瞭解老人休閒活動，就必須先瞭解老化的過程。老化是每人必經之歷程，有生命的初起，就會有老化的結果。本章以老化社會理論：活動理論（activity theory）、連續理論（continuity theory）、撤退理論（disengagement theory），說明太極拳對延緩老化的重要性。

一、活動理論

活動理論是由Havighurst在1953年提出，其後Burgess在1960年探討符號互動論與社會老年學二者的關係時，隨即帶動活動理論之發展，而成為早期美國老年學的重要理論之一。Burgess認為隨著預期壽命的延長，高齡者逐漸老化的現象也是可以預期的，而且隨著高齡人口的日漸增加，將使其成為社會上一個獨特的族群。然而，社會結構中的各種機構，包括職場、家庭、親族與社區，已無法將這群年邁的高齡者視為完全參與的成員，其結果將使高齡者與社會中的日常活動漸行漸遠，進而被迫處於不活動的靜止狀態，Burgess稱此為「無角色的角色」的狀態，使其未能發揮有意義的社會功能。活動理論提出後，受到相當多的批評，如G. Maddox則認為，有些高齡者根本視退休後的悠閒歲月是辛苦多年的報償，對他們而言，不活動才是最大的享受。儘管如此，活動理論乃為成功的老年生活，提供一個合理的解釋基礎，使得高齡者教育基於此一理論基礎，強調藉由教育的過程，協助高齡者繼續參與社會活動，以維繫其社會關係與社會地位，進而成功的調適晚年的生活。

活動理論普遍受到從事老人實務工作者的歡迎。其理論的主要內涵為：人應該盡可能保持中年期的活動與態度，即使不得不放棄時也必須找到替代的活動，例如，退休後利用參加俱樂部或社團活動來取代；親人過世或喪偶時，能從友情獲得溫暖。活動理論是從老人臨床工作者的實務觀點切入，強調老人積極的社會參與，以及在社會團體中與他人多加互動，這將有助於重新建立新的老人角色與自我概念，甚且有能力承擔新的社會責任與義務，故此理論認為老年人可以延續類似中年的工作角色或人際關係活動，藉以彌補退休後角色的喪失，所以它才是較佳的老年適應方式。此理論還認為即使是健康不佳的老年人，也可以透過各種活動設計給予接觸，以補償老年人已喪失的角色。不過由於此理論角色替代的做法與結果十分明顯，故也可能流於矯枉過正的補償作用，未必可以使原本性格屬於內向型的老人或居家型的老人，獲致成功晚年生活之成效（陳燕禎，2007）。

二、連續理論

連續理論基於人格特質及發展的觀點，認為老人在長期人生過程當中，可能保有相當穩定人格特質，如價值觀、態度、習慣等，且已整合成為人格的一部分。所以它不是單一的撤退或活動的理論，它強調人生早期生活經驗與人格特質，對老年調適方式的擴散延續與延續影響。因為就長期人生發展而言，人格發展具有連貫性與一致性的特質，所以只要老人能面對社會環境變遷或個人身心功能變化時，就不致造成生活上太大的衝擊（施教裕，1993；Havighurst, Neugarten & Tobin, 1968）。由於連續理論採進化觀點，非靜態的觀點，因此適用於常態性的老化（normal aging），它並不反對變動的發生，但要融入個人發展的歷史，以維持個體內部或外部的連續。就此，對退休老人的社會參與多所探討，並將個體老化後的生活連續的程度分成「太少」、「適度」、「太多」三類（陳燕禎，2007；Atchley, 1971）：

1.「太少」連續：指個體生活的延續太少或不延續，會讓個人覺得生活難以預測。此類型的退休適應具有危機。

2.「適度」連續：指生活變動的程度與個人偏好或社會要求一致，其變動在個人的調適能力和步調之內，此類型是最佳的退休適應。

3.「太多」連續：指過多的連續，則讓個人沒有足夠的變動來豐富生命，此類型的退休適應亦具有危機。

三、撤退理論

撤退理論係由Cumming與Henry在1961年，針對肯薩斯州257位50～90歲身體健康、經濟自足的高齡者，進行的橫斷面調查分析所提出的。這是第一個從社會而非生物或心理觀點，來解釋老化適應過程的社會老年學理論，自此以後，嘗試從社會學觀點解釋老化適應過程的理論逐漸產生（Cumming & Henry, 1961: 227）。撤退理論深受社會功能論或結構功能論學派之影響，其基本假設為：個人與社會之間的疏離乃經常發生，且是每個人都難以避免的現象，同時也是成功老化所必須經歷的過程。由此衍伸出來的觀點是，個體到了某一年齡，均應從原來的社會角色中退出。然而，整個社會確是必須延續的，因此乃發展出所謂的退休制度，藉由新舊血輪之交替來維持社會的均衡。故從社會延續的觀點來看，此一理論並不認為老年是中年的延長，反而主張高齡者的社會角色與價值體系已不再適應社會的需要，而必須採取撤退的行動。換言之，撤退理論認為老化是一種個人由社會撤離，而且也同時被社會背離的過程，社會期待高齡者的撤退，讓年輕人得以順利地進入社會的舞台，此一過程使得中年時期存在個人與社會之間的平衡，被一種新的平衡所取代。就社會功能論的觀點而言，撤退理論認為唯有如此，社會上的事務才能夠持續正常地運作。由此可知，Cumming與Henry認為高齡者從社會活動中撤退，並不是一件有負面影響的事，事實上，Cumming與Henry二人在1961年所做的研究指出，有許多高齡者從社會活動中撤退之後，反而提高士氣，且擁有較高的生

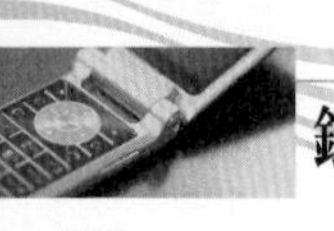

活滿意度，特別是針對80歲以上的高齡者而言，他們不但享受撤退的過程，而且還呈現出一種難以在年輕人身上發現的平靜。故支持撤退理論的研究者，將高齡者撤退的過程視為一種自然的適應，以符合整體社會平衡的需要。角色撤退認為對老人個人而言是具肯定的，社會獎賞其一生的辛勞，讓老年時可以優遊自在的生活，孔子也說：「七十而從心所欲，不踰矩」；對社會而言，它具有功能性，老人退出的角色，由年輕人予以遞補，活化社會、職場上的世代交替。角色退出理論認為該過程是全球性的，當然，也有研究指出（Havighurst, 1968），角色退出並不一定對老人有利，因為投入的人往往是最快樂的。

撤退理論以社會化的觀點切入，基於社會結構功能與個人身心功能的新陳代謝機制上之觀點，認為社會建立退休制度，讓老人由工作角色轉換為休閒角色的相互撤離，對社會與老人二者而言，是較有利的抉擇，故角色撤退也是老年的適應方式。當前的「自願退休制度」或「強迫屆齡退休制度」也是立基於此觀點，是不可避免的，它可使企業或政府機關更換新血與進行人力新陳代謝，藉以維持組織一定的生產功能；另一方面則立基於老人個人因認知本身及技術知能的不足，或身心功能的衰退與家庭角色的轉換，也可能選擇撤離原工作角色，並轉換作較合適的晚年生活安排。因此撤退理論還強調「雙邊的撤退」：

1. 老人自己有意願退出：老人透過減少扮演的角色，縮小角色或關係的範圍，或減弱角色的參與強度而退出。
2. 社會讓老人退出：社會也願意解除對老人的約束，允許老人退出社會結構。

老年人若是維持靜態的生活模式，身體活動功能較易受到限制，身體的抵抗防禦功能亦隨之降低。故如何激發老年人養成運動習慣，需要運用策略給予引導和帶動，讓老人持續且適當的活動極為重要。目前大部分老年人的集會場所為老人活動中心，研究調查顯示，約25%的老年人使用老人活動中心，學者更建議老人活動中心應設計健康促進課程，以促進多數老年人健康效益（Wallace, Grothaus, & Buchner, 1998）。動機是從事運動主要的心理決定因素（Walcott-McQuigg & Prohaska, 2001），選擇符合中國老年人健康觀念及文化背景的運動，較易引發老年族群運動興趣。台灣近年來，積極推展社區關懷照顧據點，六年來全國已設置1,694多個據點（內政部，2011），並推動社區老人的「健康促進」活動，以增強其「體適能」，因此若能藉此推廣適合中國文化的太極健康操活動，必能增進老人生活品質。

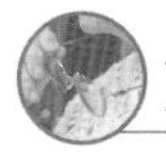

第四節　個案研究分析

一、太極拳的歷史研究分析

太極拳是一種通行於世的拳術，至於為何以「太極」為名？究其根由，乃因其實質內涵是經由「太極」的思想體系所醇化與逐漸轉化而成的，所以在「拳」字的前面加上「太極」一詞，以標明太極拳的技藝內涵。故本節以桃園縣太極拳協會為主要對象，深度訪談的樣本共計8位（代號為T1-T8）受訪對象以有練習過太極拳之老人為主，主要目的在探討打太極拳對其身體健康、心理調適、社會互動之影響。訪談資料結果剖析如下：

(一)太極圖

太極思想是太極拳之為太極拳的理論基礎，也是太極拳的拳理拳法的最高依據。修習太極拳者除了必須要專心一致，依循它的法理，有規矩的運動，如此才不至於迷失了太極拳原來的面貌之外。T4就提到：「太極拳實在是一種相當好的運動，現在我練習的是屬於鄭子太極拳，是由鄭曼青大師傳下來的，鄭曼青有許多弟子，在這些弟子的努力下，使得太極拳現在如此興盛。當時練得很累，回家時，膝蓋都會酸痛呢！啊……我最早是在民國八十七年學太極拳，越練習身體越好，而且氣也越足，我現在已經會發勁了，這也是氣功的一種，這是一種從腳底起來的一股力量，貫串全身，覺得通體舒暢。」（T4）而研究太極拳時，必須先來研究太極圖（見圖9-1）的意涵，太極圖是一個圓，裡面分為陰陽，陰陽相濟，陰陽調和，這也象徵了我們的人生，是求取一個圓融的人生，一切強調圓滿，在陰陽調和下，人生才會圓滿，尤其處在科技社會，與人相處時更必須強調人生的圓融互動。

(二)發勁

太極拳「發勁」部分，應抓住最佳時機，譬如以槓桿支點、螺旋轉化之原理，配合肢體連貫之合力一同發出，應儘量用瞬間巧勁。「勁」與「力」不同，「勁」是後天人為學習而來的；而「力」是先天且自然的。「勁」具有瞬間的爆發力與穿透力。勁就是「纏絲勁」，所謂「纏絲勁」就是一種畫弧、畫圈的圓形運動，連續而不斷，是一種最理想的發勁動作。（徐紀口述，大柳勝筆記，1985）。受訪者T2就曾提到：「打太

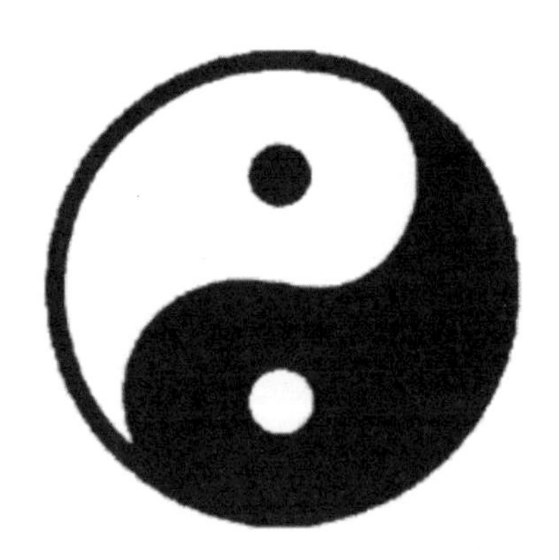

圖9-1　太極圖

資料來源：道教文化資料庫網頁（2007）。

極拳時，把外形打好，幾個月就可以完成了，你看三十七式，或者四十二式，就那麼一點動作，一下子就學會了，但是太極拳並不是只是單純的外形象就好了，它還有要內在的修為，什麼是內在的修為，你不知道吧！讓我告訴你好了，就是「『發勁』。」（T2）為什麼說「纏絲勁」是最好的勁呢？第一，因為可以增長距離；第二，方向靈活，富於變化；第三，可經由訓練得來，無體格上、性別上的限制（徐紀口述，大柳勝筆記，1985）。T1就提到：「太極拳就像人生哲理一樣，愈研究愈覺得深奧，我一方面練太極拳，同時一方面也在修正自己的脾氣，我現在的脾氣就比以前好很多。」（T1）

(三)太極拳競賽

台灣首屆的太極拳推手錦標賽於1974年開始，1995年台灣區運動大會首次將太極推手納入正式的比賽項目，此一重要的決定，帶動國內優秀運動選手積極加入太極推手的行列，使得太極推手的參賽選手朝向年輕化。近年來更有許多的太極拳比賽。T4就曾經提到過：「我目前在大忠國小擔任太極拳教練，上一次就曾經帶小朋友去參加太極拳全國的比賽，而且得到了第一名，看到每一個練習的小朋友很認真、很盡力的在練習，我就覺得辛苦沒白費。」（T4）

二、太極拳與身體健康

增進身體的健康是每一個參與太極拳休閒活動最主要的因素，從健康促進的觀點而言，持續而規律性的運動，可以延緩老化，並減少慢性病的發生，人從20歲開始，各種機能會開始走下坡。老化是每人必經之歷程，有生命的初起，就會有老化的現象，因此追求健康，是每一個人學習的主要動機。在練習太極拳的人口中，年齡皆集中在46～75歲的學員，且比較熱衷於太極拳者，大部分是60多歲，已退休的人士。唯和子女同住的

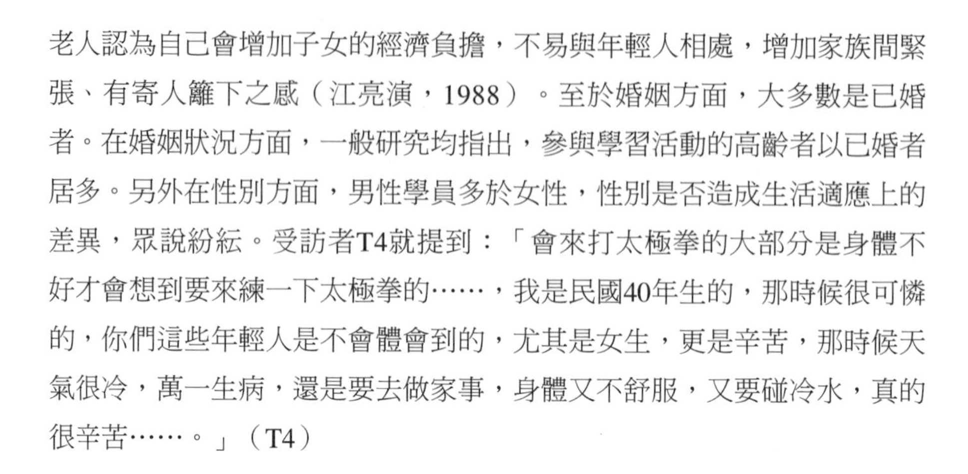

老人認為自己會增加子女的經濟負擔，不易與年輕人相處，增加家族間緊張、有寄人籬下之感（江亮演，1988）。至於婚姻方面，大多數是已婚者。在婚姻狀況方面，一般研究均指出，參與學習活動的高齡者以已婚者居多。另外在性別方面，男性學員多於女性，性別是否造成生活適應上的差異，眾說紛紜。受訪者T4就提到：「會來打太極拳的大部分是身體不好才會想到要來練一下太極拳的……，我是民國40年生的，那時候很可憐的，你們這些年輕人是不會體會到的，尤其是女生，更是辛苦，那時候天氣很冷，萬一生病，還是要去做家事，身體又不舒服，又要碰冷水，真的很辛苦……。」（T4）

(一)身體的肌力增強

「肌力」也是身體健康的一種指標，肌力是肌肉產生的力量，也就是肌肉產生張力克服阻力的一種特性。肌力的大小，決定於肌肉橫斷面積的大小，以及中樞神經系統的配合。通常每一平方公分肌肉的橫斷面積約可產生6公斤的肌力。依肌肉收縮的方式及作用，力量的表現，大致可分為：最大力量、快速力量、力量耐力及反應力量四種。T1、T8就提到：「太極拳發勁與接勁，講求整體運動，也就是在最短的時間內能有效的動員全身各肌群，同時產生單位體重最大的力量，所有的肌肉都會用到。」（T1）「我以前還會拿著網球拍對著練習牆打，現在體力不行了，精神也不太好，每天只能在操場走走，甩甩手，扭扭腰，或打太極拳，讓身體動一動，感覺練習太極拳身體比較好……。我每天要吃好幾種藥，有治心臟病的、高血壓的、糖尿病的，中藥、西藥都有，也常常到醫院看病，有時候會忘了吃……。這幾年，好在有練習太極拳，全身的肌力比較強，身體也比較好了。」（T8）

(二)身體的柔軟性

柔軟性也是練太極拳後可增進的項目，一般認為柔軟即關節、肌肉、韌帶之運動所產的關節可動性，因此柔軟性又稱可動性（mobility），所以柔軟性就是關節活動範圍或阻力的大小，一般為關節、肌肉、韌帶之運動所產生的關節活動性，柔軟性的訓練方式以伸展運動最佳，伸展運動包括靜態與動態兩種。受訪者T6就曾提到：「太極拳訓練的過程中分為三階段，初、中階段課程中的舒筋及套路分解動作，皆強調靜態伸展動作及各關節放鬆的能力，對於身體的柔軟性相當好。而在高階推手招法應用中，柔軟性的身體配合揣摩五法的黏貼要領，是化解強力攻擊的法門，柔軟性不好，會影響平衡性、協調性及速度的發揮，同時也容易造成運動傷害，這是相當重要的一件事。」（T6）

(三)身體的協調性

身體協調性包含所有身體運動的中樞神經或知覺，是影響技術動作完成的重要因素。協調性是指身體肌肉群的作用時機正確，動作方向及速率恰當，平衡穩定且有韻律性，亦即是運動時全身動作一致，肌群不發生互相擷抗現象，協調性對一個人的活動有很大的幫助。受訪者T7就曾提到：「在太極拳的招法和訓練中，具優秀的協調能力是攻守成功的先決條件，也是太極拳的訓練目標。練習太極拳，身體的協調性也變得比較好，各種動作也都能恰到好處。」（T7）

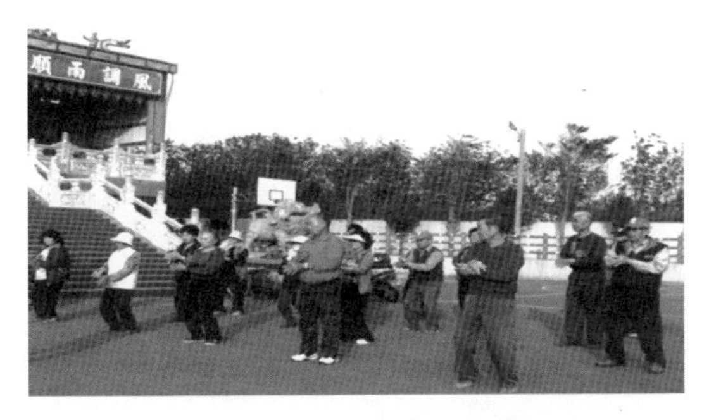

照片提供：雲林縣麥寮鄉楊厝社區

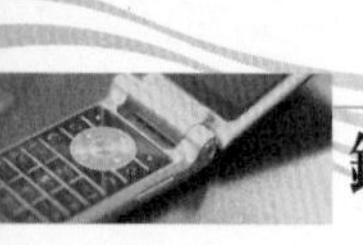

(四)身體的敏捷性

敏捷性是身體移位或變換軀幹動作的時間快慢，以力學及生理學的觀點而言，它是速度及神經肌肉機能的反應，產生身體變換位置的能力。運動的敏捷度視肌肉收縮速度而定，而肌肉收縮又是靠神經系統的運作，換言之，神經系統的支配，產生身體運動的速度，稱之為敏捷，身體的敏捷性高，則太極拳動作就比較順暢。T5就曾說過：「太極拳訓練中，敏捷性反映在身體整體移位的速度及軀幹本身變換動作的能力，太極拳雖然看似動作很緩慢，但也能訓練個人反應的敏捷性，而訓練方式先求軀幹本身的靈活轉換，再求整體步法移位的敏捷性……。」（T5）

(五)身體的平衡性

身體的平衡性是相當重要的，「平衡」是各種動作和姿勢，能夠保持一定狀態的能力。平衡可以分為靜態平衡與動態平衡，靜態平衡就是單一動作停留時間較長，而能維持平衡的動作，如倒立，過程中產生極短暫的靜止動作，而這些動作又不斷的在交替，產生身體姿勢的變化，但又能保持身體的穩定性，稱為動能平衡。本研究的受訪者T2就提到過：「太極拳訓練中，平衡動作是主要的訓練項目，我自己在練習時，也特別重視身體平衡的動作。身體的平衡性與視覺、耳朵的三個半規管功能及肌肉的反應等三方面有關，在肌肉反應訓練中，太極拳強調局部動靜、虛實及整體的剛柔，尤其單腿支撐身體重心，是傳統太極拳每一招式的基本原則。在推手互動中，首先求自己身軀的穩定平衡，再應用牽引的手法，讓對手失衡，最後加以發勁攻擊，所以說『平衡訓練』是相當重要的。」（T2）

(六)身體的放鬆

放鬆也是一件很重要的事情，任何運動，皆由肌肉的緊張和鬆弛交替而產生。所以放鬆在活動中是一件相當重要的事，各肌群的緊張與鬆弛能力，是運動放鬆的重要關鍵，針對動作的需要鬆弛肌肉，稱為放鬆。T3就曾提到：「太極拳訓練中，放鬆是拳法動作的常態，其放鬆包括意念心靈及身體的中正安舒，簡易太極拳訓練法中的自然運動八法，其訓練要領是以放鬆關節為主，而為了不使肌肉過於緊張，產生強力動作，同時保有整體身軀輕靈的架構，此種訓練法為「鬆弛」訓練法，由意念的導引，局部或整體的放鬆關節或肌肉的緊張，產生整體動靜的組合能力，並應用於推手互動中，而在身體方面，適度的放鬆是很重要的，我在訓練學員練習太極拳時，也特別強調『放鬆』的重要性……。」（T3）

(七)身體的集中力

集中力是將自己的所有力量，集中於身體的某一部位，是身心能量的整合，集中力較好的選手較容易突破個人生理及心理極限，也由於做任何事都集中精神，更容易成功。T5就提到過：「太極拳訓練中，強調意念與勁的整合，所謂意到勁到，即太極拳中所謂『一動無有不動，一靜無有不靜』，也就是強調身體的集中力。在防守走化時，是全身各大環節的放鬆配合，化解對手攻擊的身手於無形，再應用順勢或牽動的手法，整合全身各大環節之力量，配合意念之導引，將對手瞬間推出，這時就需要有集中的精神，其實做任何事都要全神貫注，也唯有全神貫注，才會有進步……。」（T5）

(八)促進心肺功能正常

研究顯示太極拳訓練可以明顯地促進心肺功能、肺活量及身體柔軟度，也可以降低脂肪比率及改善體質組成，是一項值得推薦的健身運動（賴金鑫、藍青，1994）。同時其研究顯示太極拳訓練可以增加在最大運動時的攝氧量、氣脈工作率，且可降低最大運動時之心率，促進心肺功能的正常化。T4就曾提到：「人類生活中的行為，小到走路、飲食、工作，大到戰爭、創造世界紀錄種種的活動，都需要我們的身體來動作，而

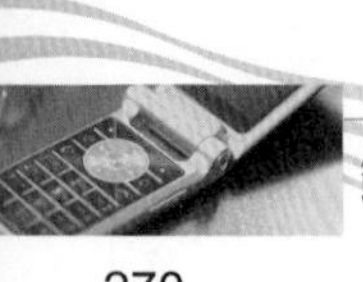

身體必須具備某些能力，否則便難以達成我們所要的目標。以前我只要一走路就會喘，在練了太極拳後，感覺到比較好了，也比較不會喘了，去台大醫院做全身檢查時，也顯示心臟、肺臟、肝等都很正常，我不敢說完全是太極拳的功效，但至少和我練習太極拳有很大的影響。」（T4）

三、太極拳與心理調適

現今的社會是相當緊湊忙碌的，每一個人的生活都是充滿了緊張與無奈，一般人在工作閒暇之餘追求的是，在忙亂的心情中，擁有一片寂靜的內在；傳統太極拳之練功心法依據李經綸（清同治元年）手寫著述為：(1)心靜；(2)身靈；(3)氣斂；(4)勁整；(5)神聚。其中與心理特徵有關的包括心靜、身靈、氣斂及神聚等，也是優秀太極拳推手選手必須具備的心理特徵，下列就此進行說明：

(一)心靜唯先

做任何事，心都要先能夠靜下來，事情才能事半功倍，當然太極拳也不例外，再運用太極拳十三勢行功心解所謂：「以心行氣、務令沉著，乃能收斂入骨，以氣運身，務令順遂，乃能便利從心。」皆為運而後動，「先在心，後在身。」T8就曾提到：「練習太極拳時，心一定要能夠安靜下來，同時也要能夠接受批評與指導，在訓練動作方面或個人行為方面，勇於接受建言及批評，樂於接受更高難度的技術指導。不怕失敗，在錯誤中學習經驗，勇於面對失敗的情緒，從失敗中記取教訓，將失敗帶來的負面情緒，轉換為正面思考的原動力。保持沉著面對重要比賽，善於紓解壓力控制情緒，隨時保持冷靜的態度面對任何人、事、地、物，這是相當重要的一件事。」（T8）

(二)身手輕靈

太極拳強調身體要靈活，太極拳推手歌訣所謂「上下相隨人難進，任他巨力來打我，牽動四兩撥千斤」及「彼不動時己不動，彼若微動己先動」等皆說明身手輕靈的反應動作，而身手輕靈必須是「以心使身」、「從人不從己」，才能產生快速的反射動作，如太極拳論所謂「默識揣摩，漸至從心所欲，本是捨己從人」。T5就提到：「在練習太極拳時，一開始一定會遇到挫折，不怕失敗，在失敗中記取教訓，追求最後的成功。處理任何的危機，展現高度的自信心及成熟度。自我控制，面對壓力展現高度的自我控制力，善於調適自己的情緒與壓力。心理沉著，在訓練或比賽中沉著應戰，善用場上的優勢策略及劣勢挽回策略，這些東西都是要特別注意的事。」（T5）

(三)氣斂及神聚

練習太極拳時強調氣斂與神聚，依傳統太極拳練功心法之要領步驟訓練，最後整合各項能力之發揮，其所憑藉的是精神貫注的能力，即所謂神聚，所以鄭曼青認為能氣斂入骨，則骨骼如鋼鐵般的堅固，應用於推手發勁時，無堅不摧。這是太極拳特有的功夫，也是太極拳因此令人著迷的所在，也是一般外家拳所沒有的。受訪者T8就曾說過：「我在練習太極拳時，有一項是特別重視的，那就是氣斂與神聚，求勝的欲望與決心，有強烈的企圖心，一旦下定決心，絕對全力以赴，不達目標，絕不善罷甘休。正向的態度與熱誠，主動積極的參與各項訓練，同時願意協助隊員完成各項訓練工作。自我激勵，面對障礙會設法排除，勇於挑戰個人極限，而這就是太極拳的精神。」（T8）

四、太極拳與社會互動關係

在社會活動的關係上，自主型和互惠式的老人比起孤立型、依賴型的老人具有較佳的生活適應；亦即老人參與社區活動的動機與生活適應有相當密切的關係，老人的社區參與程度若愈高，其生活適應就愈好（江亮演，1988）。另外，中高齡者也可透過社會網路的運作，得到真正需要的說明，包括提供他們在危機之時能夠獲得的所有協助，如情感上的支援與肯定，訊息意見的提供與個人事務的照料等（陳世堅，2000）。因此，參加太極拳活動可促進社會網路的建立和增進社會接觸的機會。

(一)促進社會的網路

當各先進國家逐漸邁入高齡化社會的同時，高齡者的相關議題隨即受到重視，其中值得關注的是高齡者教育的推動。現今歐盟仍以推動終身學習為發展活躍老化的重點，歐盟在1995年發表《教與學：邁向學習社會》（*Teaching and Learning: Towards the Learning Society*）白皮書中就強調，各國政府有義務與責任針對社會中的不利族群，如失業者、低教育者、高齡者、婦女等提供第二次的教育機會。受訪者T2就曾提到：「人是個社會動物，不能單獨而活，一定會和別人接觸，參加太極拳團體，可因此認識許多人，而社會網路就像網路一般，需要建構和維護的，終其一生都有一個社會網路在支援他，而互惠是維護社會網路的原則……，可見參與同儕團體的重要功能。」（T2）

(二)提高生活的滿意度

學習是提升老年生活品質的有效工具，同時也能提高其生活滿意度，因此老人參與學習對生活滿意度會造成影響，在團體中的互動會更感到愉快。故生活滿意度是瞭解高齡者是否能成功老化的重要概念，老人藉由學習活動之參與，將有助於提升高齡者的生活滿意度。就此，受訪者T7就提到：「就我的觀察，練習太極拳和能夠持久練習者大多是年長者，故在高齡化社會中，老人活得更長已成為事實，提高生活滿意度就必須關切如何使他們（老人）活得更好的模式……。目前各國政府對於高齡

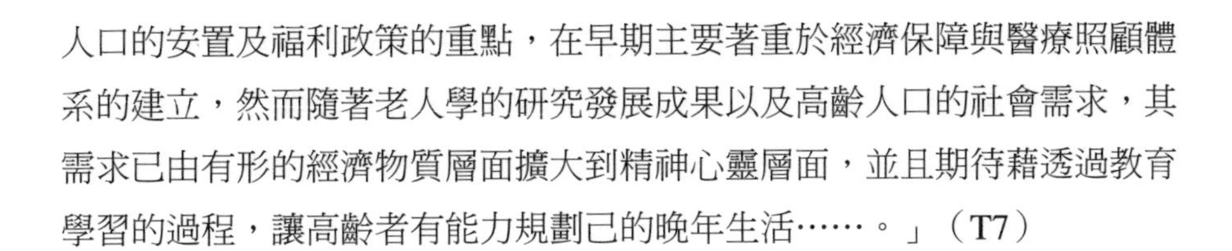
人口的安置及福利政策的重點，在早期主要著重於經濟保障與醫療照顧體系的建立，然而隨著老人學的研究發展成果以及高齡人口的社會需求，其需求已由有形的經濟物質層面擴大到精神心靈層面，並且期待藉透過教育學習的過程，讓高齡者有能力規劃己的晚年生活……。」（T7）

(三)重視學習的過程

高齡者參與學習活動，主要是想學習新知也就是求知取向，同時也藉此機會與人交往（社交取向）。更確切地說，高齡者參與學習活動的求知取向，即為Houle所提的學習取向的學習者，以追求知識為主，看重學習的成果；而社交取向的學習者，是以結交朋友為主，同時看重學習的歷程。受訪者T3、T7都分別提到：「我在參與太極拳的學習活動的過程中，在團體中和大家一起練習，能帶給自己快樂，使得我樂於參與，因而能促進生活滿意度之提高。」（T3）「我最大的毛病就是胃不好，我曾胃出血住過醫院，住院期間，我兒子請看護照顧我，住院的滋味很不好受的，所以在我出院身體恢復後，我就每星期五到學校操場學習太極拳，參加這些活動，感覺心裡很平靜、很踏實、很感恩，身體退化較慢。」（T7）

人到老年期，更容易顯得孤立與寂寞，若擁有親近、較好的朋友，則比有成年子女來得重要。原因在於老年朋友間之價值觀念、生活背景、興趣較接近；而父母與子女之間常有互惠扶持關係，但當父母年老無法扮演供應者、幫助者的角色時，往往造成兩代間互惠不均的問題，朋友之間則較無此問題。故參加社交活動，結識志同道合的朋友，可防止退休後角色退出所產生的不良適應等問題。

從本個案研究結果發現，太極拳活動讓老人退休後適應更佳。尤其太極拳和老化的活動理論有很大的相關，透過太極拳的練習，可以使練習者本身獲得更健康的身體，身體健康則更有動力去實行太極拳的休閒活動，進而拓展人與人的社會互動。太極拳強調「精、氣、神」，同時強調

「調身、調心、調息」，即是調養身體、心要虛靜、呼吸要細長勻慢。中高齡者因為精力與體力皆不如年輕人，而練習太極拳有三種不同個性的練習者：外向型、內向型、居家型，因個性不同，其與身體健康、心理調適與社會互動三方面的比較，也不相同。

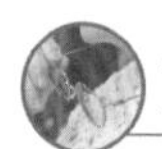

第五節　發展太極拳休閒活動之核心價值

邁入二十一世紀的今天，太極拳是中國傳統武術，但因為現今人們越來越忙碌，各方面的壓力接踵而來，諸如工作的壓力、人際的壓力、家庭的壓力，學生還包括課業的壓力，各種壓力迎面而來，使得人們更重視休閒活動，而太極拳是一項相當好的休閒活動。《蘋果日報》2007年3月12日在A13版就刊出一篇有關太極拳的文章，乃陽明大學研究證實打太極拳對心血管有益，每天打太極拳四十分鐘、持續三個月，就能提高血流順暢度並軟化血管，血壓更可降低8.1毫米汞柱（mmHg），但物理治療師提醒「練功」需採漸進式，若過度也會造成身體的傷害。該研究係陽明大學傳統醫藥學研究所的呂萬安找來十七名打拳逾五年的教練和二十名初學者，平均五十多歲，每天練拳四十分鐘，持續三個月後，發現收縮壓平均從126毫米汞柱降到約118毫米汞柱，脈搏壓力也從58.5毫米汞柱降為51.3，顯示血管彈性、血管擴張性和血流順暢度變好，降低心臟血管負擔，而其下一步將探討打太極拳是否能抗癌等（許佳惠，2007）。本節亦依據作者所做的研究分析，將桃園縣中高齡者從事太極拳休閒活動的核心價值分為三大項：(1)身體健康；(2)心理調適；(3)社會互動等，並就此加以分析。

一、身體健康

每一個人要求身體健康是最基本的需求。年輕時往往比較不知道身體健康的重要，但到了中高齡（45～65歲）和65歲以上的高齡者的兩個人生階段，基本上其學業、事業、資產應該都有一定的基礎，心智年齡也達到一定的水準，但大多身體上會有一些病痛，這也是本研究發現接受深度訪談的8位受訪者，接觸太極拳的最主要目的；而許多研究報告以及文獻資料也顯示，練習太極拳確實對身體有很大的幫助，因此太極拳對身體健康的功用是無庸置疑的。亦即太極拳不只是擁有健身、武術二大功能，它是以人類為對象，透過身體活動的形式來改善體質，創造經驗和提升人性，是人類智慧的結晶，更是哲學、醫學、兵法、技擊、教育、美學之大成。

二、心理調適

人是一體兩面的，身與心是相輔相成的，身體如果健康，心理自然會健康；換句話說，心理健康，身體自然也會健康。休閒活動的功能包括精神、肉體、發展、恢復等面向，其中有關精神面向就與心理調適有關。中高齡者大部分出社會已久，並且擁有相當的社會地位與事業，但是當他們邁入老年期之後，隨著身體上、精神上的老化，伴隨著死亡的威脅與存在的意義，有時會有失落與憂鬱的情形產生，這時就要特別注意，如罹患中風、巴金森氏症、老年失智症或癌症的老人，約有四分之一合併嚴重憂鬱症，更甚者還會有自殺的問題，因此老人的身體健康問題，同時也連帶其心理和社會的問題。

三、社會互動

人都不可能離群索居，尤其是在現今這個二十一世紀的地球村中，人與人之間的互動越來越緊密，以往還可能因為交通的不便或者是科技的不發達，造成人與人之間的隔閡，但現今因為資訊科技的發達，人和人更需要互動，才能活得更長壽健康，這從近來憂鬱症列入本世紀的三大疾病之一，就顯示人類在科技化社會更需要社會互動的重要性。老年人隨著時間的流逝，身體上、精神上均大不如前，但在社會上，最重要的關鍵是退休和社會關係的疏離兩大項，退休相對的收入也會減少，社會地位也下降，難免會有疏離感，故人生在此階段要比年輕時需要更多的社會互動，才能過著活躍的人生。

人生三部曲是「學習」、「工作」和「休閒」三合一的循環，而中高齡階段則以「休閒」為主，「學習」、「工作」為輔，其生活內涵及理論基礎偏重於社會心理層面的滿足，故多鼓勵中高齡者參與社會活動、志願服務，就能切合老人社會角色的扮演，以及充實自我成長的空間，這在老年生涯發展上是非常重要的一環。因此若以太極拳活動為目標，把太極拳當作是一個對身、心、靈都有益處的一種休閒活動，並以身體健康、心理調適、社會互動為三大核心價值，對中高齡者而言，是一項極佳的健康休閒活動模式，見圖9-2。

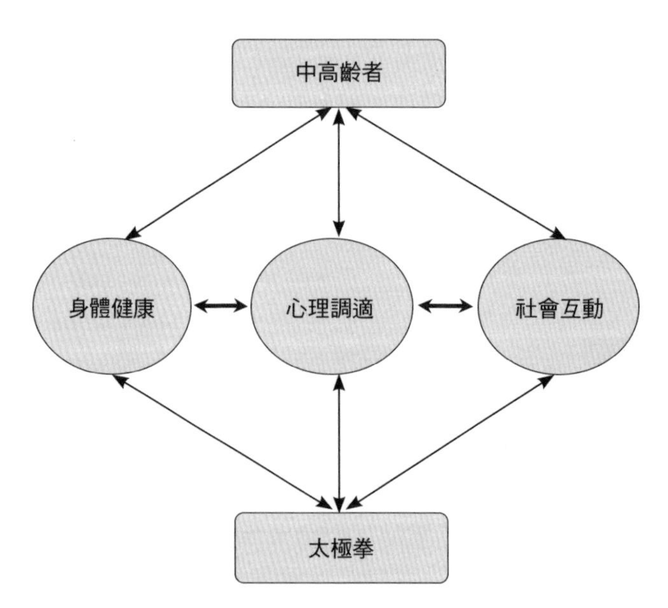

圖9-2　中高齡者太極拳休閒活動模式

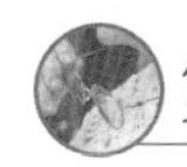

第六節　結論與建議

一、結論

二十一世紀是人類文明史上最燦爛的一頁，社會的進步、經濟的繁榮，以及醫學科技的發達，使得人們在健康、心理、醫療上獲得極大的改善，除了降低死亡率，更讓人類的壽命得以延長。然而，隨著人類壽命的延長，也帶來世界性「人口老化」的銀髮革命，因此面對人類壽命的延長，必須讓中高齡者活得久、又活得好。而倡導中高齡者參加太極拳休閒活動，其所獲得的健康效益包括：身體因為練習太極拳後更加健康；心理方面則因為「精、氣、神」飽滿，整個心理調適狀態更趨於圓融，社會互動更能達到「圓」的成效。故太極拳不只是一種武術而已，更包含許多的人生哲理，是值得中高齡者練習和推廣的健康休閒活動。

二、建議

面對全球化的人口老化問題與預防健康的需求，以下就以太極拳或改良的太極健康操的健康休閒活動，提出建議：

(一)太極拳的鬆柔原理極適合中高齡者的健康休閒活動

太極拳的鬆柔原理可以使我們在生活上掌握輕靈的原則，避免浪費體力，並可提升反應力、專注能力和工作效率，使個人身心協調能力和工作表現能保持最佳狀態。太極拳「以柔克剛」的原則，可以使我們在人與事的處理上不會囿於我執我見，在溝通協調上能順利無礙。太極拳推手注重基本訓練及不斷檢討改進，此原則用於事業上，可使我們的事業在穩重務實中發展，因此我們深入體會太極拳的哲理後，可以適度的運用於家庭、社會、個人事業及人生修養各方面，如能將太極拳推手生活化，生活

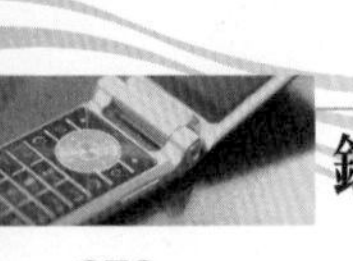

推手化，必能受益良多。

(二)太極拳既養「氣」又養「生」，對延緩身體老化有極佳功能

由研究結果得知，大部分人會練習太極拳，均是由於身體有某方面的疾病，才會想要藉由太極拳的練習，看看身體會不會比較好一點，太極拳強調「發勁」，也就是一般人所說的「氣」，氣對人體是相當有益的，目前在醫學上還不是十分的清楚「氣」的功用，但在實例上卻是有許多因為練習「氣功」而使身體方面較好的例子，研究者在這些訪談中，也得到許多因為練習太極拳而使身體變好的例子，不光是本身，甚至周遭也聽到許多例子，使得越來越多人在練習太極拳，甚至國外也有很多人在練習太極拳，以獲得身心的健康。

(三)太極拳強調「精」、「氣」、「神」三合一，有助於長者的心理健康

太極拳強調精、氣、神的調養，其中調氣也就是調整精神，身體和精神是相輔相成的，而且從社會心理學的角度來看，個體或集體在休閒時間內所從事的社會活動，其過程是自由鬆弛和愉快的。故太極拳被認為能夠消除人們精神和體力疲勞的休閒活動，對長者的心理健康有很大的幫助。

(四)太極拳強調「圓」的人生，重視長者的人際互動關係

太極拳強調「圓」的人生，它可以單獨練習，但更強調同儕一起練習，從而促使與他人互動的機會。我們發現在台灣的教育中，大多家長只要求學生把書讀好，其他均不必管之情形下，缺乏社會團體的人際互動，因此造就許多「小皇帝」、「小公主」，而太極拳因重視同儕團體的練習，因此透過太極拳的活動過程自然增加與團體成員互動的機會，建立

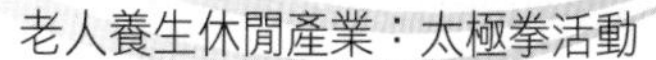

良好人際互動的關係，讓生命過程有更多相互關懷與支援網路，也建構老年期的健康與圓滿的人生境界。

歐盟國家把「與他人互動」列為一項很重要的教育指標，但這一項指標在台灣，卻是被嚴重忽略，在中高齡者上，也是一項極為嚴重的課題。許多長者都有很好的學識與職業，卻因生活習氣愈來愈重而不知如何與人相處，尤其高齡者隨著體力和精力的日漸衰退，若一退休，就完全退縮撤離社會，不與人交往，在漫長的老年期其生活是充滿危機的，此時若參加太極拳團體是一種很好的社會互動媒介，在台灣已有許多太極拳團體，都可就近參加此項健康休閒活動。以往的太極拳強調「武術」的訓練，也強調拜師的重要，各門各派都有，但近年來在許多有心者的大力推廣之下，太極拳已走向「健康活動」的模式，而且可以定位為「休閒活動」，它不需要有高深的理論與武藝，是一項老少咸宜，人人均可參與的健康休閒活動，因此早晨在公園、校園或社區中，都可看到一群練太極拳或太極拳健康操的中高齡者，近年來也推廣至國中、國小，幾乎已成為一項中國文化的全民健康休閒活動，並藉由太極拳的圓融原理，已改良成更多元型態的健康產業促進活動。

專欄 吳叔平：老人最需要運動藉由團體一起動起來

久病床前缺孝子，健康才有好福氣！團體運動增笑料，發點脾氣也有理！

金門縣衛生局正在舉辦「身心機能活化運動指導士訓練課程」，並由台灣身心機能活化運動協會祕書長吳叔平擔任講師（課程依不同的對象舉辦四天，昨天是針對家庭照顧者）。他在課程中提倡老人的團體運動。

在課程中，吳叔平藉由「手指棒」、「健康環」等運動器材，讓老人們體驗團體運動的樂趣。「手指棒」可以促進血液循環；「健康環」是用膝蓋帶

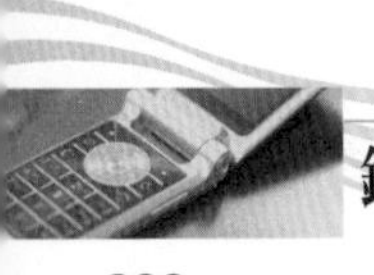

動，有點像「外丹功」，可以訓練全身的協調性。

他表示，運動器材也可以就地取材，例如玩「唐伯虎點秋香」——只要用香在目標物上灼出點或線，就可以藉以訓練手指不發抖。

吳叔平表示，運用器材只是媒介，最重要的是讓老人家認知運動的重要。有了運動習慣，老人的生活就會有目標，並從目標的達成中得到喜悅；團體運動通常都有一些遊戲規則，老人家如果因為競爭而發生爭吵，也是一種健康的好現象，表示頭腦還能判別對錯。

吳叔平表示，根據調查，65歲以上的老人最需要的三種東西就是錢（年金）、醫療和休閒運動。老人家有了運動的習慣，就可以維持健康，不會拖累家人，甚至可以分擔教養孫輩的工作。此外，健保的支出也可以少很多，因為老人家比較節儉，看病時喜歡拿一大堆藥品——不管有用或沒有用；生活沒有目標的老人，也比較容易覺得自己好像生病了！

吳叔平表示，老人的身心機能活化運動最好由政府輔導社區推動，讓老人樂在團體運動；團體運動可以製造很多歡樂，讓老人們產生互動，做到彼此照顧。

資料來源：張建騰（2007）。吳叔平：老人最需要運動藉由團體一起動起來。金門縣政府／縣政新聞。檢索日期：2007/9/4。

問題與討論

一、休閒的定義為何？常見的老人休閒活動有哪些？

二、老年人適合打太極拳原因有哪些？

三、老人打太極拳可為老人帶來哪些助益？

四、請擇以下某一理論（活動理論、連續理論、撤退理論）說明延緩老化的重要性？

五、鼓勵老人打太極拳的核心價值為何？

參考文獻

一、中文部分

內政部（2011）。《社區照顧關懷據點》。台北：內政部社會司。

王鐘賢（2005）。〈養生運動與藥物對老年人迴圈功能的影響〉。《長期照護雜誌》，第8期，第4卷，頁398-407。

江亮演（1988）。《老人福利與服務》。台北：五南圖書出版公司。

江亮演（1993）。《老人的社會生活》。台北：中華日報。

呂萬安、郭正典（1999）。〈太極拳運動冠狀動脈繞道手術後患者心肺功能的促進效果〉。《當代醫學》，第29期，第10卷，頁847-850。

沈易利（1995）。《台灣省民休閒運動參與和需求之研究》。台中：霧峰出版社。

施教裕（1993）。《建立退休公務人員養老制度之研究》。台北：行政院研究發展考核委員會委託研究報告。

洪瑄曼（2006）。《銀髮太極健身操對都市老年人健康促進成效之探討》。輔英科技大學護理系碩士班論文。

徐紀口述，大柳勝筆記（1985）。〈談發勁〉。《中華國術季刊》，第3期，頁5-12。

崔樂泉、張純本（1993）。《中國武術史》。台北：文津出版社。

張建騰（2007）。〈吳叔平：老人最需要運動藉由團體一起動起來〉。《金門縣政府／縣政新聞》，9月4日。網址：http://www.km-airnet.net。檢索日期：2011/11/23。

教育部（2006）。《邁向高齡社會：老人教育政策白皮書》。台北：教育部。

許佳惠（2007）。《練太極拳注意事項》。台北：蘋果日報。

陳世堅（2000）。《社福與衛生體系平行整合的長期照顧系統模式建構之研究》，東海大學社會工作學系博士論文。

陳定雄（1994）。〈休閒運動相關術語之歷史研究〉。《國立台灣體專學報》，第4期，頁1-12。

陳燕禎（2007）。《老人福利理論與實務：本土的觀點》。台北：雙葉書廊。

陳燕禎（2011）。〈從充權觀點探討預防老人跌倒的保護機制〉。發表於《第五屆華人社會社會工作研討會：中國內地與香港社會福利與社會工作實務發展論文集》。
道教文化資料庫（2007）。〈道教文化資料庫網頁〉。10月9日。網址：http://www.tadism.org.hk/。檢索日期：2011/11/23。
劉淑娟（1998）。〈台灣社區老人的健康觀念與健康行為〉。《護理雜誌》，第45期，第6卷，頁22-28。
賴金鑫、藍青（1994）。〈初學太極拳者心肺功能之追蹤研究〉。《國術研究》。第3卷，第1期，頁19-36。
藍青（2001）。〈老祖宗的養生法太極拳（上）〉。《健康世界》，第171期，頁32-38。

二、英文部分

Abreu, N., Hutchins. J., Maston, J., Polizzi, N., & Seymour, C. J. (1998). Effect of group versus home visit safety education and prevention strategies for fal1ing in community-dwe11ing elderly persons. *Home Health Care Management & Practice, 10*(4), 57-63

Alder, P. A., & Robert, B. L. (2006). The use of Tai Chi to improve health in older adults. *Orthopaedic Nursing, 25*(2), 122-126.

Atchley, R. C. (1971). Retirement and leisure participation: Continuity or crisis. *The Gerontologist, 2*(1), 13-17.

Chen, K. M., Lin, J. N., Lin H. S., Wu, H. C., Chen, W. T., Li, C. H., & Liu, T. H. (2005). Use of the Simplified Tai-Chi Exercise Program to promote the physical health of the institutionalized elders. Presented at the 16th International Nursing Research Congress, Waikoloa, Hawaii. (July)

Choi, J. H., Moon, J. S., & Song, R. (2004). Effects of Sun-style Tai Chi exercise on physical fitness and fall prevention in fall-prone older adults. *Journal of Advanced Nursing, 51*(2), 150-157

Christou, E. A., Yang, Y., & Rosengren, K. S. (2003). Taiji training improves knee extensor strength and force control in older adults. *Journals of Gerontology Series A-Biological Sciences and Medical Sciences, 58*(8), 763-766.

Cumming, E., & Henry, W. E. (1961). *Growing Old.* New York: Basic.

Fontana, J. A., Colella, C., Baas, L. S., & Ghazi, F. (2000). T'ai Chi Chih as an intervention for heart failure. *Nursing Clinics of North America, 35*(4), 1031-1046.

Havighurst, R. J. (1968). Personality and patterns of aging. *The Gerontologist, 8*, 20-23.

Havighurst, R. J., Neugarten, B. L., & Tobin, S. S. (1968). Disengagement and patterns of aging, in B. L. Neugarten (ed.), *Middle Age and Aging*. Chicago: University of Chicago Press.

Lan, C., Lai, J., Chen, S., & Wong, M. (1998). 12-month tai chi training in the elderly: Its effect on health fitness. *Medicine and Science in Sports and Exercise, 30*(3), 345-351.

Lavery, L. L., & Studenski, S. A. (2003). Tai Chi, falls, and the heritage of JAGS. *Journal of the American Geriatrics Society, 51*(12), 1804-5.

Li F., Fisher, K. J., Harmer, P., Irbe, D., Tearse, R. G., & Weimer, C. (2004). Tai Chi and self-rated quality of sleep and daytime sleepiness in older adults: A randomed controlled trail. *The American Geriatric Society, 52*(16), 894-900.

Neubauer, D. N. (1999). Sleep problems in the elderly. *American Family Physician, 59*(9), 2551-2558.

Scanaill et al., (2011). Falls prevention in the home: Challenges for new technologies. *Intelligent Technologies for Bridging the Grey Digital Divide*, 46-64.

Walcott-McQuigg, J. A., & Prohaska, T. (2001). Factors influencing participation of African American elders in exercise behavior. *Public Health Nursing, 18*(3), 194-203.

Wallace, J. I., Grothaus, L., & Buchner, D. M. (1998). Implementation and effectiveness of a community-based health promotion program for older adults. *Journals of Gerontology Series A-Biological Sciences & Medical Sciences, 53A*(4), M301-6.

Wang, J. S., Lan, C., & Wong, M. K. (2001). Tai Chi Chuan training to enhance microcirculatory function in healthy elderly men. *Archives of Physical Medicine and Rehabilitation, 82*, 1176-1180.

Wang, J. S., Lan, C., Chen, S. Y., & Wong, M. K. (2002). Tai Chi Chuan training is associated with enhanced endothelium-dependent dilation in skin vasculature of health older men. *Journal of the American Geriatric Society, 50*, 1024-1030.

Wolf, S. L., Barnhart, H. X., Kutner N. G., McNeely, E., Coogler, C., & Xu, T. (1996). Reducing frailty and falls in older persons: an investigation of Tai Chi and computerized balance training. *Journal of the American Geriatrics Society, 44*, 489-97.

Wolf, S. L., Coogler, C., & Xu, T. (1997). Exploring the basis for Tai Chi Chuan as a therapeutic exercise approach. *Archives of Physical Medicine and Rehabilitation, 78*, 886-892.

Wolf, S. L., O'Grady, M., Easley, K. A., Guo, Y., Kressing, R. W., & Kutner, M. (2006). The influence of intense Tai Chi training on physical performance and hemodynamic outcomes in transitionally frail, older adults. *The Journals of Gerontology, 61A*(2), 184-189.

Zhuo, D. H. (1982). Preventive geriatrics: An overview from traditional Chinese medicine. *American Journal of Chinese Medicine, 10*(1-4), 32-39.

Chapter 10

生前契約的市場發展趨勢

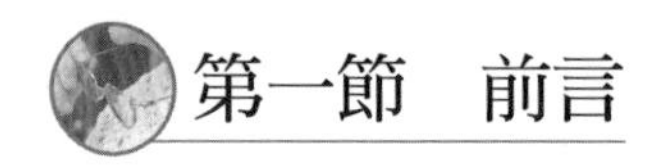

第一節　前言

生活需要品質，生命更需要品質，生命的教育是人生大事，也是自己為自己應負的責任。在過去傳統的中國人，非常避諱談論「死亡」的議題，對老人而言尤其是絕對的禁忌，若稍有不慎於言談中觸及，就被認為是「大凶」、「歹吉兆」（台語）。然而隨著社會的進步與開放，1993年大學陸續開設生死教育的通識課程，使得「生死學」成為近年來一門炙手可熱，而且是很「夯」的課程（楊濟襄，2012）。各高中、國中與國小也推動的生命教育，社會對人類的死亡問題已透過正式教育的管道來面對。目前生死學、未來學已成為大學重要的學門，南華大學首創「生死學」系所，開啟社會對人類死亡之事進行學習，並重新認識與規劃。俗話常說：「棺材裡躺著的死人，但不一定是老人」，在今日天災頻傳的高風險社會中，我們無法計算和控制自己意外死亡的到來，因此，人人必須負責任並意識清楚的做好死亡規劃，勇於面對、接受及提早為自己的死亡大事做好規劃和準備，樂觀的面對自己未來的死亡態度及相關問題，例如：預立遺囑、預立遺囑執行的委託人、決定喪葬儀式、交代遺言與遺物及器官捐贈等等，這些身後事如果平時就已明確表示和準備，在面對隨時可能發生的意外事件發生時，自然心中坦然無懼，也減輕對家人的負擔和處理的麻煩，而這也是愛自己和善待家人的體現。故本章主要探討目前市場的新興行業：生前契約，作者從實務工作中也發現，能樂觀坦然面對未來死亡，並做好生前契約的規劃、準備或交代者，其身故之後一切身後事的處理都非常順利，且能符合死者所要求的喪禮儀式進行，一切圓滿，然而在中國文化長久以來對「死亡」二字的禁忌下，能夠豁達面對，並事先規劃者，仍然有限，大多以「橋到船頭自然直」的心態面對，因此，本章也以個案研究進行探討，分析購買和不購買生前契約的決策行為和影響因素。

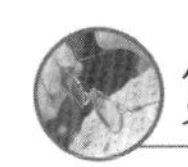

第二節　生前契約的特性與國內外之發展現況

一、生前契約的定義和特性

何謂「生前契約」？依據內政部2002年7月17日通過的「殯葬管理條例」第二條第一項第十六款定義：「生前殯葬服務契約：指當事人約定於一方或其約定之人死亡後，由他方提供殯葬服務之契約」。而「生前契約」的由來，最初是源自十九世紀英遺囑信託，將往生者身後之遺產指定信託處理，於二十世紀初引入美國，並以企業化模式經營；而日本則於第二次世界大戰後，以互助會方式推動「生前契約」，我國約於1994年時由國寶集團率先引進台灣。

生前契約是自己規劃自己身後的事，該契約的特性有下列七點：(1)業者具有事先提示「消費者可以選擇之資訊」；(2)業者所提供的服務或商品的費用必須透明化、公開化；(3)由消費者自主選擇所需要的服務與商品是必要的條件；(4)往生契約對消費者片面解約視為消費者本身當然權益；(5)往生契約是生前訂立的契約，要尊重簽約者本身的意願；(6)往生契約收取的簽約金，應有一套安全保存運用方法；(7)對所經營的往生契約應有監督機關，舉行不定期監督必要性（黃有志、鄧文龍，2001）。總之，該契約是具有尊嚴往生有保障、理財轉讓及備用、契約信託有監督、禮儀莊嚴專業化、選擇自主人性化、生前分期收費透明化（孫鎮寰，2003），希望生者為自己未來年邁或死亡到來之時，進行事前的安排規劃，讓自己的生前最後的一個行程，可以是具有尊嚴和溫馨的告別儀式。

二、美國、日本生前契約的發展現況

(一)生前契約在美國

美國生前契約的概念起源於1930年代販賣埋葬保證計畫（burial certificate plans）的埋葬組織（burial organizations），1950年代殯葬指導師（funeral director）開始銷售生前契約，美國在1960年流傳討論有關「死亡」的社會性議題，而至1970年代「殯葬」就成為民眾共同關心的焦點，這種通稱「pfe-need」的往生契約，在美國相當盛行。美國的喪葬費用單次約為10,000美元（Sehee, 2011），一般美國人認為對自己身後的準備是理所當然的，沒有社會文化的忌諱，依據美國退休者協會（American Association of Retired Person, AARP）的調查，有五分之二的50歲以上美國人接觸或事先購買。由此可見，退休者已不再像從前害怕或忌諱談論死亡議題。

(二)生前契約在日本

日本學者碑文谷創指出，首次在日本提出生前契約概念的，是研究美國殯葬文化的鈴木英雄，著作在1981年出刊的《アメリカの葬儀現況》（《美國的葬儀現況》）一書中命名為「生前葬儀預約制度」，1990年6月由前日本東洋大學校長故磯村英一博士設立「MOYAI」（共有墓），且以非營利組織的方式，開始推動用往生契約的方法，希望解決高齡化社會民眾的身後事宜，並保有往生者應有的尊嚴，尤其最近日本拍出獲得電影市場青睞的「送行者」影片，正反映出長壽的日本對處理死者後事的重視，以及社會需求的聲音。

三、台灣殯葬文化的發展現況

中國傳統文化中非常重視孝道倫理、宗法次序與慎終追遠等文化價值，因此在台灣的殯葬業者，也是推動葬儀文化的執行者，在執行喪葬工作時大都謹遵古禮文化進行，以符國情文化。因此，台灣的殯葬業務從法規面到實際執行面都保有其中心思想，就是「死者為大」，尊重死者的遺言或交待處理其後事，並希望往生者死後能護佑家人。基此，從台灣殯葬管理法規之時間縱向面來看，台灣殯葬文化之發展如下：

(一)日據時期（1936年以前）

過去的殯葬政策，幾乎就等於是墓地管理政策，故1924年台灣公布施行的「公墓條例」（1928年10月20日內政部公布施行～1993年10月1日施行），台灣在農業社會時代，社區中的耆老或宗親的長老是此方面的專家，喪禮幾乎完全是鄉里成員的互惠活動，俗稱「湊腳手」（閩南語）幫忙處理喪葬，回饋則是一頓飯外加一條毛巾及一份人情，這份人情是當對方發生類似事情時，每個人都有義務去支援、幫忙的（鈕則誠、趙可式、胡郁文，2005）。

(二)草創時期（1936～1983年）

早期的台灣由農業社會轉型成工業社會，當時並無專門法令規範喪葬事宜，及考慮對整體環境所產生汙染等問題。於1936年政府再公布「公墓暫行條例」（1936年10月2日行政院～1983年11月10日），政府依殯葬設施法令規範，對當時濫葬問題加以約束，並確立以火葬為主的喪葬政策，葬儀社人員受到傳統「上九流，下九流」之分，所以多半是由一些文化水平不高的人在開設葬儀社，他們大多是被殯葬業務的厚利吸引，對於殯葬文化也所知有限，而政府未給予注意和輔導，加上百姓普遍富裕及台灣人「輸人毋輸陣」的心理，此階段台灣的出殯場面已極盡鋪張豪華，甚至乖離喪禮的本質，如五子哭墓、電子花車、孝女白琴等引人注目的商業行為。

(三)制定時期（1984～2001年）

是「墳墓設置管理條例」（1983年11月11日總統公布～2002年7月18日）為施行階段。此乃為配合1991年公布國家六年計畫之「端正社會風俗改善喪葬設施及葬儀計畫」之目的，配合宣導改進喪葬禮俗，提倡合乎時宜的殯葬禮儀，匡正不良的喪葬習俗，以端正社會風俗，進而提高殯葬設施的服務內涵（王士峰，阮俊中，2007）。在此時期，已有專業化的殯葬公司在市場出現，如國寶集團在1990年成立福座開發公司，即所謂納骨塔的建設和預售，因1989～1994年間台灣社會股市崩盤、房價狂飆、台幣急升，投資熱錢無處去，掀起一股納骨塔位的投資熱潮，隨著「納骨塔位」預售告一段落，業者為減輕龐大的經常性管理費用，除提高使用率，更涉入墓園經營及殯葬服務的行列中，此一現象為傳統殯葬業注入新的活力，帶來企業化、專業化的經營模式外，更因這些企業為確保客戶來源及經營規模，幾乎都選擇以「生前契約」的方式進行殯葬服務（李自強，2002）。1994年，該集團（國寶）首先將生前殯葬預約制度由日本引進國內，並參照台灣文化風俗制定，屬於台灣本土性的往生契約；2001年由台北市政府社會局舉辦了生命禮儀文化博覽會並與眾多公益團體，如安寧照顧基金會、中華民國器官捐贈協會、法鼓山基金會、慈濟功德會等，推動生死教育，結合產官學界力量，鎖定為「殯葬改革月」，型塑了一股風起雲湧的改革風潮（劉文仕，2001）。台灣殯葬產業市場就在此時期發生大流行，新型式「生前契約」的購買市場也因而形成。

(四)發展時期（2002年迄今）

2002年6月台灣通過「殯葬管理條例」，其目的為：

1.促進殯葬設施符合環保，並永續經營。
2.殯葬服務業創新升級，提供優質服務。
3.殯葬行為切合現代需求，兼顧個人尊嚴及公眾利益，並提升國民生活品質。

4.在殯葬服務業部分，建立經營許可制及禮儀師證照制度等。

政府政策對殯葬管理的規範與重視，使得傳統的殯葬老行業朝向一個優質、人性、專業、服務的新興產業發展。專業化、溫馨化的喪葬業務成為新興產業市場，相關的服務如禮儀師也成為年輕人就業的新選擇，目前有些知名的專業化殯葬公司，其股票亦上市，已奠定台灣殯葬業的市場地位，也改變人們對死亡一事可以自我決定個人尊嚴的安排，並在高齡化社會中，已成為每個人規劃老年生涯的重要部分。

目前美國的生前契約簽約率達90%以上，1991年日本引進美國SCI公司的生前契約制度，現在簽約率也高達70%，台灣則於1994年引進生前契約，至今簽約率只有5%左右，而國內的保險產業普及率卻高達120%（2001年壽險公會公布數字）。**表**10-1為美、日、台喪葬費用之現況，也由此可以清楚看出國內生前契約仍有很大的成長空間。

表10-1　美、日、台喪葬費用之現況

項目	美國	日本	台灣
喪葬費用（市場價格）	10,000美元	220萬日圓	37.64萬元
生前契約（預約價格）	8,500美元	80～100萬日圓	15～45萬元（逐年遞增）
價差	1,500美元	120～140萬日圓	20萬元以上
行銷方式	保險公司列入保險業務規範	互助會、葬儀社與保險公司異業結盟	直銷公司或生前契約公司和保險公司異業結盟之模式
市場概況	全國總投保人90%加入生前契約，有98%的喪葬業有生前契約的營運	市場占有率約人口數的70%，有60%的民眾認同並開始接受生前契約	市場占有率約5%，市場空間還很大

資料來源：引自龍巖人本業務人員教育訓練手冊。

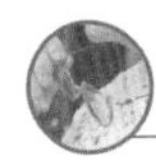第三節　生前契約之供需市場

隨著台灣人口結構的改變，老人人口數的快速增加，雖然往生者不見得是年長者，但對潛在的市場商機是無限大的，但從現有購買率不超過5%來看，其實個人生前契約規劃或企業管理行銷生前契約，都還有很大的發展空間。尤其根據前台灣省社會處1998年資料估計，台灣地區每名死亡者平均喪葬費用約為37萬元，國人一年殯葬相關花費將近500億元。若以2010年死亡人數146,000人計算（內政部統計處，2010），國內每年約有500～540億元的市場規模，並呈現每年約2.16%的成長率（見**表10-2**）。

台灣殯葬市場的發展潛力大，但現代型的生前契約市場與傳統的殯葬業者做法仍有很大的差異性。其主要差異性根據孫鎮寰（2003）研究結果顯示，生前契約與傳統的殯葬業者相較之下，生前契約具有企業理念、組織規模較大，且在服務專業化、禮儀標準化、費用透明化，這些特色均優於傳統殯葬業者。可見生前契約與傳統殯葬業者之差異來源，來自於生前契約已導入企業化的經營模式，使傳統的殯葬業諸多不為人知的一面更透明化，尤其在收費和儀式品質自己可以掌控。

生前契約導入企業化的發展模式之主要目的在於獲利，在獲利的前提驅使與壓力下，現存生前契約業者仍有推廣上的問題。黃昭燕

表10-2　2010年底生前契約市場規模

年度	死亡人數	市場規模
2006	136,000	503億2千萬元
2007	140,000	518億元
2008	143,000	529億1千萬元
2009	143,000	529億1千萬元
2010	145,000	536億5千萬元

（2002）研究就指出，現行生前契約業者推行契約的主要原因在於追求利潤，並以擴充銷售量及預先占據喪葬消費市場為主要手段，殯葬的改革只是生前契約業者行銷市場的手法，但在市場「在商言商」的邏輯下，利用傳統殯葬事業重新發展為生前契約，並導入企業化發展模式並沒有錯，但是行銷及銷售過程如何透明、合理且保障消費者權益，才是值得在導引生前契約市場健全發展過程中的重要原則，否則在現行生前契約發展過程中，其實也隱藏了諸多問題，如現在的生前契約市場主要與消費者產生的問題有：

1.合約的終止——中途解約是消費者的權利。
2.履約保證的確實性問題。
3.賠償機制仍缺乏。
4.告知義務的不確實。
5.買賣及轉讓的不合理利潤。
6.資金的管理機制——安全性問題。
7.順暢的諮詢與權益申訴管道的缺乏。
8.缺乏公正的第三機構來監督業者。
9.政府法令的缺乏及設備未有效開放。

上述諸多問題，若無法有效解決或預防，也會形成推廣生前契約發展的限制。尤其生前契約屬於市場新興的商品，且簽約後可能若干年後（或百年之後）才會使用，過程中含有諸多不確定因素，消費者普遍擔心業者不穩或經營不善而倒閉（孫鎮寰，2003）。因此生前契約目前雖然有廣大的市場，甚至努力的轉型與提升專業形象以迎合消費者，唯在發展過程中，業者如何消除消費者心中不安的因素或疑慮，是必須深思的，這有如民眾在早期購買壽險一般，必須有足夠的表現讓消費者安心所購買商品一定會實現。就此，業者可以改進的方向有（徐明裕，2003）：

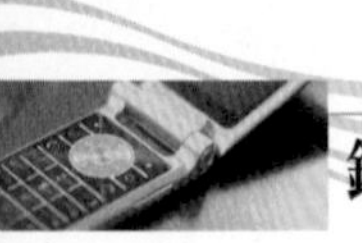

1.有關於業者資金的運用及安全性。

2.信託執行的落實。

3.履約品質的確保。

4.監理制度的建立和落實。

5.建立消費者保護的措施。

目前生前契約的主要消費者中，主要年齡介於30～50歲之間購買意願最高（黃昭燕，2002）；此外，消費者若自身較不避諱談論生死及對生前契約非常瞭解者，也會有較高的生前契約購買意願（曾佳薇，2006）在宗教信仰方面，以信仰佛教者購買意願最高；家庭人口以獨居者及小家庭的家庭型態，對於生前契約的購賣意願最高（王薇，2008）。至於有關消費者購買生前契約的主要原因，包括解決辦理喪事的不佳經驗、喪葬服務品質及喪葬費用的支出均是主要因素，其他主要原因包括生前契約業者的加強行銷及參考團體的意見影響；另外付款方面可以辦理分期，解決辦理喪事費用沉重的經濟壓力，也會促使消費者購買生前契約的意願（黃昭燕，2002；孫鎮寰，2003）。

至於其他影響消費者購買生前契約的原因，還包括：

1.生前契約的服務品質較佳。

2.內容服務完善。

3.附加相關項目多。

4.合法性的產品。

5.葬儀服務的專業程度等服務內涵，都對購買意願有直接的影響。

至於其他影響消費者購買生前契約的因素，還包括：

1.消費者的認知需求與價格敏感度有正向相關存在，即認知需求愈高，對產品的價格更為敏感。

2.不同年齡的消費者在認知需求上有差異存在，年齡較大者，對生前契約商品需求較年齡較小者顯著（羅朝雲，2008）。

而顧客滿意度與口碑傳播也有正向之影響關係（陳昕怡，2010）。綜合上述得知，消費者購買生期契約的主要關注因素包括（見**圖**10-1）：

1.喪葬服務品質：包括喪事的辦理規劃、喪事辦理品質、喪事後的關懷服務。

2.喪葬服務費用：消費者注重合理且負擔得起的喪葬費用，或殯葬業者可提供分期付款的繳費方式，以有效減輕消費者負擔，可增加消費者的購買意願。

3.參考團體意見：喪事的辦理經驗及服務品質，將透過曾參與喪事的其他人，經由「口碑行銷」影響日後他人的消費決策。

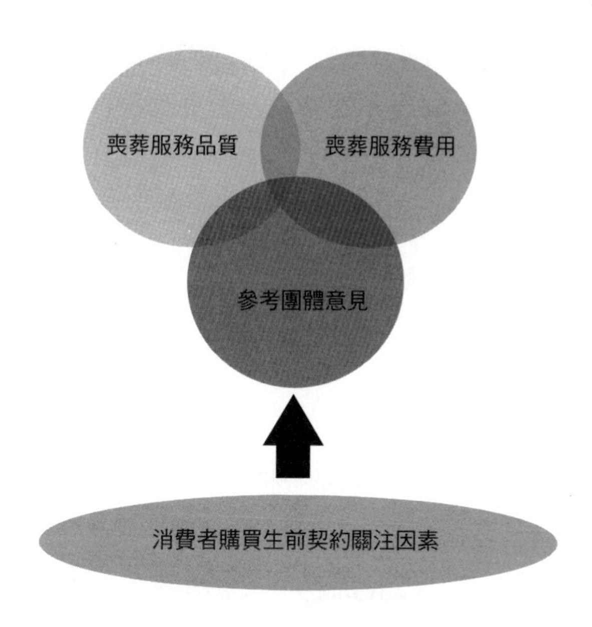

圖10-1　**消費者購買生前契約關心的因素架構**

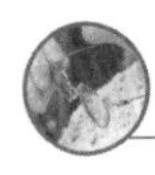

第四節　生前契約與創新擴散理論

一、創新擴散理論的內涵與要素

(一)創新擴散理論內涵

任何一個新產業市場的機會出現，必須有經營策略才能快速成長，創新擴散理論正是在探討針對特定對象的通路管道。創新擴散理論（Diffusion of Innovation，簡稱DOI理論）是由Everent M. Rogers於1962年提出的，而在1983年其定義被修正為：在一定時間內一個社會體系內的成員，透過特定的傳播管道，逐漸為某些特定族群成員所瞭解與採用的過程。Rogers指出，創新事物在一個社會系統中要能繼續擴散下去，首先必須有一定數量的人採納這種創新物。通常一開始是各群體的意見領袖，當採用者人數擴大到居民的10～25%時，一旦達到臨界數量，進入快速擴散階段，即所謂的「起飛期」，但在接近飽和點（近100%）時，其進展又會減緩。

(二)創新擴散理論要素

創新決策過程必須包含三大要素：創新、溝通、時間。

◆創新

它跟是不是剛被發明或第一次客觀被使用是無關的，而是個體認知上的新舊決定它是否屬於創新；創新其認知屬性有五：

1.相對優勢（relative advantage）：創新事物與舊事物之優勢比較，以決定創新程度。
2.相容性（compatibility）：創新事物與需求的相容程度，相容程度愈高時，則相對的被接受度較高。

3.複雜性（complexity）：創新事物對使用者之感覺複雜簡易程度，當複雜度愈高時，創新被接受度可能相對下降。
4.可試驗性（trialability）：創新事物被使用者瞭解及可重複運用的程度，以決定被採用與否。
5.可觀察性（observability）：創新事物是否可被觀察，涉及創新事物被接受的程度。

◆溝通

擴散必須在社會體系中進行，社會體系的溝通結構可以預測接受創新能否加速，但也可能妨礙創新的擴散。研究指出，一般人接受創新不是根據科學或客觀來評估創新，而是潛在接受者仿效，學習早先創新的同儕，因此創新擴散和人際溝通有著密切的關係（劉明珠，2010）。

◆時間

Rogers認為個人的創新決策過程，可分為五個階段，分別為：

1.「認知」階段（knowledge）：對創新有初步瞭解。
2.「說服」階段（persuasion）：對創新事物贊成與否之態度。
3.「決策」階段（decision）：對創新事物決定採用與否。
4.「執行」階段（implementation）：創新事物付諸實現。
5.「確認」階段（confirmation）：對創新事物確認實現與否。

Rogers將創新採用的時間先後分為：(1)創新者（innovators）：是體系中的先驅者；(2)早期採用者（early adopters）：在某個意義上，早期接受行為是創新最好的背書；(3)早期大眾（early majority）：為擴散過程中最重要的承先啟後者；(4)晚期大眾（late majority）：可能是基於經濟利益的考量，必須到創新的不確定性都消除之後，才會願意接受；(5)落後者（laggards）：這群人通常比較傳統保守的。而個人的創新決策過程，有上述五個階段的變化。**圖**10-2的創新決策過程是指個人得知創新事物

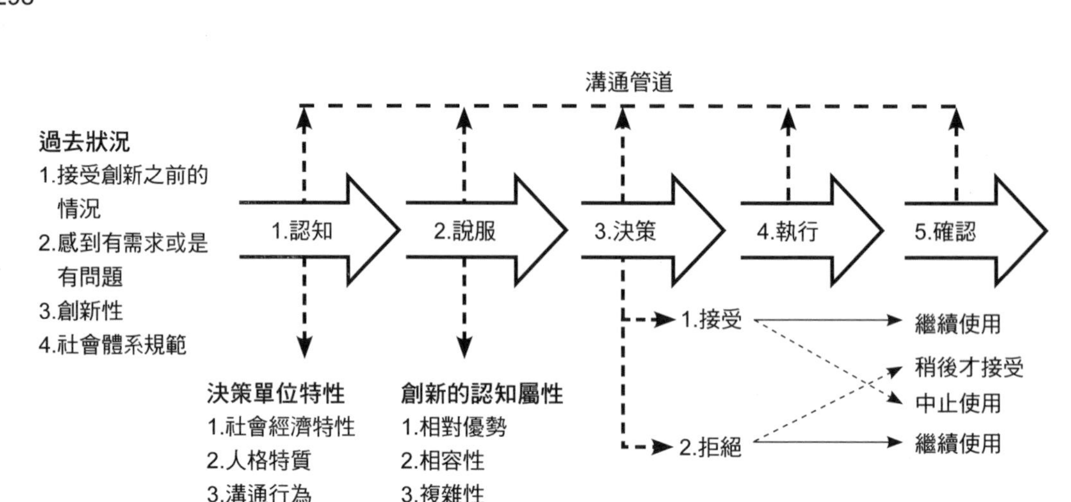

圖10-2　創新決策過程五大階段模式

資料來源：引自唐錦超譯（2006）。

後，對於創新事物形成一種認知，並對於創新事物判斷決定接受及實踐與否，其過程伴隨創新決策過程的五個步驟，依序為認知、說服、決策、執行和確認。

二、生前契約是具有企業社會責任的創新擴散產品

生前契約不僅是一種創新擴散的產品，更需顧慮企業的社會責任（Corporate Social Responsibility, CSR），因為它是購買者無法自己驗收和感受的商品，因此企業的社會責任更顯重要。Canoll（1991）曾提出企業社會責任金字塔模型，其企業社會責任涵蓋四個層次：(1)經濟責任（economic responsibilities）：企業要創造利潤，帶動社會經濟發展，建立在利益的基礎上；(2)法律責任（legal responsibilities）：遵循法律的規範，如消費者保護、勞基法等相關法規；(3)倫理責任（ethical

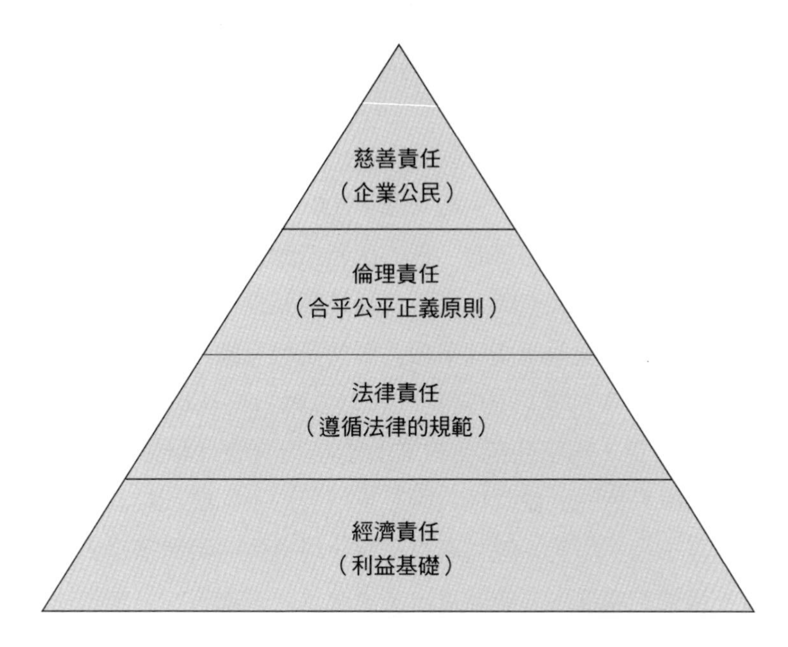

圖10-3　企業社會責任金字塔模型

資料來源：引自Ctane & Mattem (2008: 34)。

responsibilities）：企業的行為必須合乎公平、正義、避免對社會傷害等的原則；(4)慈善責任（philanthropic responsibilities）：企業應對社會群體有所貢獻，來履行社會責任工作，改善社會群體之生活品質，進而成為良好的企業公民（范含羿，2010）。故當生前契約企業化經營之後，買賣原則一切來自雙方所訂的契約，但若購買契約者買的商品服務是往生後的服務，則銷售者必須依其責任履約，但由於此商品特殊，企業的社會責任需更強，因銷售者缺乏社會責任，草率履約，購買者也無從抗訴。圖10-3係借用有關企業社會責任金字塔模型，亦即當生前契約開始於市場發展時，考慮到生前契約的創新性、非實質性及非具體性，業者更應自律從企業社會責任金字塔四個層次顧及消費者權益，以維持生前契約業者之經濟責任、法律責任及倫理責任，最終善盡企業之慈善責任。

生前契約始創於1989年國寶集團，生前契約發展至今，不過是二十幾年，當初發展主要是國內近幾年來因為社會價值觀的大幅改變，傳統倫理架構快速瓦解，人際關係疏離，企業化的禮儀服務應運而生（徐清俊，2001）。近年來，由於社會朝向高齡化、少子化、都市化及消費者殯葬自主權的覺醒現象（黃志文、鄧文龍，2001），生前契約市場逐漸蓬勃發展。以目前市場的占有率來看，它的創新擴散速度是緩慢的，因此生前契約的推廣有很大的發展空間，它不若科技產品是可以很容易被可試驗性和可觀察性，對於過去傳統殯葬業相對優勢是否有被凸顯出來，國人忌諱談有關死亡議題，生前契約的服務內容是否融入傳統民情風俗，以符合國人需求的相容性，再者生前契約業者承諾契約履行和持續遵守道德規範，並扮演移風易俗的社會責任，因為生前契約不同於一般消費商品，它在預購後與真正發生消費，效益產生是有一段漫長的時間落差，更因對生命的尊重，溫柔的處理生命的結束，業者應以考慮顧客的需求和期望，拿出社會責任的態度，把經營重點放在公平、對等的價值，及給予顧客全部的訊息、保證和滿足，顧客至上的尊榮。故如何取信於中高齡者，是生前契約業者在推廣創新擴散的重要功課之一（見**圖**10-4）。

目前辦理生前契約公司經過政府部門為民眾把關，已達一定規模且符合評鑑標準之業者為26家，而該26家部分係為集團經營，因此「生前契約」公司除達一定規模外，例如國寶服務（股）公司已是股票上市公司，部分公司更成立基金會以善盡社會責任，使國人對於生前契約公司能夠更加瞭解及接受。一份研究調查指出，生前契約購買意願，不想購買者有69%、想購買者有24%、已經購買者僅占7%，且購買金額15萬元以下占57%，15～24萬元居次占33%，與前台灣省政府社會處調查每人平均喪葬費用37萬元相去甚遠，顯見民眾對「生前契約」認知觀念不足，亦即「生前契約」市場仍具開發潛力（引自于健、蔡麗卿，2005）。面對台灣平均每位死亡者花費近新台幣37萬元的治喪高額費用，生前契約受限於傳統文化之禁忌諱言，在許多公開場合和人際相處時，無法像一般商品廣為推銷，當然包含涉及到宗教信仰以及死亡尊嚴等議題，中高齡者是否勇於

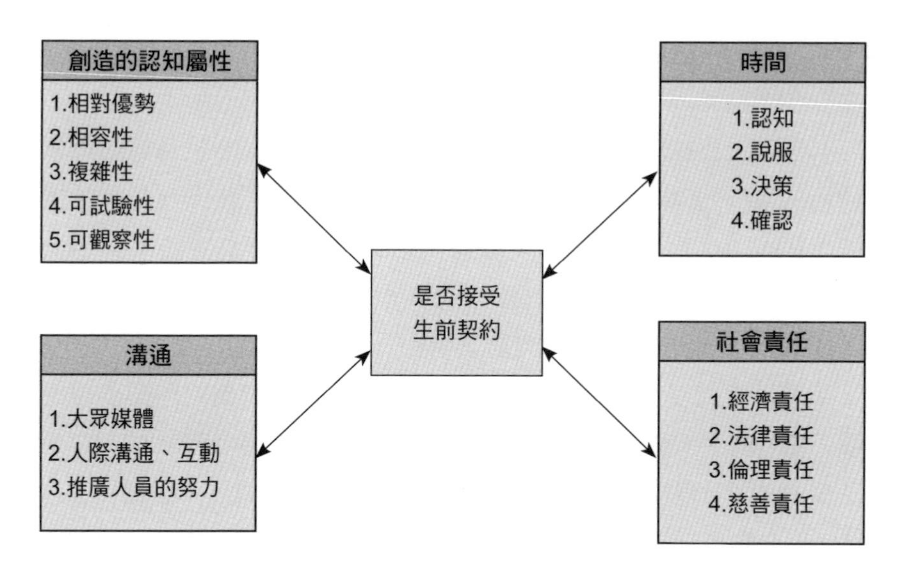

圖10-4　決定創新接受生前契約的因素

資料來源：修改自唐錦超譯（2006：229）。

面對、接受及提早做準備，認同或接納創新的產品，自行規劃生前契約內容，對於能否跳脫談論死亡禁忌的緊箍咒，啟動對人生價值思考的機會，能否像先進國家美、日一樣，在生前為自己的身後事提出「自主選擇權」主張，中高齡者是否能像購買一般保險商品自在，當面對人生最後一次消費，中高齡者是以何種態度處之，又是何種因素影響左右其規劃，是值得深入探究的。

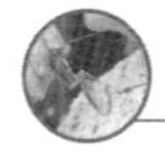第五節　個案研究分析

本節個案研究對象是針對已購置生前契約或不排斥受訪生前契約的中高齡者、生前契約銷售員與殯葬業者，採用質化研究「深度訪談」的方式進行資料收集，並分析之。

一、研究設計與研究對象

本研究主要採訪桃園縣中高齡者和其重要關係人一組為採訪對象，共17組32人（樣本代號：中高齡為H1-H17）；重要關係人談訪（樣本代號：H1M-H17），但因重要關係人扣除有二名無法受訪：其中一名子女留法習音樂，無法接受訪談（H2M），另一名是生前契約業者的太太（H5M），加上二名生前契約業者和一名殯葬業者（樣本代號：S1-S3），總計完成受訪人數共35人。首先分析中高齡者對生前契約現況的瞭解，和規劃生前契約變動因素，從中高齡角度來看生前契約的內容是否滿足需求，探討現今社會生前契約無法普遍的構成因素。本研究採立意抽樣法，以有願意受訪中高齡者和其重要關係人為主要研究對象，再輔以生前契約銷售業者的受訪資料，以進行資料交叉檢視分析。

二、研究資料分析

本研究以創新擴散理論中創新認知屬性進行分析討論，並依「促使中高齡者接受生前契約之理由」、「造成中高齡者接受生前契約之變因」、「促使中高齡者拒絕生前契約之理由」、「構成中高齡者拒絕生前契約之變因」來進行剖析說明。

(一)促使中高齡者接受生前契約之理由

◆預先規劃處理自己的身後事，避免子女的困擾和經濟負擔

能以生前契約簡單隆重，取代繁文縟節傳統殯葬模式，其最相對優勢，是可避免子女免去處理身後事的困擾、負擔，在過去台灣社會處理喪禮，是依賴社區中的耆老或宗親的長老指揮，鄉里成員或宗親的相互幫忙完成，隨著人口結構少子化、都市化，為人父母多數都是為子女著想，而著手規劃生前契約。H2就說：「先把自己的事情處理好，幹嘛讓後面的人來操煩……。」H9同樣也表示：「我的孩子將來不用再去擔憂我的喪

葬處理，我已經安排好了，而且專人協助和諮詢。」中高齡者對生前契約規劃的考量點，較少是自我中心主義投資觀點切入，較多是「利子女主義」者，避免自己身後事對家人造成經濟負擔或困擾。從本研究資料結果也發現，購買生前契約是為了免除子女處理喪事麻煩的居多，受訪的生前契約業者S1就說：「有些老人家會把往生的事想得比較開，比較會為後代子孫著想，認為他們在辦理喪事會麻煩，希望他能省去他們的麻煩。」S2也說：「……很多人購買生前契約是怕自己死後子女處理喪事的麻煩和避免小孩子的經濟負擔，有這種想法者可能占有購買的70%以上……。」

◆處理喪葬過程希望有更多情感的互動和感動

台灣人處理喪葬的過程，很重視儀式過程，較少去探究背後的禮俗原因，通常會流於制約式，按表操課，或用奢華排場尊榮往生者，它與現在比較講求核心家庭或小家庭的個人主義，與現代新式人權教育、生命教育較無法吻合，現代的殯葬儀式，應不僅只是宣讀往生者在世的豐功偉業，家屬也可透過這場儀式，悲傷情緒得以撫慰，親友對往生者懷念得以傾訴。H8就說：「過去處理過程，家人都必須表現比較悲悽一點，家屬和來參加葬禮的親朋好友，似乎也沒有太多的對談和交流，捻完香就走了……，我是不期待這樣做，我希望我的家人不是很悲悽去告訴親友說他的父親走了，而是應該敘述他的為人，然後答謝親友來見他最後一面……，我希望有一種『懷念、追思』的成分在裡面，而且喪葬儀式結束後，彼此之間還存在很多柔性的情感互動。」H1M也表示希望喪葬儀式要辦得尊重和人性化，他說：「喪葬公司她們辦得滿人性化的，讓家屬覺得很尊重往生者。」

生前契約業者看見現代人對殯葬業的需要，別以過去傳統殯葬業者一成不變的模式，而希望能提供個人較有個性化的自主性葬儀服務的選擇，舉辦一場溫馨動容的會場，以情感互動撫慰家屬，也讓親友再次緬懷往生者，如同S1所說：「我們○○公司就是強調用『感動』做服務的……。」

◆清楚法律規範信託制度，明白生前業者的財務

公開、民主的社會，價值觀趨向多元化，中高齡者透過E化資訊的開放查詢，去瞭解業者提供個人的服務，或商品的費用和企業組織經營、財務狀況，並清楚生前契約須依法提撥費用75%作為交付信託之金額，除為依本契約履行、終止或解除外，不得提領或動支，明明白白以法律規範，也提供E化資訊的開放，增加消費者對履行契約的信心和保護消費者權益。H1說：「不會擔心未來履約的問題，我知道好像30萬元裡，大概有25萬元左右的金額是信託的，因為生前契約事先說好了，契約也都打好了……，這麼一大筆錢，小心是應該的。」；H8也說「今年我有上網去查，這家公司它已經有上市了，我覺得至少有在證管會的監督與管理，而且它是一個有口碑的公司，我也發現它有十九年的歷史，公司的發展也都有規劃，所以我就敢買它。」

◆被動的推廣和宣傳

生前契約的創新擴散接受速度，視社會體系特性和溝通管道方式來決定，台灣傳統民情，依訪談內容得知，普遍反應無法將生死議題像一般話題當家常閒聊，所以必須在適當時機提出才不會冒失，且可能是彼此之間關係不算疏離之下，彼此之間才可能產生交換資訊的可能。「我不會主動去跟別人推銷生前契約有多好，但是如果對方有興趣或有需要時，我就會就我所知道的資訊告訴他，……但還不至於到推廣或是鼓勵的地步。」（H8）；「譬如看到新聞或碰到剛好家族中有人往生，就可以順便提起，但不要刻意去談，因為會讓人感覺太嚴肅的。」（H1）；由此可見生前契約因與傳統文化還有些牴觸，親友之間即使知道生前契約的優點，但也會有所保留或怕別人忌諱而去積極的推廣。

◆適合小家庭或人口簡單使用

標準的生前契約明定有「三不包」。第一個不包公家規費，如使用冰櫃費用，因為無法預知時間長短；第二個不包回贈品，如致贈答謝觀禮親友的毛巾，因家屬家庭狀況不一樣，所以有量和質的差別；最後是宗教信仰不包，因為地方民俗不同，如作頭七；合約的內容設計成一個基本款，適用小家庭或人口簡單，契約內容裡有一個協調，就是配合當地的民俗風情，因應客戶個別的需求去作調整，達到客製化的要求。H9說：「當初訂契約是說24萬包到好，可是它現在實施起來，這個又要加錢，那個又要加錢，讓你『奇檬子』（感覺）不是很好，……我們傳統客家人，宗族家族也比較大，客家人要作功德是要作整天整夜的，但以目前生前契約來說，較適合小家庭人口簡單使用的。」

本研究受訪的資料中只有H9是在家屬未往生前購買，兩位H1、H1M是屬於家屬往生後才找生前契約業者承辦，後兩者對生前契約業者都給予正面評價，H9購買的主要動機是投資理財，所以處理的費用是否比較經濟，就成H9事後評估的重點，本研究訪談的殯葬業者也表示，生前契約業者會讓家屬除了購買契約明定基本款外，也會推銷另外再另加費用的服務項目，H9就說：「今天如果你自己沒有碰到這種事，你根本就不會知道，也不會懂，講難聽就是外行啦！外行就是有很多不清楚狀況，像骨灰罈就先拿最基本款的給我們看，然後再說你若要再用好一點的，就要再加錢……。這種感覺不大好，但卻是生意人的手法，生前契約的推銷員也有業績的壓力……。」受訪者S3也表示：「你單獨再額外買附加的東西，它所產生的利潤就跟公司對半分，所以生前契約業者會很用心的去推銷那個附加的項目的。」

◆生前契約普及是一種趨勢

依據訪談內容分析，受訪中高齡者及相關重要人共32人，除H17認為生前契約公司營運是絕對利益取向，和H15、H15M認為的物價或者是形式上都會變動，對生前規劃生前契約傾向反對意見，所以認定生前契約公

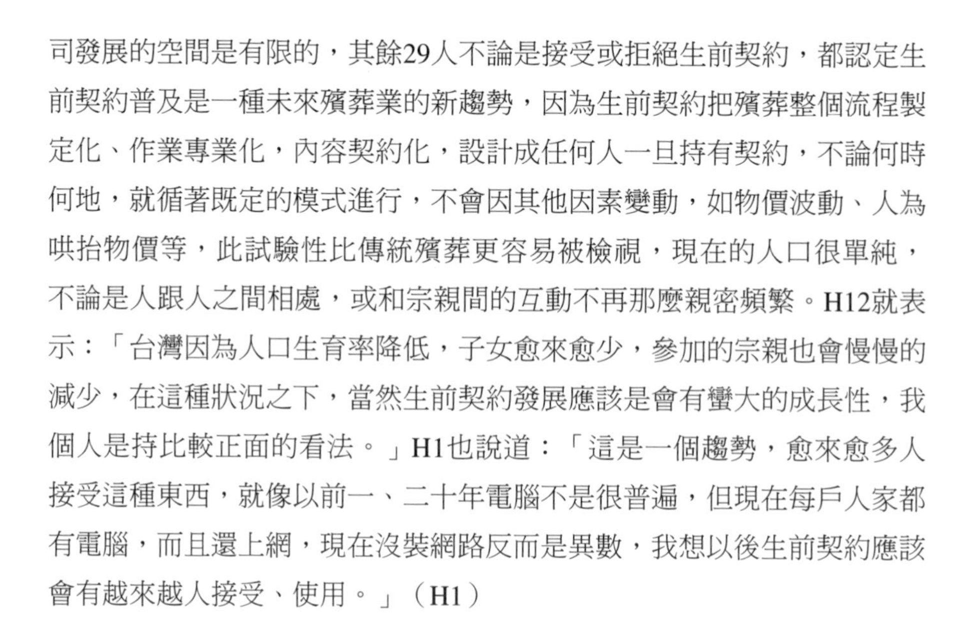

司發展的空間是有限的，其餘29人不論是接受或拒絕生前契約，都認定生前契約普及是一種未來殯葬業的新趨勢，因為生前契約把殯葬整個流程製定化、作業專業化，內容契約化，設計成任何人一旦持有契約，不論何時何地，就循著既定的模式進行，不會因其他因素變動，如物價波動、人為哄抬物價等，此試驗性比傳統殯葬更容易被檢視，現在的人口很單純，不論是人跟人之間相處，或和宗親間的互動不再那麼親密頻繁。H12就表示：「台灣因為人口生育率降低，子女愈來愈少，參加的宗親也會慢慢的減少，在這種狀況之下，當然生前契約發展應該是會有蠻大的成長性，我個人是持比較正面的看法。」H1也說道：「這是一個趨勢，愈來愈多人接受這種東西，就像以前一、二十年電腦不是很普遍，但現在每戶人家都有電腦，而且還上網，現在沒裝網路反而是異數，我想以後生前契約應該會有越來越人接受、使用。」（H1）

(二)造成中高齡者接受生前契約之變因

◆儀式簡單隆重，又不會造成家屬處理上的困擾

現在人跟人之間相處，不像以前農業社會往來親密，宗親的互動頻率減緩，相對的宗親對個人這一塊的約束力轉薄，經歷父輩往生，宗親介入處理，過程使用繁複和傳統禮俗的，若只是徒具形式上排場，則思考其存在的必要性，再加上自己親身參與過幾場，生前契約業者所舉辦的告別會，具有創新認知屬性的簡單性，簡單隆重的好感。受訪者H13就表示：「我也希望能夠使用生前契約，簡單隆重，不希望家人為這一件事困擾和煩惱。……因為總是有人去籌辦，就交給有經驗的人去處理，辦喪事我們也沒經驗，當你不懂的時候，一定有很多人給你意見，到時你就混亂了，根本沒有主意，所以還是交給有經驗的人去處理就好了。」H10也說：「就像我們倆夫妻，只有生一個女兒，購買生前契約的目的就是希望孩子不用為我們身後事負擔……，現在我們經濟能力也做得到，所以我們就先把它處理好。」生前契約業者（S2）也表示，購買生前契約者，大

多是站在家屬的立場去設想的（占購買人數的七成），以避免臨時籌錢的困擾，以及家屬受到葬儀社或其他親友的意見所困擾。

◆社會現象光怪陸離，更需要做好自己的往生規劃

從訪談資料結果發現，中高齡者表示傳統「養兒防老」觀念的式微，對現代的道德觀不再像以前民風敦厚純樸有許多感嘆，故當生前契約的創新服務內容推出，也符合中高齡者所認同的需求儀式，因此就對往生規劃有更多的期待和想法。受訪者H10就說：「你看現代的社會新聞，小孩子的道德不好，忘本了，就像新聞報導的老先生不是自殺嗎？而他的小孩是在美國生活著。……也許小孩是很孝順，不過離得太遠了……，所以要『在生』（活著）的時候，就先為自己的後事安排好。」另一位受訪者H3 更感慨的說：「……像我們這裡有一個鄰居死掉了，菲傭就打電話給兒子要他趕快回來辦後事，他兒子竟然說他在工廠加班，要她等一下……，菲傭問夏天天氣很熱怎麼辦？他就叫菲傭先給他父親的屍體吹冷氣，等他兒子忙完了工廠的事回家，都已經一個禮拜了。現在這種社會什麼樣的人都有，所以生前契約買買也好，以後才不會麻煩。」從上述訪談個案已看到現代家庭功能的失落，倫理道德的約束力變弱，連父母的照顧都需要依賴外傭，因此自己的身後事必須事先做好規劃。

◆觀念開明，容易接受新的訊息

接受購買或規劃生前契約不僅是觀念態度的轉變，也是主觀認定上的接受，有別於對流行產品盲目的跟從。生前契約的觀念和內容，必須在個人的心態與信仰一致時，經過一番考量評估後，才作接受生前契約創新訊息的決定。受訪者H10就表示：「……因為有生前契約，所以你會去接受，會看得很開，因為自己明天會怎樣也不知道的。」受訪者H13在○○大學任教，他也說：「我們多少有接觸到一些生命教育課程，大概都有提到這些，所以就比較知道它的意義何在，……我是以自己的想法和瞭解去接受生前契約觀念。」創新的生前契約若被認為和目前的價值系統、過去

的經驗以及和潛在接受者的需求相容一致時，則比較容易被接受的。

◆擔心未來履約，希望公家單位可以承辦

內政部為了消費者權益，規定具有公信力之監督機構或非營利公益組織來監督業者或接受消費者申訴，要求業者確實負起「履約保證」的責任，雖然立法保護消費者，但一般民眾仍對小型經營的生前契約業者較不具信心，因為買一個未來就是在買保障，因此有十足的履約保證的經營公司，消費者才會考慮購買。受訪者H13說：「我對生前契約還沒有信心，所以也不知道要怎麼去買？……因為生前契約是講求比較專業，公司化的經營，如果是公家單位辦的生前契約，我一定會去買，若是民間公司辦的，要比較知名、比較大的公司才會考慮去買。如果是比較小的，就不會去考慮了。」受訪者H10說道：「我們會去評估是要買哪一家的生前契約會比較有保障的，不是說錢繳了就沒了，……我們要買有保障的。」

◆從子女的反應發現他們也喜歡生前契約的喪葬處理模式

一位受訪者形容傳統葬儀社通常會依循過去的經驗，如用白幕布置靈堂，掛上一些警世輪迴圖樣，隨著道士口令作動作，說哭就哭，說跪就跪，而且傳統民俗的喪葬儀式必須要哭得很傷心，才表示孝順，但生前契約業者卻告訴家屬不要哭，讓往生的親人一路好走，會適時提供家人關懷與協助，對往生者也較尊重。受訪者F1M就說：「我父親往生的儀式使用傳統型的，把靈堂弄得陰森森的，掛有一些警世輪迴掛圖，我哥哥的小孩都不太敢靠近，小孩說很害怕，道士又要求家屬要哭得很大聲，才表示孝順，而且搞得陰森森的。……但我的母親過世後，我就使用生前契約，我哥的小孩卻不害怕，還說要搬椅子坐在過世的阿嬤旁邊，然後一邊折蓮花，所以讓我感覺很不一樣，就好像親人活生生還在旁邊，一點都不害怕。……親友也覺得生前契約的儀式辦得隆重，感覺很不錯。」

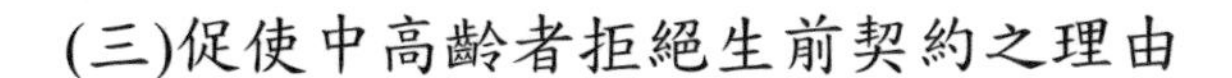

(三)促使中高齡者拒絕生前契約之理由

◆傾向在家裡辦得熱鬧一點

對家裡長輩的往生依照遺囑辦理，傳統殯葬文化，繁文縟節，對生前契約的創新殯葬內容，與過去的經驗和價值系統，與中高齡者原有的文化價值不相容，就會妨礙到生前契約的被接受度。受訪H12說：「殯葬文化是大家接受度的問題，老一輩保有較深的傳統觀念，所以會傾向在家裡辦喪事，而且要辦得熱鬧一點。」而H4M說：「我覺得生前契約不普遍的原因，應該是受到台灣傳統文化的約束，還有一些禁忌存在。」依台灣習俗若是家中年歲已高的長者往生，會把喪事辦得像喜事，因為傳統上認為是長者是快樂回天國，如百歲人瑞過世者，會場布置會以粉紅或大紅替代白布幔，以喜事的心情處理，就免不了樂隊、大鼓 、花車，昭告親友，駕鶴西歸。受訪者S1就描述，曾有一位生前業者遇到80幾歲的老太太如此說道：「我問她為什麼一定要有樂隊？老太太說我要透過樂隊告訴所有左右鄰居，我要走了，並傳達謝謝你們的照顧……。」

◆違背傳統禮俗會受到親友的指責

台灣民俗風情講求要追念遠古的祖先，謹慎地辦理父母的喪事，如孔子曰：「慎終追遠」，在過去宗親的長老是此方面的專家，喪禮幾乎完全是由宗親成員的互惠活動所完成，若不交由宗親長輩主持辦理，恐將背負不孝的議論，這也是消費者表達要由宗親服務，作為拒絕生前契約業者推銷的擋箭牌。H4M說道：「通常這些殯葬儀式都是由一些家族宗親來辦理，如果違背傳統的話，做起來不會是很順利的，而且會受到親朋好友的指責。」H12也說：「我是獨子，我父親的喪事完全交由叔叔們去處理，一來我怕因不懂這方面的事而失禮，二來他們比較有經驗，……我就是負責出錢就好了。」受訪者H16是一位大學教授，他也表示在他發生父親過世之前，因沒有事先規劃好身後事，以致於有一些從未謀面的宗親長輩，對父親死後的處理和儀式提出了很多意見，受訪者表示若不照做，就好像對死去父親很不尊敬，此事曾經讓他很為難，也讓他深深體會身後大事，必須自己事先做好規劃的重要性。

◆對生前契約業者的履約能力，購買者仍抱持懷疑

從本研究資料結果顯示，中高齡者對購買使用生前契約，不一定是經濟考量問題，而是對履約的能力仍持著懷疑的態度。受訪者重視生前契約業者的履約誠信或商譽，更重視給予消費者公開化的訊息，對等價值的交換和履約保證。H12說：「我覺得生前契約這種東西，在台灣還沒發展的很成熟，就像人壽保險在早期推展一樣，老一輩的人會去忌諱和排斥……。所以目前生前契約能不能符合我的要求，我還要去研究它。」受訪者H11也表示：「生前契約有一個制式的合約，例如要用的儀式、流程，都已經寫得很清楚……，公司的品牌大，制度好，給人的信賴就比較多，他接的case就多，賣得好。」

◆因對生前契約接觸太少，誤以為業者是賣納骨塔

根據受訪的資料分析發現因為認識不夠深入，以為購買生前契約就是要把骨灰罈，放在外面業者所建的納骨塔中，不知生前契約一般是指生前與業者專業喪葬服務公司訂定有關「葬禮事宜」流程。受訪者H4說：「大概是我接觸資訊太少的原因，所以我一直以為生前契約就是要把骨灰罈放在業者所建的納骨塔裡面，因為我們家就有宗親的宗祠可以安放骨灰罈，我們用不到外面賣的納骨塔，……。」S1也同樣表示：「有些人因為還有宗親在服務喪葬事，所以他們不需要購買生前契約的。」

◆生前契約有制度化才會讓人接受

生前契約在台灣並不普及，制度化的問題會擔心，而且身邊還沒有太多的個案使用經驗作為參考，所以只能與過去有使用者做比較和觀察。H4表示：「如果生前契約能像保險公司有制度，就很好了，像台灣目前平均每個人都有兩份以上的保險，可見它的被接受度很大，但目前生前契約還沒有達到市場制度和普及性，所以接受度還是有限。」

(四)構成中高齡者拒絕生前契約之變因

◆購買需要大筆的金額支出，具有相當的經濟負擔

中高齡者對生前契約接受的看法，其中拒絕購買的原因之一是經濟的因素，因為購買時需要支付一大筆的支出，少則約20萬，多者上百萬，所以只能望之卻步。H15就說：「因為現在的薪水收入不是很好，所以你要額外投資或購買，我想一般人士不容易有那個閒錢的，所以有的人就草草的把喪事辦完就了事……。」H11說：「因為要買總是要一筆錢出去，但大部分的人生活已經有問題了，沒有像以前生活的充裕，所以要花一筆錢去買生前契約還是很困難的。」另從訪談資料中兩位生前契約業者表示，消費者需為現實生活的家計奔波，並無充裕多餘的經濟能力購買，因此拒絕購買生前契約，受訪業者S2說：「……拒絕不買的人，都會想很多理由來拒絕，常說的理由就是，我沒有那個閒錢，也沒有那麼多時間去想。」受訪業者S1也說：「消費者通常會說，他覺得太貴，而且現在沒有多餘的錢購買等等理由。」

◆因拒絕別人介紹生前契約，所以自己也不會推銷給別人

台灣從日本引進生前契約，至今簽約率有5%左右，新產品的推廣愈符合接受者認知的社會價值、文化民情者愈容易被接受，台灣的民俗忌諱談死亡，一般與家中長輩談這方面死亡之事都已經很難了，所以也不敢接受生前契約業者的介紹，除非和推銷者有相當的交情，否則生前契約在台灣的傳統文化下，要以一對一行銷還並不容易。H17就說：「還沒有人來推銷過，而我對那些也不感興趣，即使是好朋友來跟我推銷保險，我都很難以接受的。」H6也表示：「因為我們自己都不瞭解生前契約，所以也不可能介紹這個產品給別人的。」故台灣推展生前契約的觀念要再普及化，就必須要透過教育和宣導，就此，H7就說：「因為台灣死亡的禁忌還是很多，銷售員你一介紹產品，人家就拒絕聽了，所以只能靠大眾化的廣告和宣導、教育，才能改變。」

◆擔心自己無法控管購買後的可能發生的風險

從訪談資料分析，在中高齡者和其重要關係人17組中，有10組人對生前契約業者履約的信任不足。也有不少受訪者表示：在年邁或在可能使用的前幾年，才會規劃購買，認為那是把風險降到最低的程度，他們也不會長期持有的，雖然業者提供的履約保證，但仍無法排除中高齡者心中的擔憂，大家仍認定生前契約有倒閉的風險，因而增加接受的困難度。H11M說：「我現在還是不瞭解生前契約，我預計自己大概70歲以後，那時候使用的人比較多了，我就會去找、去比較和購買，看哪一家適合我……。」H5說：「大部分都是財團在經營，也有很多人利用生前契約作一些違法的銷售，如果財團經營不善倒閉的話，那一切就都沒有了……。」殯葬業者就表示，就他所瞭解國內一家知名生前契約業者，目前要一一兌現過去銷售的契約，但現在業績又不如從前，財務資金比較吃緊，因此殯葬業者表示，現貨交易對消費者是比較有保障的，殯葬業者S3表示：「據我所知，譬如○○禮儀公司，使用的比賣的單多很多……。現在單子賣得比較少，但是他以前賣出去的單，現在要一張張、陸陸續續的兌現，當初公司收的錢，現在都要吐出來的，公司財務就可能會出現問題……。」從訪談的資料也發現，有些人對生前契約觀念是認同的，但當再問為何不行動去購買時，就會表示時間還早、變數多，以及認為生前契約業者制度不夠完善（如H4、H13、H5、H12），還有些受訪者也表示，自己尚未老到需要思考這個問題（如H3、H11、H11M、H15），還有就是經濟因素才未採取行動購買（如H10）等。

◆生前契約尚未普遍化、大眾化

個人消費時會受到社會因素影響個人態度和決定個人行為，稱為「參考群體」（reference group），也就是消費角色的影響者，目前處理身後事傾向不使用生前契約者，乃因還沒有太多的實例或他人經驗可供參考，因此接受度自然就降低。H17說道：「在我身邊比較親近的親人裡，還都不傾向去使用這些生前契約。」H7也表示：「我不知道目前生前契約它的推廣度如何，因為我們畢竟住在鄉下，如果今天是住在大都會裡，也許跟我們這邊的資訊就不一樣了。在我看來，目前的生前契約還沒有達到大眾化，像我沒有看到產品的時候，我是不會相信的，也不會購買的。」

◆預期未來的殯葬市場是競爭、開放，會有更低價和更優的服務

經由生前購買生前契約者，因對資訊之掌握較充足，對殯葬服務之提供者亦有較高的要求（李自強，2002），對生前契約認知愈多者則對價格波動更敏感（羅朝雲，2008），假若未來殯葬的競爭市場趨勢，是因應市場的供需，則設立生前契約的公司會大量增加，新的競爭業者勢必會以更低廉的價格，帶來以後更好的服務品質。H5說：「……就像加油站、信用卡銀行、銀行以前是不開放的，開放民營競爭後，消費者享受更多的折價優惠和服務。」一位殯葬業者就表示，一般購買生前契約者都像早期保險一樣，因人情壓力而購買的多。受訪業者S3就說：「我發覺賣生前契約跟賣保險一樣，都從親戚朋友先下手推銷，購買者也會為了還人情而買。」

◆生前契約不會產生立即性的效益，故易遭拒絕

購買或規劃生前契約除非立即要使用，否則不會產生立即性的效益，這是對預防性創新的優勢，增加一個不確定的因素，所以需要時間的推廣和社會認同，才能竟其功。H7說：「……改變是不容易的，是要靠時間，到某一個時間成熟的時候，自然水到渠成……。」H14說：「我會排斥生前契約的原因是，因為它離我們的需求比較遙遠，就跟保險一樣，要什麼時候發生也不知道……，所以才沒想過要去購買。」

◆自己身後事已交給信任的教會處理，所以不必購買生前契約

生前契約最主要是擔心服務品質和履約信任，基督徒藉著主日的聚會，經常性的宗教活動，強調family互助性，當事情臨到時，教會自然就會預備相關事宜。「但是我們是不擔心，因為教會就是我們的家，我們

就是這樣幫我們教會的弟兄家人安排的，有一天我們過世了，我們也會有教會來幫助我。」（H16）；「不會對生前契約感到興趣，因為我們自始至終，都要把這件事交給教會來辦理，我們從來沒有做第二個想法。」（H6）；「……死後儀式，我們教會的牧師全部都會處理，所以我們根本就不用擔心這一點，所以就不會考慮去買生前契約。」（H15M）。

從創新擴散理論來看中高齡者規劃生前契約影響，發現創新決策過程模式，受到生前契約認知屬性的影響，多數中高齡者會以為子女設想而接受生前契約的創新性，雖然生前契約在目前市場的占有率只有5%，且這項創新擴散速度是緩慢的，但多數中高齡者卻都認定，未來殯葬業的趨勢會朝向專業化經營的生前契約模式。

三、研究結果分析

若從創新擴散理論來看在台灣的生前契約發展，消費者漸能接受生前契約觀念（孫鎮寰，2003），但「避諱」的禁忌仍然存在，依業者報告目前市場的占有率只有5%，乃處在擴散的醞釀期，但可喜的事，受訪者除H17外，其餘16人皆一致認定，未來殯葬業的趨勢會朝向專業服務化的生前契約，不過普遍認為生前契約這項創新擴散速度是緩慢進行的，研究者將依中高齡者規劃生前契約，依創新其認知屬性來檢視分析各種類型的決策結構。

形成中高齡者規劃生前契約且付諸具體執行實行者，其影響決策因素為個體是清楚生前業者的信託制度，瞭解生前業者的財務，認為生前契約普及化是社會結構發展的未來趨勢，就像各行各業勢必走上專業化和證照化，雖然個人態度是接受，行動是具體的，但卻因生前契約議題仍受到習俗上禁忌，若不是關係親密或時機適當，是很難當一般話題來討論，所以已購買生前契約通常會選擇當一個被動的推廣和宣傳者。但有人就會當成投資使用，H9以投資立場買進生前契約的，而在親人使用過後他表示：生前契約很適合人口簡單小家庭使用，其餘受訪者皆表示，台灣傳統父母常是以「利子女主義」的立場規劃身後事，不管是避免經濟負擔或是處理身後事的困擾，以及同時看到傳統缺少對往生者的緬懷和家屬的安慰的喪葬儀式，所以他們希望透過生前契約的儀式，能有更溫馨的情感互動和交流，而不只是形式上的捻香、鞠躬和恐懼。

從創新擴散理論來看中高齡者規劃生前契約的影響，發現創新決策過程模式，受到生前契約認知屬性的影響，多數中高齡者會以為子女設想而接受生前契約的創新性，部分中高齡者表示客家庄的宗親勢力大，以生前契約處理喪事的優勢性並不明顯，但生前契約所標榜的簡單隆重的概念，受到多數中高齡者的認同，但生前契約並不是一般商品，無法提供具有可試驗性措施，所以這項創新擴散速度是緩慢的，但受訪者卻一致認為生前契約普及是一種未來殯葬業的發展趨勢。**表10-3**是從本個案研究資料

表10-3　中高齡者規劃生前契約之決策類型

項目＼決策類型	實際行動型	觀念接受派	觀望後續型	絕對拒絕型
相對優勢性	「利子女主義」避免子女的困擾、負擔	觀念開明，容易接受新的訊息	違背傳統禮俗，會受到親朋好友的指責	大筆的金額支出，對大部分的人是有負擔
相容性	期待有柔性情感的互動	社會現象、道德淪喪，自己須做好規劃	傾向在家裡辦熱鬧一點	因為排拒生前契約，所以也不會介紹別人
複雜性	契約附商協調部分，達到客製化的要求	儀式簡單隆重，不會造成家屬處理上的困擾	傾向生前契約有制度後，才會被人接受	自己無法控管風險
可試驗性	清楚法律規範信託制度，明白業者的財務	擔心未來履約，希望公家單位可以承辦	接觸的太少，產生的誤會	生前契約沒有大眾化
可觀察性	被動的推廣和宣傳	從小孩反應喜歡，看見生前契約模式	抱持多疑與謹慎的態度	預期未來殯葬的市場是競爭、開放

整理歸納購買生前契約的影響因素和決策類型。

四、中高齡者規劃生前契約的行為類型

多數中高齡者面對規劃生前契約時，不單是有形的利益衡量，更多時候是指價值評估，因個人際遇不同，產生許多不同的決策歷程。大多數中高齡者皆呈現會隨時間改變，或其他因素變化而不同，它是屬於多樣面向決策模式，隨時會變動的。從本研究所建構的中高齡者規劃生前契約之行為類型，分為：實際行動型、觀念接受型、觀望後續型、絕對拒絕型四種不同規劃生前契約行為類型。

從訪談資料結果發現，規劃生前契約決策時所產生的變化因素有四：

1.個別條件：包括個人的價值觀和特質、宗教信仰、動機想法等。
2.心理認知：乃指心理層面各種態度表現和行為表達。
3.社會溝通：個體對外在環境刺激，所形成的反應。
4.文化習俗：對傳統和現處的文化，帶來個別的影響和判斷。

中高齡者規劃生前契約決策時所產生的變化因素，促使中高齡者接受之理由或變因，就個人主觀性的個別條件包括：社會責任、利子女主義、購買動機；構成拒絕之理由或變因：宗教信仰、無須太早規劃、風險投資。促使中高齡者接受之理由或變因，就心理認知層面包括：豁達面對、信任和友誼、積極和行動性；構成拒絕之理由或變因：神鬼論者、納骨塔銷售、履約信心不足。促使中高齡者接受之理由或變因，就社會溝通方面包括：對等溝通、費用能預期、二十四小時的E化服務；構成拒絕之理由或變因，宗親勢力、制度化不足、預期未來殯葬市場開放。促使中高齡者接受之理由或變因，就文化習俗包括：改善制式化的儀式、人性的關懷、情感互動、「養兒防老」觀念的式微；構成拒絕之理由或變因：

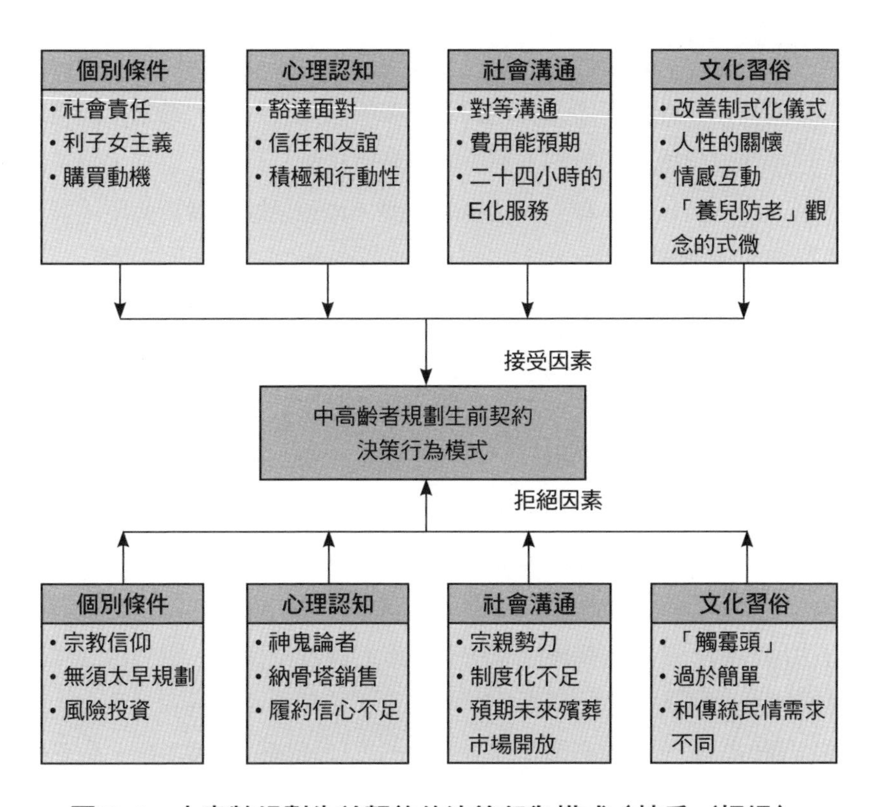

圖10-5　中高齡規劃生前契約的決策行為模式（接受／拒絕）

「觸霉頭」、過於簡單以及和傳統民情需求不同。**圖10-5**為中高齡者規劃生前契約的決策行為模式。

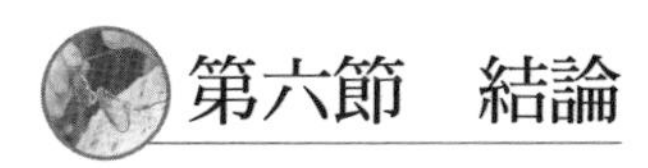

第六節　結論

生前契約是一個傳統文化禁忌的商品，中高齡者普遍對過去傳統的殯葬儀式，過於鋪張浪費表示不合時宜，現今中高齡者認為自己未來的告別式，能以簡單隆重為訴求，中高齡者規劃生前契約因禁忌而拒訪者，

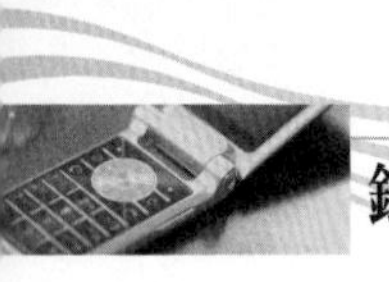

和個人教育程度、社經地位比較沒有直接關係，主要受到個人主觀個別條件、心理認知、社會溝通、文化習俗等多層面交互影響，透過生前契約業者的推廣而改變既定的想法不易，若推廣生命教育來改變思維，雖未能立竿見影，隨著時代進步和人口結構的改變，可預期國人購買使用生前契約的意願將大大提高。

中高齡者接受並認同生前契約者，擁有較高的生活滿意度，表現熱愛家人、工作熱忱，容易接受新資訊和學習的人格特質，展現自我的「社會責任」，採取為子女立場設想「利子女主義」來規劃生前契約，希望以對等溝通的平台，提出「殯葬自主權」主張，避免成為殯葬業的俎上肉。訪談過程中有多數中高齡者表示，對生前契約業者未來履約能力仍未有十足的把握，故業者必須加強履約的能力表現，並和消費者建立信任的友誼。而有少數中高齡者已認為傳統「養兒防老」觀念式微，只有靠自己做好生前規劃，才能在長壽社會中有尊嚴的處理身後事。雖然目前因民情習俗仍存在太多的禁忌，購買生前契約者不夠普遍或購買者也不會太主動推廣相關的訊息，但從高齡化和少子化的人口結構的發展趨勢，生前契約的市場發展必然可期。

問題與討論

一、生前契約的定義為何？

二、生前契約市場與消費者產生的問題為何？

三、消費者購買生前契約的主要因素為何？

四、中高齡者規劃生前契約之行為類型有哪幾種？

五、中高齡者規劃生前契約決策時所產生的變化因素為何？

參考文獻

一、中文部分

于健、蔡麗卿（2005）。〈生前契約消費者購買決策程序及環境因素之初探〉。《管理科學研究》第一屆管理與決策2005年學術研討會特刊，頁77-85。

內政部統計處（2012）。《年齡別死亡人數》。網址：http://sowf.moi.gov.tw。檢索日期：2012/1/20。

王薇（2008）。《國內生前契約購買因素之探討》。清雲科技大學企業管理系暨經營管理研究所碩士論文。

王士峰、阮俊中（2007）。《殯葬管理學》。台北：國立空中大學。

李自強（2002）。《台灣地區殯葬服務之消費行為分析》。中央大學高階主管企業管理研究所碩士論文。

范含羿（2010）。《綠衣天使關懷獨居老人服務輸送之探討：以桃園縣中華郵政為例》。元智大學社會暨政策科學研究所碩士論文。

孫鎮寰（2003）。《從消費者權益保護觀點對生前契約之研究》。國立中山學公共事務管理研究所碩士論文。

徐清俊（2001）。〈美國與台灣生前契約實證研究〉。《專案研究》。嘉義。

徐明裕（2003）。《高屏地區生前契約消費者滿意度研究》。高雄第一科技大學風險管理與保險研究所碩士論文。

陳昕怡（2010）。《探討生前契約電子商務化之市場接受度》。中原大學國際貿易研究所碩士論文。

曾佳薇（2006）。《生前契約購買意願之研究：以大台南地區為例》。南台科技大學國際企業學系碩士論文。

鈕則誠、趙可式、胡郁文（2005）。《生死學》。台北：國立空中大學。

黃有志、鄧文龍（2001）。《往生契約概論》。高達：高雄復文。

黃昭燕（2002）。《國內生前契約研究：從殯葬業者與消費者行為談起》。南華大學生死研究所碩士論文。

楊濟襄（2012）。〈亞洲電影中的喪儀符碼與生死意象：電影《父後七日》（台灣）與《送行者》（日本）文化意涵之比較分析〉。發表於《台日國際研討會「朝往東亞的生死學」》，頁65-83。

劉文仕（2001）。〈打造優質的天堂之路〉。《社區發展季刊》，第96期，頁70-77。

劉明珠（2010）。《中高齡者使用網際網路與人際互動之研究》。元智大學社會暨政策科學研究所碩士論文。

羅朝雲（2008）。《年齡對生前契約需求認知與價格敏感度關係之研究》。大葉大學事業經營研究所碩士論文。

唐錦超譯（2006），Rogers原著。《創新的擴散》。台北：遠流。

二、外文部分

Crane, A. & Matten, D. (2008). *Corporate Social Responsibility* (Vol, 1). SAGE Publications.

Carroll, A. B. (1991). The pyramid of corporate social responsibility: Toward the moral management of organizational stakeholders. *Business Horizons, 34*(4), 39-48.

Rogers, E. M. (1962). *Diffusion of Innovations*. The Free Press. New York.

Sehee, J. (2011). Think outside the box. *U.S. Catholic, 76*(11), 26-28.

碑文谷創（1997）。〈生前契約と生前予約〉。《SOGI雜誌第15號》。東京：表現文化社。

國家圖書館出版品預行編目資料

銀髮照顧產業之發展：資源整合的觀點
/ 陳燕禎著. -- 初版. -- 新北
市：威仕曼文化, 2012. 11
面；公分. --（老人服務叢
ISBN 978-986-6035-12-8（平裝）

1. 健康醫療業 2. 健康照護 3. 老人學

410.1655　　101021237

老人服務叢書

銀髮照顧產業之發展：資源整合的觀點

編　　著／陳燕禎
出 版 者／威仕曼文化事業股份有限公司
發 行 人／葉忠賢
總 編 輯／閻富萍
登 記 證／局版北市業字第 1117 號
地　　址／新北市深坑區北深路三段 260 號 8 樓
電　　話／(02)8662-6826　8662-6810
傳　　真／(02)2664-7633
網　　址／http://www.ycrc.com.tw
E-mail／service@ycrc.com.tw
印　　刷／鼎易印刷事業股份有限公司
ISBN／978-986-6035-12-8
初版一刷／2012 年 11 月
定　　價／新台幣 400 元